エキスパートの臨床知による

検査値
ハンドブック
【ポケット版】

監　修：中原一彦 東京大学名誉教授

第2版

総合医学社

はじめに

　近年の医学・医療の進歩・発展は目を見張るものがあります．これまで原因不明であった疾患が，新しい技術の進歩によって診断可能となり，治療が難しいと考えられていた病が，先端医療を駆使することにより，治癒を望むことができるようになりました．人類にとっては大きな福音であり，そうした意味では，今，私たちはかつて経験したことのない，希望に満ちた未知の世界に足を踏み入れていると言っても決して過言ではないと思われます．一方で，我が国は世界一の長寿国となり，このこと自体は喜ばしいことですが，少子高齢化社会，超高齢化社会が到来しています．特に近年，育児環境の整備や，介護・福祉を一層充実させる必要が叫ばれています．

　このような我が国が置かれている医療環境を考えるとき，**今まで以上に大きな視点から医療を考えていく必要がある**と思われます．大きな基幹病院から，地域の中小病院や診療所，福祉施設，さらには在宅診療などが一体となった医療が必要とされています．厚生労働省が力を入れている「地域包括ケアシステム」もその現れであり，今後ますます重要になってくるでしょう．

　こうした医療環境の中で，必ず必要とされるのが臨床検査です．臨床検査は医学・医療を遂行していくうえで，必要欠くべからざるものであることは言うまでもありません．**医療に携わる人にとっては，従来にもまして臨床検査の知識が必要とされ，検査にかかわる機会が多くなっていくことが予想されます．**

　本書は，平成23年（2011年）に総合医学社から刊行された「パーフェクトガイド　検査値事典」がその源流になっています．同書は名前が示す通り，なるべく多くの検査項目を網羅して検査の事典のように使用してもらおうとの意図のもと，主に医師向けに出版したものでした．その後，その姉妹版として，平成24年（2012年）に，主に看護師向けに「ナースのための検査値ガイド」が刊行されました．先の「パーフェクトガイド　検査値事典」の中から重要と思われる検査項目を厳選し，さらに検査項目だけではなく，検査を理解するうえで大切な基礎知識，検

体採取と取扱いの注意，正しい採血法を，総論として追記し，ナースにとって使いやすい内容となるように意図して刊行されました．

　幸い発刊以来好評をいただき，この度「**エキスパートの臨床知による検査値ハンドブック**」が，その改訂版として発刊されることになりました．本書は，医師，看護師のみならず，より広く多くの医療関係者の方々に利用していただくことを念頭に企画されました．冒頭に書きましたように，これからは，**従来よりも大きな視点のもとに医療が展開されることになり，多くの医療関係者の方々が協力して医療や介護に携わる**ことになると思われます．したがって**臨床検査も今まで以上に広い範囲の方々に利用されるようになる**と思われます．従来，検査にあまり馴染みがなかった方は新たに接する機会ができるようになり，また今まで利用していた方々はより頻繁に活用するようになることでしょう．

　本書は，どのような方々にも利用していただきやすいように工夫してあります．先の「ナースのための検査値ガイド」の構成をもとに，各執筆者にお願いして**内容をアップデート**いたしました．全体を総論と各論に分け，**検査に重要な全般的なものを総論としてまとめ，各論として，検査項目ごとに，基準値，高値・低値を示す疾患**，またその検査項目について知っておくべき基礎知識がわかりやすくまとめてあります．さらに，本書の標題にもあります「**エキスパートの臨床知**」として，**それぞれの執筆者が自分の専門の立場から，その検査について，臨床的に重要だと思う点をコンパクトにまとめて記載**してあります．各検査を理解，活用するうえで必ずや参考になることは間違いありません．

　本書は，忙しい方にも，あるいは兎に角必要なポイントを知りたいと思う方にも対応できるように，**1項目を1ページ**になるようにコンパクトにまとめてあります．いつも身近に置いて，日頃の診療に役立てていただくことを切に願う次第であります．

監修者　中原　一彦
東京大学名誉教授

注）
本版は，2017年8月に発行した本書第2版を縮小して【ポケット版】として発行したものです．

執筆者一覧

監修者

中原　一彦　東京大学名誉教授
　　　　　　　前東京大学医学部附属病院　検査部長

執筆者（掲載順）

前川　真人　浜松医科大学医学部臨床検査医学講座　教授
高木　康　昭和大学医学部医学教育学／卒後臨床研修センター　教授
大西　宏明　杏林大学医学部臨床検査医学　教授
〆谷　直人　国際福祉大学熱海病院検査部　教授
野村　文夫　千葉大学医学部附属病院マススペクトロメトリー検査診断学
　　　　　　　教授
吉田　俊彦　千葉大学医学部附属病院検査部
澤部　祐司　千葉大学医学部附属病院検査部
日野田裕治　山口大学名誉教授
杉浦　哲朗　土佐市民病院　名誉院長
髙橋　延行　関西医科大学香里病院内科　病院教授
橋本　直明　東京逓信病院副院長／消化器内科　部長／臨床検査科　部長
光井　洋　東京逓信病院消化器内科　主任医長
池田　均　東京大学大学院医学系研究科病態診断医学講座
　　　　　　　臨床病態検査学　准教授
髙橋　伯夫　医療法人幸生会琵琶湖中央病院　病院長
飯野　和美　磐田市立総合病院糖尿病・内分泌内科　部長
浅井　淳　福島県立医科大学糖尿病内分泌代謝内科学講座
渡辺　毅　独立行政法人労働者健康安全機構福島労災病院　院長
富永　真琴　医療法人社団友志会リハビリテーション花の舎病院
平田　昭彦　特定医療法人社団みゆき会病院　内科
鳥本　悦宏　旭川医科大学病院腫瘍内科学 センター長・教授
山鳥　真理　社会医療法人愛仁会千船病院腎臓内科
深川　雅史　東海大学医学部内科学系腎内分泌代謝内科　教授
木村　守次　東海大学医学部内科学系腎内分泌代謝内科
河野　圭志　神戸大学医学部腎臓内科
金井　厳太　東海大学医学部内科学系腎内分泌代謝内科
小泉　賢洋　東海大学医学部内科学系腎内分泌代謝内科
佐藤　温洋　神奈川歯科大学内科　教授
中井健太郎　福岡赤十字病院腎臓内科
南学　正臣　東京大学大学院医学系研究科腎臓・内分泌内科　教授
山口　純奈　東京大学大学院医学系研究科腎臓・内分泌内科
諏訪部　章　岩手医科大学医学部臨床検査医学講座　教授
渭原　博　千葉科学大学危機管理学部　教授
橋詰　直孝　人間総合科学大学保健医療学部　教授
浅川　岳士　山梨県立中央病院消化器内科

菅野健太郎	自治医科大学名誉教授
須永　眞司	医療法人社団東山会調布東山病院　院長
荻原　貴之	群馬県済生会前橋病院内分必糖尿病内科
村上　正巳	群馬大学大学院医学系研究科臨床検査医学講座　教授
家入蒼生夫	社会医療法人中山会宇都宮記念病院内分泌代謝内科
福本　誠二	徳島大学藤井節郎記念医科学センター　特任教授
平田結喜緒	先端医療センター病院　病院長
平田　恭信	東京通信病院　病院長
齋藤　幹	石川島記念病院循環器内科
藤井　知行	東京大学大学院医学系研究科産婦人科学講座 生殖内分泌学分野　教授
久具　宏司	東京都立墨東病院産婦人科　部長
皆川　晃伸	医療法人菊一会鶴ヶ島池ノ台病院
片山　茂裕	埼玉医科大学かわごえクリニック　院長
下澤　達雄	国際医療福祉大学医学部臨床検査医学　主任教授
東　克巳	杏林大学保健学部血液学分野　特任教授
松野　一彦	北海道大学名誉教授・北海道大学病院検査・輸血部
福武　勝幸	東京医科大学臨床検査医学講座　主任教授
宮田　知美	北里大学医学部血液内科学
東原　正明	北里大学名誉教授
今福　裕司	浅間総合病院臨床検査科・健康管理科
畑中　道代	神戸常盤大学保健科学部医療検査学科　客員教授
熊谷　俊一	社会医療法人親和会神鋼記念会神鋼記念病院 膠原病リウマチセンター　センター長
立石　晶子	東京大学医学部附属病院アレルギー・リウマチ内科
山本　一彦	理化学研究所統合生命医科学研究センター 自己免疫疾患研究チーム　チームリーダー
有村　義宏	杏林大学医学部腎臓・リウマチ膠原病内科　教授
尾崎由基男	医療法人健麗会笛吹中央病院　病院長
佐藤　金夫	山梨大学医学部附属病院検査部
安岡　秀剛	慶應義塾大学医学部リウマチ内科
竹内　勤	慶應義塾大学医学部リウマチ内科　教授
米山　彰子	虎の門病院中央検査部　部長
平野　隆雄	順天堂大学医学部附属病院練馬病院血液内科　特任教授
佐藤麻衣子	秋田大学医学部附属病院中央検査部
竹田　正秀	秋田大学大学院医学系研究科感染・免疫アレルギー・ 病態検査学　医学部講師
茆原　順一	蘇生会総合病院　名誉院長
曽根　伸治	東京大学医学部附属病院輸血部
山根　誠久	琉球大学名誉教授／前琉球大学医学部附属病院　検査部長
一山　智	京都大学医学部附属病院検査部　教授
田代　将人	長崎大学大学院医歯薬学総合研究科臨床感染症学
山口　惠三	東邦大学名誉教授
小栗　豊子	東京医療保健大学大学院　客員教授
大楠　清文	東京医科大学微生物学分野　教授

松本　哲哉　東京医科大学茨城医療センター感染制御部　部長／
　　　　　　東京医科大学微生物学分野　主任教授
藤永　秀剛　東京大学医学部附属病院消化器内科
小池　和彦　東京大学大学院医学系研究科消化器内科学　教授
上平　憲　長崎みなとメディカルセンター市民病院検査部　部長
畠山　修司　自治医科大学附属病院総合診療科／感染症科
森屋　恭爾　東京大学医学部附属病院感染制御部　教授
貫井　陽子　東京医科歯科大学医学部附属病院感染制御部　准教授
熊坂　一成　上尾中央総合病院臨床検査科　科長／感染制御室　室長
山田　俊幸　自治医科大学臨床検査医学　教授
今井　浩三　東京大学医科学研究所学術研究基盤支援室　室長・客員教授
山本　博幸　聖マリアンナ医科大学内科学（消化器・肝臓内科）准教授
滝澤　始　杏林大学医学部附属病院呼吸器内科　教授
伊藤　一人　群馬大学医学部附属病院泌尿器科　准教授
石井　彰　国立大学法人東京学芸大学保健管理センター　教授
　　　　　　（センター長）
宿谷　賢一　東京大学医学部附属病院検査部
日出山拓人　東京通信病院神経内科　医長
郭　伸　国際医療福祉大学臨床医学研究センター　特任教授
織田　弘美　埼玉医科大学病院整形外科・脊椎外科　教授
杉田　浩　霧島市立医師会医療センター消化器内科　医長
三澤　知子　松本市立病院内科

本書の使い方

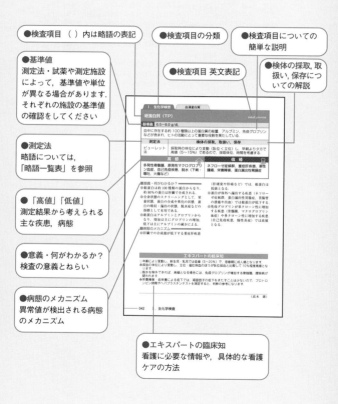

検査で用いられる主な単位一覧

L	liter （1,000 mL）	M	mol／L
dL	deciliter （0.1 L）	mmol	millimole （10^{-3} mol）
mL	millilitter （10^{-3} L）	μmol	micromole （10^{-6} mol）
fL	femtoliter （10^{-15} L）	nmol	nanomole （10^{-9} mol）
		pmol	picomole （10^{-12} mol）
mm	millimeter	fmol	femtomole （10^{-15} mol）
mm^2	square millimeter		
mm^3	cubic millimeter	μ^3	cubic micron
		Meq	mega equivalent
kg	kilogram （1,000 g）	mEq	milli equivalent
g	gram	FE	fibrinogen equivalent
mg	milligram （10^{-3} g）	BCE	bone collagen equivalent
μg	microgram （10^{-6} g）	LGE	log genome equivalent
ng	nanogram （10^{-9} g）		
pg	picogram （10^{-12} g）	mOsm	milliosmole
		sec	second
U	unit	min	minute
mU	milliunit （10^{-3} U）	h	hour
μU	microunit （10^{-6} U）	％	percent
IU	international unit	‰	permill
mIU	milliinternational unit （10^{-3} IU）		
ISU	internal standard unit	SI	stimulation index
AU	arbitrary unit	cpm	count per minute
BU	Bethesda unit	RBC	red blood cell
CU	casein unit	cfu	colony forming unit
RLU	relative light unit		
UA	unit allergen		

主な測定法の略語一覧

略語	英文	訳語
ABC	avidin-biotin-peroxidase complex	アビジン-ビオチン-ペルオキシダーゼ コンプレックス
BCG	bromcresol green	ブロムクレゾールグリーン法
CF	complement fixation	補体結合反応
CLEIA	chemiluminescent enzyme immunoassay	化学発光酵素免疫測定法
CLIA	chemiluminescent immunoassay	化学発光免疫測定法
DACA	p-dimethyl aminocinnam aldehyde	パラジメチルアミノシンナムアルデヒド法
ECLIA	electrochemiluminescence immunoassay	電気化学発光免疫測定法
EIA	enzyme immunoassay	酵素免疫測定法
ELISA	enzyme-linked immunosorbent assay	酵素結合免疫測定法
FA	fluorescent antibody method	蛍光抗体法
FEIA	fluoroenzyme immunoassay	蛍光酵素免疫測定法
FIA	fluoroimmunoassay	蛍光免疫測定法
FISH	fluorescence *in situ* hybridization	蛍光*in situ*ハイブリダイゼーション
GC	gas chromatography	ガスクロマトグラフィー
GC-MS	gas chromatography-mass spectrometry	ガスクロマトグラフィー・マススペクトロメトリー
HA	hemagglutination	赤血球凝集反応
HI	hemagglutination inhibition	赤血球凝集抑制反応
HPLC	high performance liquid chromatography	高速液体クロマトグラフィー
ICA	immunocytochemical assay	
IFA	indirect fluorescence antibody method	間接蛍光抗体法
IRMA	immunoradiometric assay	免疫放射定量法
LA	latex agglutination	ラテックス凝集法
LAMP	loop-mediated isothermal amplification	

LBA	liquid-phase binding assay	
LIA	①laser immunoassay ②latex immunoassay	①レーザーイムノアッセイ ②ラテックスイムノアッセイ
LiPA	line probe assay	
LPIA	latex photometric immunoassay	ラテックス近赤外免疫比濁法
MAT	microscopic agglutination test	顕微鏡下凝集試験法
MEIA	microparticle enzyme immunoassay	
MSSA	mutation site specific assay	
NT	neutralization test	中和反応
OSNA	one-step nucleic acid amplification method	
PA	passive(particle)agglutination	受身（粒子）凝集反応
PAGE	polyacrylamide gel electrophoresis	ポリアクリルアミドゲル電気泳動
PAP	peroxidase antiperoxidase	ペルオキシダーゼ-抗ペルオキシダーゼ反応
PCR	polymerase chain reaction	ポリメラーゼ連鎖反応
PHA	passive hemagglutination	受身赤血球凝集反応
RA	radioassay	ラジオアッセイ
REA	radio enzyme assay	
RIA	radioimmunoassay	ラジオイムノアッセイ（放射性免疫測定法）
RPHA	reversed passive hemagglutination	逆受身赤血球凝集反応
RPLA	reversed passive latex agglutination	逆受身ラテックス凝集反応
RT-PCR	reverse transcription-polymerase chain reaction	逆転写酵素-ポリメラーゼ連鎖反応
SDA	strand displacement amplification	
TIA	turbidimetric immunoassay	免疫比濁法
TMA	transcription-mediated amplification	
UV	ultraviolet absorption spectrophotometry	紫外部吸光光度分析
VDRL	venereal disease research laboratory test	

目　次

本書の使い方 ・・・・・・・・・・・・・・・・ 008
検査で用いられる主な単位一覧 ・・・・ 009
主な測定法の略語一覧 ・・・・・・・・・・ 010

総　論

1. 臨床検査のとらえ方・考え方 ・・・・ 018
2. 検体の採取と取り扱い方の注意 ・・ 023
3. 正しい採血法とその実際 ・・・・・・・・ 033

各　論

Ⅰ. 生化学検査

■ 血清蛋白質
総蛋白質 (TP) ・・・・・・・・・・・・・・・・ 042
アルブミン ・・・・・・・・・・・・・・・・・・・・ 043
蛋白分画 ・・・・・・・・・・・・・・・・・・・・・・ 044
トランスサイレチン (プレアルブミン) ・・・・・・・・・・・・・・・・・・・・・・・・・ 045
免疫電気泳動 ・・・・・・・・・・・・・・・・・・ 046
チモール混濁試験 (TTT) ・・・・・・・ 047
硫酸亜鉛混濁試験 (ZTT) ・・・・・・・ 048
ミオグロビン ・・・・・・・・・・・・・・・・・・ 049
心筋トロポニン I, 心筋トロポニン T (cTnI, cTnT) ・・・・・・・・・・・・・・・ 050
ヒト心臓型脂肪酸結合蛋白 (H-FABP) ・・・・・・・・・・・・・・・・・・・・・・・・・・・・・ 051
ハプトグロビン (Hp) ・・・・・・・・・・・ 052

■ 血清酵素
AST, ALT ・・・・・・・・・・・・・・・・・・・ 053
γ-グルタミルトランスフェラーゼ (γ-GT) ・・・・・・・・・・・・・・・・・・・・・ 054
乳酸脱水素酵素 (LD, LDH) ・・・・・・ 055
アルカリフォスファターゼ (ALP) ・・ 056
ロイシンアミノペプチダーゼ(LAP) ・・ 057
コリンエステラーゼ (ChE) ・・・・・・・ 058

アミラーゼ ・・・・・・・・・・・・・・・・・・・・ 059
膵型 (P型) アミラーゼ ・・・・・・・・・・ 060
リパーゼ ・・・・・・・・・・・・・・・・・・・・・・ 061
エラスターゼ 1 ・・・・・・・・・・・・・・・・ 062
血漿レニン活性 (PRA), 濃度 (PRC) ・・・・・・・・・・・・・・・・・・・・・・・・・・・・・ 063
クレアチンキナーゼ (CK, CPK) ・・・ 064
CK-MB (CPK-MB) ・・・・・・・・・・・・ 065
ペプシノゲン I, ペプシノゲン II ・・・・ 066
ペプシノゲン I / II比 ・・・・・・・・・・・・ 067

■ 色素関係
総ビリルビン ・・・・・・・・・・・・・・・・・・ 068
間接ビリルビン ・・・・・・・・・・・・・・・・ 069
直接ビリルビン ・・・・・・・・・・・・・・・・ 070

■ 脂　質
総コレステロール ・・・・・・・・・・・・・・ 071
高比重リポ蛋白 (HDL) コレステロール ・・・・・・・・・・・・・・・・・・・・・・・・・・・・・ 072
低比重リポ蛋白 (LDL) コレステロール ・・・・・・・・・・・・・・・・・・・・・・・・・・・・・ 073
トリグリセリド (TG) ・・・・・・・・・・・ 074
リポ蛋白 (a) (LP (a)) ・・・・・・・・・・ 075
総胆汁酸 ・・・・・・・・・・・・・・・・・・・・・・ 076

■ アミノ酸・窒素化合物
アンモニア (NH_3) ・・・・・・・・・・・・・ 077
クレアチン ・・・・・・・・・・・・・・・・・・・・ 078
尿素窒素 (BUN) ・・・・・・・・・・・・・・ 079
クレアチニン ・・・・・・・・・・・・・・・・・・ 080
推定 GFR 値 (eGFR) ・・・・・・・・・・・ 081
シスタチン C (Cys-C) ・・・・・・・・・・ 082
尿　酸 ・・・・・・・・・・・・・・・・・・・・・・・・ 083

■ 糖代謝
グルコース (血糖, ブドウ糖) ・・・・・・ 084
HbA1c (ヘモグロビン A1c) (糖化ヘモグロビン) ・・・・・・・・・・・・・ 085
フルクトサミン ・・・・・・・・・・・・・・・・ 086

目　次

グリコアルブミン〔糖化アルブミン (GA)〕 ･･････････････････････ 087

1,5- アンヒドロ -D- グルシトール (1,5-AG) ･･････････････････････ 088

インスリン（IRI）･･･････････････････ 089

C- ペプチド（CPR）････････････････ 090

グルコース負荷試験（GTT, OGTT, 75g OGTT）〔ブドウ糖負荷試験〕････ 091

■ 鉄代謝

鉄（Fe）（血清鉄）････････････････ 092

総鉄結合能（TIBC），不飽和鉄結合能 (UIBC) ･･････････････････････ 093

フェリチン ････････････････････ 094

トランスフェリン（Tf）･････････････ 095

■ 電解質・金属

ナトリウム（Na）････････････････ 096

カリウム（K）･････････････････ 097

塩　素（Cl）･･･････････････････ 098

カルシウム（Ca）･･･････････････ 099

アニオンギャップ（AG）･･･････････ 100

マグネシウム（Mg）････････････ 101

尿中ヨウ素（ I （ヨード））････････ 102

リン（P）（無機リン（IP））･･･････ 103

亜　鉛（Zn）･･････････････････ 104

鉛（Pb）････････････････････ 105

血清浸透圧 ･･････････････････ 106

尿浸透圧 ･･･････････････････ 107

■ 血液ガス

動脈血 pH ･････････････････ 108

塩基過剰（BE）･･････････････ 109

血漿 HCO_3^- 濃度 ･････････････ 110

動脈血 CO_2 分圧（$PaCO_2$）････････ 111

動脈血 O_2 分圧（PaO_2）･･････････ 112

動脈血 O_2 飽和度（SaO_2）（観血的動脈血 O_2 飽和度）･････････････ 113

経皮的動脈血 O_2 飽和度（SpO_2）（非観血的動脈血 O_2 飽和度）････ 114

■ ビタミン

ビタミン B_{12}（コバラミン）･･･････ 115

葉　酸（FA）･･･････････････ 116

■ 機能検査

BT-PABA 試験（PFD 試験, PABA 排泄率） ･･･････････････････････ 117

ICG 試験（インドシアニングリーン試験） ･･･････････････････････ 118

BSP 試験（ブロムスルファレイン試験） ･･･････････････････････ 119

Fishberg 濃縮試験 ･･････････････ 120

PSP 試験（フェノールスルホンフタレイン試験）･････････････････ 121

II．内分泌学的検査

■ 間脳下垂体

甲状腺刺激ホルモン（TSH）････ 122

黄体形成ホルモン（LH）･･･････ 123

卵胞刺激ホルモン（FSH）･･････ 124

副腎皮質刺激ホルモン（ACTH）･･ 125

抗利尿ホルモン（ADH, AVP）････ 126

■ 甲状腺

サイロキシン（チロキシン）（T_4）･･･ 127

トリヨードサイロニン（トリニヨードチロニン）（T_3）･･････････････ 128

遊離サイロキシン（遊離チロキシン） (FT$_4$) ･･････････････････ 129

遊離トリヨードサイロニン（遊離トリニヨードチロニン）（FT$_3$）･･･ 130

TSH 受容体抗体（TRAb） （TSH 結合阻害免疫グロブリン（TBII）） ･･ 131

■ 副甲状腺

副甲状腺ホルモンインタクト（PTH-intact）･･････････････････ 132

■ 副腎皮質

アルドステロン〔（血漿アルドステロン濃度）（PAC）〕･･･････････ 133

コルチゾール ･･･････････････ 134

■ 副腎皮質・交感神経

セロトニン（5- ヒドロキシトリプタン (5-HT)）･･･････････････････ 135

カテコールアミン（CA）･･･････ 136

バニルマンデル酸（VMA）・・・・・・・137
ホモバニリン酸（HVA）・・・・・・・・・138

■ 性腺・胎盤
妊娠反応・・・・・・・・・・・・・・・・・・・・・・・・139
エストラジオール（E_2）・・・・・・・・・140
尿中エストリオール（E_3）・・・・・・・141
プロゲステロン（P_4）・・・・・・・・・・142
テストステロン・・・・・・・・・・・・・・・・143

■ 生理活性物質
心房性ナトリウム利尿ペプチド（ANP）
・・・・・・・・・・・・・・・・・・・・・・・・・・・・144
脳性ナトリウム利尿ペプチド（BNP）
・・・・・・・・・・・・・・・・・・・・・・・・・・・・145

III. 血液・凝固・線溶系検査

■ 血球検査
赤血球数（RBC），血色素量（Hb），ヘマ
トクリット（Ht）・・・・・・・・・・・・・・146
網赤血球数（Ret）・・・・・・・・・・・・・・147
白血球数（WBC）・・・・・・・・・・・・・・148
血小板数（Plt）・・・・・・・・・・・・・・・・149
白血球像，白血球分画・・・・・・・・・・150
赤血球像・・・・・・・・・・・・・・・・・・・・・・151
骨髄像・・・・・・・・・・・・・・・・・・・・・・・・152
直接クームス（直接抗グロブリン）試験
・・・・・・・・・・・・・・・・・・・・・・・・・・・・153
間接クームス（間接抗グロブリン）試験
・・・・・・・・・・・・・・・・・・・・・・・・・・・・154
血液比重・・・・・・・・・・・・・・・・・・・・・・155

■ 凝固・線溶系検査
出血時間・・・・・・・・・・・・・・・・・・・・・・156
全血凝固時間・・・・・・・・・・・・・・・・・・157
毛細血管抵抗試験・・・・・・・・・・・・・・158
プロトロンビン時間（PT）・・・・・・・159
活性化部分トロンボプラスチン時間
（APTT）・・・・・・・・・・・・・・・・・・・・160
フィブリノゲン・・・・・・・・・・・・・・・・161
フィブリン・フィブリノゲン分解産物
（FDP）・・・・・・・・・・・・・・・・・・・・・・162
D ダイマー（DD ダイマー）・・・・・・・163

アンチトロンビン（AT），〔アンチトロンビ
ンIII（ATIII）〕・・・・・・・・・・・・・・・・164
トロンビン・アンチトロンビン複合体
（TAT）・・・・・・・・・・・・・・・・・・・・・・165
プラスミン・α_2- プラスミンインヒビター
複合体（PPIC）（PIC テスト）・・・・166

IV. 免疫血清検査

■ 免疫グロブリン
免疫グロブリン G（IgG）・・・・・・・・・167
免疫グロブリン A（IgA）・・・・・・・・・168
免疫グロブリン M（IgM）・・・・・・・・・169
免疫グロブリン E（RIST）（RAST）（高感
度 IgE）・・・・・・・・・・・・・・・・・・・・・・170
多項目抗原特異的 IgE 同時測定（MAST）
・・・・・・・・・・・・・・・・・・・・・・・・・・・・171
クリオグロブリン・・・・・・・・・・・・・・172
Bence Jones 蛋白（BJP）・・・・・・・・・173

■ 補 体
補体価（CH50）・・・・・・・・・・・・・・・・174
DAF・・・・・・・・・・・・・・・・・・・・・・・・・・175

■ 自己抗体
リウマトイド因子（RF）・・・・・・・・・176
抗ガラクトース欠損 IgG 抗体・・・・・177
抗シトルリン化ペプチド抗体（抗 CCP
抗体）・・・・・・・・・・・・・・・・・・・・・・・・178
抗核抗体（ANA）・・・・・・・・・・・・・・・179
抗 2 本鎖 DNA（抗 dsDNA）抗体・・・180
抗 1 本鎖 DNA（抗 ssDNA）抗体・・・181
抗 U1-RNP 抗体・・・・・・・・・・・・・・・・182
抗 Sm 抗体・・・・・・・・・・・・・・・・・・・・183
抗 Scl-70 抗体（抗トポイソメラーゼ I
抗体）・・・・・・・・・・・・・・・・・・・・・・・・184
抗 Jo-1 抗体・・・・・・・・・・・・・・・・・・・・185
抗 SS-A / Ro 抗体・・・・・・・・・・・・・・・186
抗 SS-B / La 抗体・・・・・・・・・・・・・・・187
抗セントロメア抗体・・・・・・・・・・・・188
抗好中球細胞質ミエロペルオキシターゼ
抗体（MPO-ANCA, p-ANCA）・・・189

目　次

抗好中球細胞質プロティネース3抗体
（PR3-ANCA, c-ANCA）・・・・・・・・ 190

抗ミトコンドリア抗体（AMA）・・・・・・ 191

抗カルジオリピン抗体（抗リン脂質抗体
（aCL）・・・・・・・・・・・・・・・・・・・・・・・ 192

ループスアンチコアグラント（LAC）
・・・・・・・・・・・・・・・・・・・・・・・・・・・ 193

抗血小板自己抗体〔血小板関連IgG
（PAIgG）〕・・・・・・・・・・・・・・・・・・・・ 194

Donath-Landsteiner試験（寒冷溶血反応）
・・・・・・・・・・・・・・・・・・・・・・・・・・・ 195

抗平滑筋抗体・・・・・・・・・・・・・・・・・ 196

抗横紋筋抗体（抗骨格筋抗体）・・・・・・ 197

抗アセチルコリン受容体抗体（抗AChR
抗体）・・・・・・・・・・・・・・・・・・・・・・・ 198

■ 免疫細胞

T細胞百分率, B細胞百分率・・・・・・・ 199

リンパ球サブセット・・・・・・・・・・・・・・ 200

HLAタイピング・・・・・・・・・・・・・・・・・ 201

■ サイトカイン, ケモカイン, 増殖因子

エリスロポエチン（EPO）・・・・・・・・・ 202

トロンボポエチン（TPO）・・・・・・・・・ 203

■ 血液型および輸血検査

血液型検査・・・・・・・・・・・・・・・・・・・・ 204

交差適合試験・・・・・・・・・・・・・・・・・・・ 205

不規則抗体検査・・・・・・・・・・・・・・・・・ 206

V. 感染症検査

■ 抗酸菌

ツベルクリン反応（ツ反）・・・・・・・・・ 207

■ 一般細菌関連検査

抗ストレプトキナーゼ（ASK）・・・・・・ 208

抗ストレプトリジンO（ASO）（抗連鎖球
菌溶血毒素）・・・・・・・・・・・・・・・・・・ 209

尿素呼気試験（^{13}C-ウレアブレステスト）
・・・・・・・・・・・・・・・・・・・・・・・・・・・ 210

迅速ウレアーゼ試験・・・・・・・・・・・・・・ 211

抗ヘリコバクター・ピロリ抗体・・・・・・ 212

糞便中ヘリコバクター・ピロリ抗原・・ 213

大腸菌O157 LPS抗原（大腸菌O157
抗原）・・・・・・・・・・・・・・・・・・・・・・・ 214

エンドトキシン・・・・・・・・・・・・・・・・・ 215

β-D-グルカン（（1-3）-β-D-グルカン）
・・・・・・・・・・・・・・・・・・・・・・・・・・・ 216

プロカルシトニン（PCT）・・・・・・・・・ 217

■ 細菌・真菌以外

梅毒血清反応（STS）・・・・・・・・・・・・・ 218

寒冷凝集反応（寒冷赤血球凝集反応）・・ 219

マイコプラズマ抗体・・・・・・・・・・・・・・ 220

■ 肝炎ウイルス

A型肝炎ウイルス免疫検査　（1）IgM-HA
抗体,（2）HA抗体・・・・・・・・・・・・・ 221

A型肝炎ウイルス遺伝子検査（HAV-
RNA）・・・・・・・・・・・・・・・・・・・・・・・ 222

B型肝炎ウイルス免疫検査
（1）HBs抗原,（2）HBs抗体,
（3）HBc抗体,（4）IgM-HBc抗体,
（5）HBe抗原,（6）HBe抗体・・・ 223

B型肝炎ウイルス遺伝子検査（HBV-
DNA）・・・・・・・・・・・・・・・・・・・・・・・ 224

C型肝炎ウイルス免疫検査
（1）HCV抗体（第2世代）,
（2）HCV抗体（第3世代）,
（3）HCVコア抗体・・・・・・・・・・・ 225

C型肝炎ウイルス遺伝子検査（HCV-
RNA）・・・・・・・・・・・・・・・・・・・・・・・ 226

■ HTLV・HIV

ヒトT細胞白血病ウイルス1型（HTLV-1）抗
体・・・・・・・・・・・・・・・・・・・・・・・・・ 227

ヒト免疫不全ウイルス（HIV）抗体・・ 228

■ その他のウイルス

EBウイルス（EBV）抗体・・・・・・・・・ 229

インフルエンザウイルス抗体・・・・・・・ 230

インフルエンザA（H1N1）pdm09
ウイルス　PCR法・・・・・・・・・・・・・ 231

SARSコロナウイルス・・・・・・・・・・・・ 232

サイトメガロウイルス（CMV）・・・・・ 233

ノロウイルス・・・・・・・・・・・・・・・・・・・ 234

ロタウイルス・・・・・・・・・・・・・・・・・・・ 235

単純ヘルペスウイルス抗体（HSV 抗体）
・・・・・・・・・・・・・・・・・・・236
水痘・帯状疱疹ウイルス抗体（VZV 抗体）
・・・・・・・・・・・・・・・・・・・237
風疹ウイルス抗体・・・・・・・・・238
麻疹ウイルス抗体・・・・・・・・・239

■ 感染・炎症マーカー

赤血球沈降速度（ESR，赤沈，血沈）
・・・・・・・・・・・・・・・・・・・240
C 反応性蛋白（CRP）・・・・・・・・・241
血清アミロイド A 蛋白（SAA）・・・・242

Ⅵ. 腫瘍・線維化・骨代謝マーカー

■ 腫瘍マーカー

CEA（癌胎児性抗原），乳頭分泌液中 CEA
・・・・・・・・・・・・・・・・・・・243
CA19-9（糖鎖抗原 19-9）・・・・・・・244
DU-PAN-2・・・・・・・・・・・・・245
Span-1・・・・・・・・・・・・・・・246
ビタミン K 欠乏性蛋白 - Ⅱ（PIVKA-Ⅱ）
・・・・・・・・・・・・・・・・・・・247
α- フェトプロテイン定性（AFP 定性）
・・・・・・・・・・・・・・・・・・・248
SCC 抗原・・・・・・・・・・・・・249
前立腺特異抗原（PSA）・・・・・・・250

■ 線維化マーカー

シアル化糖鎖抗原 KL-6（KL-6）・・・・251

Ⅶ. 尿検査

尿　量・・・・・・・・・・・・・・・252
尿比重・・・・・・・・・・・・・・・253

尿 pH・・・・・・・・・・・・・・・254
尿蛋白・・・・・・・・・・・・・・・255
尿中アルブミン・・・・・・・・・・256
尿潜血・・・・・・・・・・・・・・・257
尿　糖・・・・・・・・・・・・・・・258
尿ケトン体・・・・・・・・・・・・259
尿ウロビリノゲン，尿ビリルビン・・・・260
亜硝酸塩・・・・・・・・・・・・・・261
尿沈渣・・・・・・・・・・・・・・・262
尿中α₁- ミクログロブリン・・・・・・・263
尿中β₂- ミクログロブリン・・・・・・・264
尿中 N-アセチル-β-D-グルコサミニナーゼ
（NAG）・・・・・・・・・・・・・265

Ⅷ. 糞便検査

虫　卵・・・・・・・・・・・・・・・266
便潜血（便中ヘモグロビン）・・・・・267

Ⅸ. 血液・尿以外の検査

髄液（CSF）―外観，圧―・・・・・268
髄液（CSF）―細胞数―・・・・・269
髄液（CSF）―糖―・・・・・・・270
髄液（CSF）―蛋白―・・・・・・271
気管支肺胞洗浄液（BALF）・・・・272
胸　水・・・・・・・・・・・・・・・273
関節液・・・・・・・・・・・・・・・274
胃　液・・・・・・・・・・・・・・・275
胆　汁・・・・・・・・・・・・・・・276
腹　水・・・・・・・・・・・・・・・277

付　表・・・・・・・・・・・・・・・278
索　引・・・・・・・・・・・・・・・284

総　論

1. 臨床検査のとらえ方・考え方

臨床検査の有用性

　病院では，患者に対して，問診，診察（現症）によって診断し治療するという一連の流れがある．そして，しばしば臨床検査が依頼され，診断・治療に有効な情報を提供してくれる．その際の臨床検査は，健康状態かどうかを知る（スクリーニング），異常の原因を調べる（病気の診断），治療方針の選択，治療状態の確認（効果判定，経過観察）など様々な目的で行われ，活用されている．特に，客観的な情報として提供されるので，種々の疾患の診断基準にも多く採用され，根拠に基づく医療（Evidence based medicine：EBM）をはじめ，現在の医療には必要不可欠なものとなっている．

　臨床検査は，患者から採取した血液や尿，便，細胞などを調べる「検体検査」と，心電図や脳波など患者を直接調べる「生理機能検査」の2つに大きく分けられる．

基準範囲

　検査値の比較の基準として，一般的に「基準範囲」を使用する．基準範囲とは，健常者から厳密に選定された個体（基準個体）の測定値（基準値）の示す分布のうち，95％が含まれる信頼区間を意味する（図1）．従来，正常値という言葉が使われていたが，100人に5人くらい外れることから，正常なのに正常値でないのが問題であった．そこで，厳密に同じ条件で集めた個人のデータから得られた基準範囲が用いられるようになった．

　基準個体の95％が含まれるということは，残り5％が外れるので，異常値（基準範囲から外れた）があっても必ずしも異常とはいえない．例えば，独立した20項目の検査をした場合，すべての項目で基準範囲の中に入る確率は，0.95の20乗，およそ36％の人だけがすべての項目で基準範囲におさまるという計算になる．すなわち，1項目でも基準範囲を外れる人の方が多いことになる．

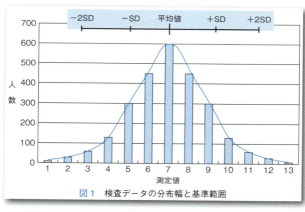

図1 検査データの分布幅と基準範囲

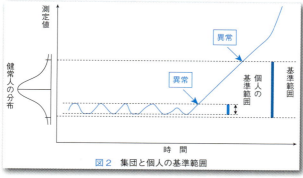

図2 集団と個人の基準範囲

集団の基準範囲と個人の基準範囲

　同じ人が繰り返し検査を行うと,一般的には基準範囲の幅よりも小さく変動する.すなわち,検査データは個人ごとに一定の傾向がみられる.

したがって，定期的に検査を受ける場合は，検査データの変動をみることが非常に重要である．いつも低めの人はその低い数値がその人の特徴であり，集団の基準範囲を越えるくらい高くなる頃にはかなり時間も経過して，病状が進んでいる危険性がある．その人自身の基準範囲で考えたなら，もっと早く異常値に気づくはずである（図2）．このように，個人の基準範囲を意識して検査値を経時的に追跡することは非常に重要である．

検査値は生理的変動などによって変動する．個体側の誤差要因として，
・薬物による検査値への干渉
・食事の検査値への影響
・運動，喫煙，飲酒，その他
・生理的変動（日内変動，季節間変動）
・年齢，性差
・体位，姿勢
などがある．加えて，検体採取に関わる要因，検体の取り扱いに関する要因などもある．

臨床検査の性能

1）測定値の信頼性と測定性能

検査値の信頼性は分析だけによるものではない．分析では分析機，臨床検査技師の関与が大きいが，分析前，すなわち患者要因，分析前要因（検体採取の状態・方法，検体の取り扱い）も重要である．検査値の誤差要因を表にまとめた．検体採取に関連した因子の重要性を認識してほしい．

表　臨床検査の誤差要因

種類		要因
分析誤差	固有誤差	分析原理，分析法，分析機器などによる誤差
	技術誤差	測定技術上の未熟さにより生じる誤差
分析外誤差	検査前	検査指示の誤り（患者病態の誤認，不適切な採取時期，投与薬剤の影響） 患者の取り違い，不適切な採取法 不適切な検体保存・運搬
	検査室	検体の取り違い，不適切な検体保存・処理 受付・記入ミス，計算・転記・入力の誤り
	検査後	連絡の誤り，判読の誤り，検査項目の誤認

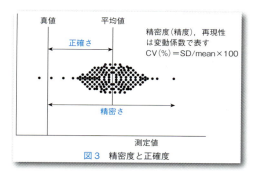
図3 精密度と正確度

精密度（precision）は，繰り返し測定した場合の測定値の再現性のことで，いかにいつも同じ測定値がでるかを表すものである．一方，正確度（accuracy）は，測定値が正確な値かどうかを示すものである（図3）．臨床検査室では，精密度，正確度が良好な測定法を選択し，また日々の精度管理（内部精度管理）で自施設の検査値の品質を担保している．さらに，定期的に多施設で同じ試料を測定して確認する精度管理調査（外部精度評価）に参加している．

2）検査値の診断性能

検査値によって正常（陰性）と異常（陽性）に分けるとき，その判別に用いる値をカットオフ値とよぶ．その検査項目の診断性能をみるためには，検査値のカットオフ値によって陽性と陰性に分別し，診断したい疾患の有無とで2×2の分割表を作成する（図4）．疾患があるのを正しく異常と判断できる検査陽性の割合を感度（sensitivity）といい，疾患があるのに検査で陰性のものを偽陰性という．逆に，疾患がないのを検査で陰性と正しく判断する割合を特異度（specificity）といい，疾患がないのに検査で陽性となるのを偽陽性という．また，検査で陽性の場合，疾患であると予測できる確率を陽性予測値，検査で陰性の場合に疾患ではないと予測できる確率を陰性予測値という．そして，感度／（1－特異度）を尤度比（最もらしさ；Likelihood Ratio：LR）とよぶ．

感度と特異度はカットオフ値を変えると相反する変動をする．そこで，検査法の優劣を判定するには，ROC（Receiver Operating Characteristic）曲線が役立つ．これは，カットオフ値をずらしたときの偽陽性率（1－特異度）を横軸に，感度を縦軸にプロットしたもので

疾患 D を有する患者群と，鑑別対象の対照群を集める

↓

標準的診断法による診断と，検査 T を施行

↓

		疾患 D	
		あり	なし
検査 T	陽性	真陽性（TP）	偽陽性（FP）
	陰性	偽陰性（FN）	真陰性（TN）

尤度比：感度 /（1－特異度）

陽性予測値：TP/（TP＋FP）

陰性予測値：TN/（TN＋FN）

感度：TP/（TP＋FN）

特異度：TN/（TN＋FP）

有病率：（TP＋FN）/（TP＋FN＋FP＋TN）

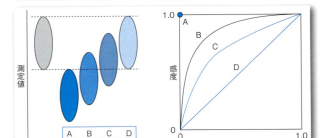

図 4　検査の診断的有用性の評価

図 5　診断特性と ROC 曲線

ある（図 5）．この曲線が左上にあれば診断効率のよい検査法であり，定量的には，曲線の下の面積（AUC：area under the curve）で比較する．

オッズ（Odds）はギャンブルでは見込み（賭け率）を示すが，確率論では確率を示す．すなわち，ある事象が起きる確率／ある事象が起きない確率（ある事象／それ以外の事象）をいう．ベイズの定理は，検査前の確率（事前オッズ）と尤度比の積が事後オッズ（検査後確率）となるというものである．検査前の有病率を事前オッズ，検査の有用性を尤度比として掛け算すると，検査後のオッズが得られるので的中率が予測でき，それが高くないと検査をする意味がないと判断できる．

（前川真人）

総論

2. 検体の採取と取り扱い方の注意

　　臨床検査に用いられる検体には，血液，尿，脳脊髄液などの穿刺液などがある．これら検体の検査結果は，タイミングよく，正しく採取（サンプリング）され，正確に測定されてこそ，患者の病態を反映する情報となる．しかし，臨床検査成績は様々な因子により変動するため，これら要因を十分に理解し，診療情報として利用しなければ誤った判断の原因ともなる．

血 液

1) 採取方法

　　静脈採血，毛細管採血，あるいは動脈採血のいかなる採血を行うかは検査目的により異なる．静脈採血は肘正中皮静脈あるいは橈側皮静脈を用いるのが一般的である．現在では多くの施設で真空採血器でも採血が行われているが，シリンジ採血，あるいは採血の難しい患者では翼状針を用いた採血も行われている．凝固検査などいくつかの検査では抗凝固剤と血液量との比率に注意する必要がある．また，凝固検査では組織液の混入がないように，最初ではなく，中間に採血する．

　　動脈採血は大腿動脈，上腕動脈，橈骨動脈が用いられる．乳児では頭皮の動脈，生後24〜48時間の新生児では臍帯動脈が用いられる．血液ガス分析や動脈 pH 測定の場合には動脈採血を行う．

　　穿刺採血は新生児や乳幼児での皮膚からの穿刺あるいは自己血糖測定（SMBG）での指先から穿刺により行う．皮膚採血の血液は，動脈血，静脈血と毛細管血が混ざっており，さらに間質液や細胞間液が混在しているので注意が必要である．また，皮膚穿刺血の組成は皮膚への血液の循環状態で変化する．穿刺する前に局所を暖めると動脈血が増える．

2) 採取のタイミング

　　検体採取は種々のタイミングで行われるが，生体の生理的因子が測定値に大きく影響する検査項目がある．

a. 日内周期・季節変動の影響

　　多くの検査項目は少なからず日内変動がある．ホルモンはその代表であり，ACTH やコルチゾールは，早朝高値で深夜低値となり，TSH は逆に深夜に高値で，午前中は低値となる．また，日常検査項目の代表と

総論　　023

しては血清鉄があり，午前中は高値で，夕方低値となり，この差は20〜50 μg/dL と基準値の1/4〜1/3と大きい．このため，夕方採血液では血清鉄が低値で鉄欠乏状態（貧血）と誤解釈することにもなりかねない．

また，季節によって変動する項目も知られている．トリヨードサイロニン（T_3）は夏の方が冬よりも15％程度低下する．逆にビタミンＥは夏から秋の方が冬より高値である．

b. 月経周期の影響

女性の場合，エストロゲンやプロゲステロンなどの性ホルモンおよびその影響を受ける項目は月経周期によって測定値が大きく変動する．例えば，血中アルドステロン濃度やレニン活性は排卵前に上昇する．逆にコレステロール濃度は排卵期に有意に低下する．

c. 食事の影響

食事は糖，脂質成分などの測定値に影響をおよぼす．また，この影響は食事の内容によっても左右される．血糖値は摂食により上昇し，健常人では20〜60 mg/dL（160 mg/dL くらいまで）上昇する．例え食後であっても 200 mg/dL を越える場合は糖尿病が示唆される．一方，脂質成分では中性脂肪の上昇が著明であり，食後6時間程度まではカイロミクロンとして上昇する．上昇の程度や持続時間は食事内容，個人のリパーゼ活性によって異なり，高脂肪食では3〜5倍に上昇することもある．ただし，健常人では軽度の食事では食後6時間程度で食事前に復する．遊離脂肪酸は中性脂肪とは逆に食後低下する．

酵素では血液型がＢ型とＯ型の分泌型のアルカリホスファターゼ（ALP）は，特に高脂肪食の摂取後に小腸型 ALP が上昇（10〜15％）する．

特定健診・特定保健指導の実施における厚生労働省通知では，『検査前の食事については，健診前10時間以上は水以外のすべての飲食物を摂取しないように指示すること』としている．なお，午後健診については，軽い朝食を午前8時までに摂った場合には，昼食を摂らず午後1時30分以降に受診すれば，それほどの影響がないことが確認されている．

d. 筋肉運動

筋肉運動による影響には，運動によって起こる生体のホルモンバランスによる影響と，筋肉自身の反応による影響とに分類できる．前者は，運動による発汗で体液喪失による循環血液の濃縮が起こり，エピネフリン，コルチゾールなどが上昇し，インスリンは低下する．このようなホルモンの変動により白血球数や血糖などは上昇する．

後者では，筋肉運動を行うと，低酸素状態からエネルギー供給の低下が起こり，筋肉の直接的な傷害により，筋肉内に存在する物質が血中に逸脱して高値となる．この代表が CK，AST，LDH などの酵素とミオ

表1 検体採取のタイミングによる変動

日内変動	
・朝＞夕・夜	血清鉄, 尿酸, 尿素, ACTH, コルチゾール
・朝＜夕・夜	白血球数, TSH

食事	
・上昇	血糖, 中性脂肪, 白血球数
・低下	遊離脂肪酸

筋肉運動	
・生体反応	血糖, 白血球数, 総蛋白, 乳酸
・筋肉損傷	CK, AST, LDH, ミオグロビン

グロビンであり, 運動後1～2日は持続する. これらの上昇の程度は, 個人と筋肉運動の激しさに左右され, 筋肉運動を日頃行っている人では上昇程度は小さく, 激しい筋肉運動ほど上昇する.

e. 感染症での病期

感染症での病原菌検出検査では, 病期により病原菌の検出率, 検査材料が異なる. 急性感染症では, 急性期の検体中に存在するが, 腸チフスは, 病初期には血液, 経過すると尿・便からの検出率が高い. 敗血症では, 病原菌は常に検出されるわけではなく, 24時間以内に複数回採血しての検査が必要である.

また, 化学療法を行う場合には, 治療前に検体採取を行うのが原則であるが, 困難な場合には24時間休薬するか, 投与直前に検査を行う.

f. 治療行為と検査のタイミング

治療の効果あるいは副作用により検査値は大きく変動し, これらの変動により医師は治療の有効性や副作用を推測する. また, 治療による生体反応ばかりでなく, 治療行為自体が測定値に影響を与える.

輸血や輸液を行っている際に採血する場合には注意が必要である. 血液製剤にはカリウムが多く含まれており (赤血球濃厚液で約2mEq/L), 大量に輸血した場合には高カリウム血症となり, 抗凝固剤としてクエン酸Naのために低カルシウム血症を発症することがある. 輸液の一部が採血検体に混入して, 誤った検査結果となることがある. これを防ぐ方策としては, 輸液とは反対側の腕から採血するか, あるいは輸液後もしくはある程度の時間をおいて採血するなどの注意が必要である.

輸液製剤が採血検体に混入する危険性があるため, カテーテルからの検体採取は慎むべきである. 止むを得ない場合には, カテーテルを適当量の生理食塩水で洗浄し, 最初の5mL程度を破棄した後, 検体を採取

する.

3) 採血時での状況

a. 採血時の姿勢・体位

採血時の姿勢・体位によって検査結果は変動する. 仰臥位から立位へと姿勢が変わると, 重力の影響で下肢の毛細管圧が上昇し, その結果, 水分が血管内から間質に移動し, 健常人で血漿が約10%減少する. 蛋白質などの高分子は血管から間質へ移動ができないため, 高分子物質は濃縮して, 濃度が上昇する. 一方, イオンなどの低分子物質は水分と同ように間質に移動するので, 採血時の姿勢の影響を受けない. ほとんどの細胞成分や蛋白質は仰臥位より立位の方が5～15%高値となる. このような変化は浮腫が起こりやすい患者 (例えば, 心不全や肝硬変) ではさらに増強される.

b. 駆血帯の影響

静脈採血時に使用する駆血帯を締めると静脈が怒張するが, 同時に血管内から間質へ水分や低分子物質が移動する. 高分子物質や細胞成分は血管に溜まるため, これらの血中濃度は上昇する. 5～6分程度の駆血では多くの低分子物質は3%以内の変動でほとんど影響はないが, 高分子物質では5%以上変動するものもある. また, 静脈うっ滞では乳酸は変化しないが, ピルビン酸は20%弱低下する. 駆血帯の絞めつける時間はできるだけ短く, 1分以内とすると影響が無視できるほど小さくなる. また, 駆血帯を使用してグー・パーを繰り返して前腕の筋肉を頻回

表2　検体採取条件による変動

体位・姿勢	
・座位・立位＞臥位	総蛋白, アルブミン, 脂質, 酵素 (高分子), 免疫グロブリン, 赤血球数
駆血帯	
・長時間で低下	ピルビン酸
採血液	
・血清＞血漿	カリウム
・毛細管血＞静脈血	血糖
抗凝固剤 (EDTA 塩)	
・血清＜血漿	ALP, アミラーゼ, LAP
・偽低値	血小板数

に収縮させるとカリウム濃度は上昇する.

c. 採取血液の種類

●毛細管血と静脈血・動脈血

毛細管血の濃度は多くの項目で静脈血と動脈血のほぼ中間である. 日常検査で注意が必要なのは血糖である. 自己血糖測定装置（SMBG）で血糖をモニタリングしている患者で使用されている血液は毛細管血であり, 診療所・病院での静脈血血糖値は SMBG での血糖値より 10〜20 mg/dL 程度低値である.

●血清と血漿

血清と血漿の差は単にフィブリノゲンが含まれているか否かではない. 血液が凝固する際に赤血球や血小板中の成分が血清中に逸脱・出現するために, 血清では血漿より高値となる項目がある. その代表がカリウムである. 検査室で血清を検体として測定されたカリウム値と血液ガス分析装置で全血（血漿）を対象としたカリウム値は異なり, 血清値の方が 0.2〜0.4 mEq/L 高値である. 血小板 10万/μL で 0.1〜0.15 mEq/L であり, 血小板増多症では血清カリウム値が血小板数に比例して大きくなることを記憶する必要がある.

d. 抗凝固剤の影響

抗凝固剤は種類によって検査値に影響を及ぼす. EDTA 塩血漿では ALP 活性はほとんどゼロになる. これは, ALP の活性中心に Zn^{2+} があり, EDTA 塩によりこの Zn^{2+} が外れるため活性を発揮できなくなるためである. また, アミラーゼは Ca^{2+} を, LAP は Mn^{2+} を賦活薬とするため, EDTA 塩血漿では活性が低下する.

血球算定では EDTA 塩が抗凝固剤として使用されるが, EDTA 塩に特有な血小板凝集抗体が存在する症例では採血後に採血管内で血小板が凝集し, 偽低値となる. 血小板の検査値が低下しているにもかかわらず, 出血傾向などの症状や徴候がない症例では, クエン酸ナトリウムやヘパリンを抗凝固剤として血小板数測定を行う必要がある.

4）検体保存

分析・測定は採血・血清（血漿）分離後ただちに行うのが原則であるが, やむを得ずに保存した場合には大きく変動する項目がある.

a. 全 血

血糖は著明に低下し, 採血後室温放置 6 時間で 20〜30 mg/dL, 12 時間だと 30〜40 mg/dL 低下する. カリウムは冷蔵保存で著明に上昇し, 3 時間で 0.4〜0.6 mEq/L ほど高値となる. アンモニアは全血放置すると赤血球からの遊離や蛋白質の分解により 30 分で 10〜20 μg/dL 上昇する. このため, 全血採血後はただちに氷水中に採血管を浸して検査室

表3 検体の保存による変動

全血		
室温	低下	血糖
	上昇	アンモニア, カリウム, LDH
冷蔵	上昇	カリウム
全血・血漿		
室温	延長	APTT
冷蔵	短縮	PT
血清		
室温	低下	遊離コレステロール, 中性脂肪
	上昇	遊離脂肪酸, エステル型コレステロール

まで搬送する. 保存が必要な場合は, 血漿を分離後, 冷蔵保存して検査室に提出する.

b. 血 清

血清に分離して冷蔵で保存することで多くの項目の変動を防ぐことができる. 特定健診での中性脂肪, HDL コレステロール, LDL コレステロール, AST, ALT, γ-GT では, 採血後の採血管は, 室温または4〜10℃下に静置後, 12時間以内に遠心分離を行って, 血清分離をすること, 血清は4〜10℃下に保存し, 72時間以内に測定すること, としている.

c. 血 漿

凝固検査ではクエン酸ナトリウム血漿を用いるが, 血液凝固因子のうち, 第VII, XI, XII因子は冷蔵すると活性化されるため, プロトロンビン時間は短縮する. また, 第V, VIII因子は不安定な凝固因子であり, 特に第VIII因子を強く反映する APTT では6時間以上の保存で延長するため, 採血後ただちに4℃で血漿分離し, 血漿を凍結保存する必要がある.

尿検体

尿検査は臨床検査の中でも非侵襲性検査の代表で, 容易に採取できる検体である. しかし, 日常生活 (飲水量, 運動, 食事など) で大きく変動し, 採取後検査までの時間が長いと成分に変動・変化をきたし, 誤った解釈の原因ともなりかねない. そのためには, 正しい採取法と保存の

知識が必要である.

1) 採取タイミングによる種類

　採尿のタイミング・採尿法により早朝尿，随意尿，蓄尿などに分類される．就寝中は水分の摂取がないため尿は最も濃縮され，呼吸数も少ないため二酸化炭素の蓄積から尿の pH も酸性に傾き，尿中成分の変動も小さい．そのため，早朝尿は尿定性検査・定量検査に広く用いられており，細菌学的検査，尿沈渣検査，尿細胞診検査などにも適している．

　随意尿は任意の時間に排出した尿であり，外来や人間ドック，健診での尿は随意尿であることが多い．早朝尿に比べて，活動時の生体の状態を反映している．また，飲水などにより希釈されているために化学成分,沈渣成分が少ないことがある.

　蓄尿は1日（24時間）に腎臓で生成された尿全量を採取したものである．尿成分の中で日内変動の大きい生化学成分やホルモンなど正確な1日排泄量を定量するために用いられる．蓄尿する場所は，臭いが溜まるため排気装置を備えている冷暗所が望ましい．蓄尿は定量検査には向いているが，尿沈渣や細胞診では24時間の間に変性が生じるため，細胞学的検査には不向きである．カテコールアミンおよびその代謝産物を測定する場合には6N,塩酸を蓄尿瓶の中に入れておき酸性にしておく.

2) 採尿方法による分類

　採尿方法により自然排尿，カテーテル採尿，膀胱穿刺採尿，濾紙採尿などに分類される．自然排尿では，排尿の初めの部分と終わりの部分は捨て中間の部分だけの中間尿が検査に利用されることが多い．これは外陰部や膣に由来する細胞成分や細菌の混入を防ぐためで，特に女性の尿沈渣や細菌検査には重要である．排尿の初めの部分のみを初尿といい，男性のクラミジア尿道炎の検査に用いられる．

　また，1回の自然排尿を一定基準で分けて採取するのが分杯尿であり，腎尿路疾患の病変部位をある程度推定することができる．トンプソン

表4　2杯分尿法による出血部位の判定

	第1尿	第2尿	出血部位
排尿初期血尿	血尿	透明	前部尿道（外尿道口～尿道膜様部）
排尿終末血尿	透明	血尿	後部尿道（膜様部，前立腺，内尿道口）膀胱頸部
全血尿	血尿	血尿	膀胱，尿管，腎

総　論　　029

（Thompson）の2杯分尿試験が代表的である．排尿の前半2/3を第1カップに，後半1/3を第2カップに採尿する．両者の所見から病変部を推定できる．

濾紙採尿は6ヵ月の乳児検診の際にバニリルマンデル酸（VMA）の検査で行われる．濾紙に尿を染みこませて風乾後検査する．

3）尿検体の保存

尿を放置すると色調や混濁の変化，有機成分の分解，変性，細菌の増殖などが起こるため採尿後ただちに行うのが原則である．

a. 化学成分

室温保存では空気中のO_2による酸化で，ウロビリノゲン，ビリルビン（光による分解も加味）が減少し，アセトン・アセト酢酸の揮発によりケトン体は減少する．また，細菌尿では細菌の増殖により混濁が増強し，糖は消費されて減少し，尿素の分解によりアンモニアが発生することでpHはアルカリ側に傾く．このため，採取後検査まで2～3時間であれば冷暗所に，6～12時間かかる場合には冷蔵保存（4～10℃）する．冷蔵保存した場合，塩類が析出することがあるため検査前に40℃くらいに加温する．特定健診では糖と蛋白が検査されるが，『採尿後4時間以内に試験紙法で検査を行うことが望ましい．実施が困難な場合には，尿検体を専用の容器に移して密栓し，室温保存の場合は24時間以内，4～10℃下保存の場合は48時間以内に検査すること』としている．

b. 尿沈渣

新鮮尿で検査することが基本である．尿を室温で24時間保存したときの沈渣の変化を図に示した．やむを得ず保存する場合にはホルマリンを添加する．

c. 細菌検査

尿細菌検査の場合には室温に保存すると雑菌の増殖により起因菌がわからなくなることがあるため，採尿後ただちに検査するのが原則である．

表5　尿検体保存による影響

室温	
・上昇	pH（アルカリ化）
・減少	ケトン体，ビリルビン，ウロビリノゲン，糖（細菌尿）
冷蔵	
・偽陰性	淋菌（培養）

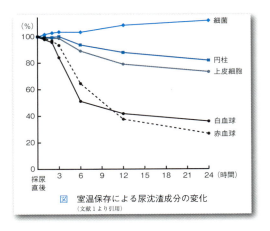

図 室温保存による尿沈渣成分の変化
(文献1より引用)

やむを得ない場合には冷蔵保存（4〜10℃）する．ただし，淋菌は低温に弱いため，冷蔵保存すると死滅するため，淋菌感染症を疑う尿では孵卵器（37℃）で保存する．

脳脊髄液

a. 脳脊髄液の（髄液）採取に当たっての注意

脳脊髄液の採取は医師が行うが，看護の立場から看護師として注意しなければならない点もある（以下①〜⑤）．

① 患者は絶食とする．髄液の糖の濃度は血糖に相関し，血糖が上昇すると5〜6時間は低下しないため注意が必要である．
② 採取時間や処置・治療については記録に残しておく．検査結果の判定に重要な意味をもつ（細菌性髄膜炎など）．
③ 空中からの微生物の混入を防ぐたに，採取後の髄液は滅菌した密封容器に入れ，運搬する．
④ 細胞診用の検体にはEDTAやフッ素などの添加物を用いてはならない．
⑤ 採取後，患者は少なくとも30分はうつ伏せにして寝かせ，穿刺部位から髄液が漏出しないようにする．

総 論　　031

b. 保 存

　最も大切なことは，採取後できるだけ早く検査室に搬送して，検査を迅速に行うことである．髄液は蛋白量が少なく低浸透圧のため，細胞を傷つけるので長く保存してはいけない．この場合も冷蔵庫（4～10℃）ではなく，氷水中で3時間程度までが限度である．細胞検査は髄液採取後1時間以内に行う必要がある．やむを得ず保存する場合には，一般細菌，結核菌，真菌感染が疑われる場合には4～10℃で良いが，髄膜炎菌感染が疑われる場合には37℃で，ウィルス感染が疑われる場合には−20℃で保存する．

　細胞診用の髄液は遠心分離（180×g，20分間）し，細胞分画を保存する．この処理により室温では4～6日，アセトン固定すると−70℃保存で12ヵ月は安定である．

（高木　康）

【参考文献】
1） 伊藤機一：1. 一般検査―尿，便，髄液，唾液，余剰液サンプリングの誤差要因と対策―. 臨床病理臨時増刊，特集第103号：81-91，1996

総論

3. 正しい採血法とその実際

はじめに

　近年までわが国には標準採血法のガイドラインが存在せず，採血の方法は主に経験に基づいて定められていた．しかしながら，採血には様々な合併症が知られており，不適切な手技によってこれらが生じる場合もありうる．一方，採血手技により，検査値に様々な誤差が生じることも知られている．日本臨床検査標準協議会（JCCLS）では，このような状況に対応すべく，平成16年7月，わが国初の「標準採血法ガイドライン」を発行した．その後2度の改訂を経て，平成23年1月に現行のガイドライン（GP4-A2）が発行された[1]．

　ガイドラインとは大部分の場合に適切であると考えられる手順なので，個々の状況に応じて逸脱せざるを得ない状況は生じうる．しかしながら，専門家のコンセンサスや一定のエビデンスに基づいて作成されたものであるから，正当な理由なく逸脱し，それにより検査値に誤差が生じたり患者に合併症が生じた場合には，その手順の妥当性が問題とされる場合もありうる．したがって，可能なかぎりガイドラインに基づいた採血法を行うことが，血液検査の標準化や安全な採血という観点から重要である．

　本項では，ガイドラインに基づいた正しい採血法の要点と，実際の採血手技について概説する．ただし，ガイドラインには述べられていないいわゆる採血法の「コツ」も一部に記載した．さらに詳細な点については，是非とも実際のガイドラインを参照されたい．

1）採血法の種類

　採血には，大きく分けて静脈採血法，動脈採血法および毛細管採血法がある．そのうち，静脈採血には上肢の表在静脈，中心静脈，輸液ラインから行う採血など様々な方法がある．それぞれの方法に表のような特徴があるが，本稿では看護師が日常業務として行う頻度の高い，上肢の静脈からの採血に限定して解説する．上肢の静脈からの採血には，真空管採血法と注射器採血法の2種類があり，それぞれに通常の直針と翼状針を使う方法がある．

　真空管採血法は，ホルダーに装着した針を穿刺した後に，採血管を直

総論　033

表　各種採血法の特徴

	静脈採血法	毛細管採血法	動脈採血法
適応	大部分の患者	新生児・乳児 血糖測定時 出血時間測定時	血液ガス測定時 （特に O_2 分圧）
注意点	（本文を参照）	組織液の混入や溶血により，誤差が生じやすい	感染・出血のリスクが大きい
検査値への影響 （主要なもの）	点滴ルートからの採血では，電解質や糖に影響が出やすい	・血糖は静脈血より10％程度高くなる ・K が高値になりやすい	静脈血より，PH は約0.05 高く，PCO_2 は約5 mmHg，HCO_3^- は約1 mEq/L 低い
その他	・点滴ルートからの採血では，輸液の混入を避けるため，まず十分量の血液を破棄してから採血する ・中心静脈採血では，並走する動脈・神経の誤穿刺や，感染に注意する	・組織液の混入を避けるため，最初の1滴はガーゼで拭いとる ・新生児・乳児で踵で採血する場合は，骨を傷つけないよう浅く穿刺する ・通常，凝固検査には用いない	・看護師は行わない. ・血液培養における菌の検出率は，静脈血と差がないとされる

接差し込む方法で，次のようなメリットがある.
・採血管への血液の注入量が正確である.
・分注の時間がないため，注射器法に比べて要する時間が短い.
・血液が凝固する可能性が注射器法に比べ低い.
・分注の作業が不要であり，これに伴う採血者の針刺し事故の危険性が少ない.
　一方，注射器採血法は，注射器と針を用いて採血した後，採血管に血液を分注する方法で，次のようなメリットがある.
・小児など，血管の細い患者でも施行が容易である.
・血液ガスなどの特殊な項目の採血が可能である.
・血管に針が刺入されたことが，針への血液の流入で容易に確認できる.
　また，通常の直針（注射針および採血針）と翼状針には，次のような違いがある.
・直針の方が長いため，深い血管を穿刺可能である.
・翼状針は，前腕や手背などの比較的浅い血管の穿刺に適している.

- 翼状針の方が患者の不快感が少なく[2]，神経損傷の頻度が低い[3]という報告がある．
- 翼状針では，ルートの部分のデッドスペースがあるため真空管採血において採血量が不正確になる場合がある．
- 直針の方がコストが安い．

看護師は，採血する血管の場所や性状，検査項目その他を考慮して，適切な採血法を選択する必要がある．

2) 必要物品

- 使い捨て手袋：原則として患者毎に使い捨てる．ラテックスアレルギーの患者や採血者には，ラテックス以外の材質のものを用いる．
- 真空採血管：検査項目に合致したものを準備する．事前にラベルを貼付しておく．
- 穿刺針：採血針（真空管採血用の両方向針），注射針，翼状針がある．針の太さは成人で21Gか22G，乳幼児で23Gのものが一般的に用いられる．
- ホルダーまたは注射器：患者ごとに使い捨てる．
- 皮膚の消毒薬：80％エタノール綿または70％イソプロピルアルコール綿が一般的に用いられる．アルコール過敏症の患者にはポビドンヨード（イソジン®等），グルコン酸クロルヘキシジン（ヒビテン®等）など，他の消毒薬を用いる．
- 駆血帯
- 採血用腕枕
- 廃棄容器：ホルダーと針を一体で廃棄できる大型のものが望ましい．
- ガーゼ付き絆創膏および止血用のテープ
- 温タオル：血管の怒張を促すために用いる．
- 速乾性手指消毒薬：採血者の手指の消毒等に用いる．

3) 患者確認

検体取り違えは，誤った検査情報を与える原因となり，輸血検査などでは患者の生命に関わる危険性もあるため，患者確認が極めて重要なステップとなる．

- 採血管には，必ず採血前に姓名・IDの記載されたラベルを貼付しておく．
- 採血時の姓名の確認は，患者自身に名前を述べてもらう．
- 同姓同名の可能性も考慮し，誕生日も同時に尋ねることが望ましい．

総論　035

4）患者の姿勢

座位と臥位では異なった値を示す検査項目がある．通常の検査項目の基準値は座位で設定されているため，特別な理由がないかぎり座位で採血することが望ましい．臥位の採血を行うのは，重症の入院患者，血管迷走神経反射の既往がある患者，乳幼児などである．

座位の場合，採血をされる腕は，可能な範囲で下向きにすることが望ましい．これは，採血部位が心臓より下に来ることで，血管の怒張促進の効果が期待されるためである．また，採血管の底部が下向きになることで，採血管内に流入した血液の血管内への逆流を防止する効果がある．

5）血管の選択

血管の選択は，採血の成功・不成功に大きく影響する要素であり，同時に安全な採血を行う上でも重要である．最も太く，よく見え，かつまっすぐで弾力のある静脈を穿刺するのが原則であるが，そのような血管がない場合には安全性を考慮して穿刺血管を選択する．最も問題になる合併症は神経損傷であるため，この可能性をできるかぎり低く抑えられるような血管の選択が望まれる．

腕の神経の中で，正中神経は運動神経を含むため，その損傷により麻痺などの機能障害を生じることもあり，特に注意が必要である．尺側皮静脈の穿刺は正中神経の損傷の可能性が高いとされるが，肘正中皮静脈の穿刺でも深い部位での穿刺や腕のねじれ具合などによっては正中神経を損傷することがある．また，上腕動脈は尺側皮静脈の付近を走行していることが多いが，上腕動脈の尺側一横指の領域には正中神経が走行している可能性が高いため，注意を要する[4]．これらを考慮して，最もリスクが低いと思われる血管を選択する．

肘に容易に確認できる血管がない場合には，無理せず前腕や手背の血管を選択する．肘に比べ若干穿刺時の痛みが強い傾向にあるが，主要な神経の損傷のリスクは低い．ただし，手首の橈側の静脈は近傍に橈骨神経の枝が走行しており，損傷による麻痺の原因となることから，可能なかぎり穿刺を避ける．

左右どちらにも同等の太さの血管がある場合には，利き腕と反対側の血管を選択するのが望ましい．これは，万が一神経損傷や動脈穿刺による血腫を起こした場合の，患者への機能的障害の影響を最小限に抑えるためである．

また，火傷痕や重症のアトピー性皮膚炎のある箇所，血腫や感染のある箇所，透析用シャントのある腕の血管は原則として穿刺してはならない．乳房切除を行った側の腕は，担当医の許可が得られた場合に限り穿刺可能である．輸液を行っている側の腕からやむをえず採血する場合は，

輸液ルートの刺入部より末梢（遠位）から行う.

血管の確認は，駆血前に目視で行い，駆血後は必ず指で触知して行う. 容易に血管が確認できない場合は，手首から肘の方に向けて前腕をマッサージする．指で血管を数回軽く叩く，穿刺部位付近をあたためるなどの工夫を行う．何度も手を握ったり開いたりを繰返すこと（clenching）は，カリウムなどの検査値に影響を与える可能性があるため，なるべく行わない.

6）真空管採血の実際（図）

以下に，採血針を用いた肘の静脈からの真空管採血の実際について述べる．注射器採血や翼状針採血においても共通する部分が多いが，これらの採血法の詳細については標準採血法ガイドラインを参照されたい.

a. 駆血帯の装着（図①）

駆血帯は穿刺部位の7〜10 cm近位に，指1本が挟めるくらいの強さで装着する．カリウムなどの検査値に影響するとされるため，長時間駆血帯を装着することは避ける.

b. 消　毒（図②）

上肢の静脈からの穿刺では，通常アルコール綿を用いる．アルコールが十分乾燥するのを待って穿刺を行わないと，十分な消毒効果が得られないばかりでなく，検体の溶血や，刺激による穿刺時の疼痛の原因ともなる.

c. 穿　刺（図③）

穿刺は，15度から30度程度，できれば20度以下の浅い角度で行う．角度が深くなると神経損傷などの危険性が増大する．やや深い血管の場合は，最も血管がよく見えている場所（血管を穿刺したい部位）の5 mm〜1 cm手前から，血管の走行に沿って穿刺する．これは，血管と皮膚の間には皮下脂肪があり，浅い角度で穿刺すると皮膚の穿刺部位と血管の穿刺部位がずれるためである.

穿刺部位を決めたら，1 cm程度は速やかに針を皮膚に刺入するのが良い．20度以下の角度なら，針はあまり深くまで到達せず，太い神経の損傷の可能性は低い．針の刺入の速度が遅いと，痛みが増すばかりではなく，患者の緊張によって血管が見えなくなり，うまく穿刺できないことがある.

針が血管に刺入されたら，安定させるために針の角度をできるだけ浅くしてさらに2〜3 mm針を進める．慣れてくれば，これらの手技は一連の流れでスムーズに行えるようになる.

なお，針が血管に入らなかった場合，皮下の深いところで針を上下左右に動かして血管を探ること（探り動作）は，広範囲に組織を損傷し，

総　論　　037

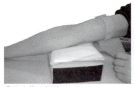
①駆血帯の装着

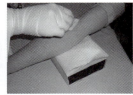
②消毒

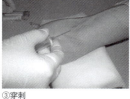
③穿刺

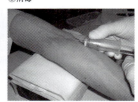
④-1 採血管の挿入

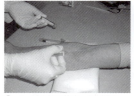
④-2 採血管の抜去・転倒混和

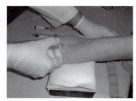
⑤駆血帯の解除

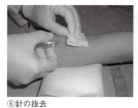
⑥針の抜去

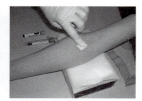
⑦穿刺部位の圧迫

図　採血手順（文献5より引用）

神経損傷の頻度も高くなるため避けるべきである.

d. 採血管の挿入・抜去 （図④）

採血管は, 定められた順序でまっすぐに挿入する. 採血管への血液の流入が止まったら, 速やかに採血管をまっすぐ抜去する. これらの動作において針が絶対に動かないよう, ホルダーをしっかり保持する. 抗凝固薬入りの採血管は, 抜去の後5回以上転倒混和する.

採血管の順序については, 中に含まれる抗凝固薬の次の採血管への影響を考慮して, 推奨される順序が定められている. 通常は臨床上問題にならないが, 検査項目や採血手技によってはその影響が無視できない場合もある. 詳細はガイドラインを参照のこと.

e. 駆血帯の解除 （図⑤）

駆血帯は最後の採血管を抜去した後に解除する. 採血管が挿入されたまま駆血帯を解除すると, 採血管内の血液が体内に逆流する危険性がある. また, 針を抜いた後に駆血帯を解除すると, 皮下出血が生じる可能性がある.

f. 針の抜去 （図⑥）

駆血帯を解除してから針を抜去する. 針を抜くときにあまり強くアルコール綿などで押さえると痛みが強くなるため, 抜く瞬間は緩やかに押さえ, 抜いた直後に強く圧迫するのが良い.

g. 穿刺部位の圧迫 （図⑦）

通常の患者では約5分間, 抗凝固薬を服用している患者など出血傾向のある患者では10分間程度圧迫止血するのが原則である. そのため, 患者に抗凝固薬の服用の有無を事前に尋ねることが望ましい.

7) 器具の廃棄

穿刺に用いた針や注射器はもちろんのこと, ホルダーも廃棄する. これは, ホルダーに付着した前の患者の血液を介した交差感染を防ぐためである. 厚生労働省は平成17年1月の通知において, ホルダーを単回使用とすることを事実上義務づけている[6]. ホルダーの消毒による再使用は, 消毒効果が保証されないこと, 劣化による針の脱落事故などが起こりうることから, 行うべきではない.

ホルダーと針は一体のまま廃棄するのが原則である. これは, 針をホルダーから外す際に発生する針刺し切創を防止するためである.

8) 針刺し切創

採血は, その施行頻度の多さから, 誤刺による医療者の感染（いわゆる針刺し事故）の重要な原因の一つにあげられる. 米国のEPINetのデータでは, 採血針によるものが針刺し切創全体の4％を占めるが, それ

総論　039

以外にも注射器による採血に伴うもの（6％）も加わる[7]．状況別では，採血中，分注時，ホルダーから針を外す際，廃棄時など様々な状況で発生しているが，特に注射器採血後に採血管に血液を分注する際に，誤って採血管を保持する手を刺してしまう例はしばしば経験される．

　これらを踏まえ，針刺し切創の予防のためには，以下のような注意点があげられる．

・手袋を装着する．
・リキャップを行わない．
・針刺し損傷防止機能付きの器材を使用する．
・採血後にホルダーや注射器から針を外さず，一体で捨てる．
・分注の際には，専用の分注用安全器具を用いる．
・廃棄容器は，針が飛び出さないよう大きめのものを使用する．
・分注時には，採血管を直接手で持たず，固定したラックに置いて行う．

これらの注意を守ることにより，針刺し切創の頻度を可能なかぎり減少させることが望まれる．

(大西宏明)

【参考文献】
1) 日本臨床検査標準協議会 編：標準採血法ガイドライン（GP4-A2），学術広告社，2011
2) Hefler L, Grimm C, Leodolter S et al.：To butterfly or to needle：the pilot phase. Ann Intern Med 140：935-936, 2004
3) Ohnishi H, Watanabe M, Watanabe T.：Butterfly needles reduce the incidence of nerve injury during phlebotomy. Arch Pathol Lab Med, 136：352, 2012
4) Ohnishi H, Urata T, Kishino T, Takano M, Watanabe T.：A novel maneuver to prevent median nerve injury in phlebotomy. Ann Intern Med, 151：290-291, 2009
5) 大西宏明：「採血手技の実際」，検査と技術，35：791-795，2007
6) 厚生労働省医薬食品局安全対策課長：真空採血管等における使用上の注意等の追加について．薬食安発第 0104001 号，平成 17 年 1 月 4 日
7) Perry J & Jagger J.：EPINet Data Report：Injuries from Phlebotomy Needles. Adv Exposure Prev 6：43-44, 2003

Ⅰ. 生化学検査 / 血清蛋白質

総蛋白質（TP）

total protein

基準値 6.5〜8.0 g/dL

血中に存在する約 100 種類以上の蛋白質の総量．アルブミン，免疫グロブリンなどが含まれ，ヒトの活動にとって重要な役割を果たしている．

測定法	検体の採取，取扱い，保存
ビューレット法	採取時の体位により変動（臥位＜立位）し，早朝より夕方で高値（5〜15%）であるので，採取体位，時間を考慮する．

高　値 ⬆	低　値 ⬇
多発性骨髄腫，原発性マクログロブリン血症，自己免疫疾患，脱水（下痢・嘔吐，火傷など）	ネフローゼ症候群，重症肝疾患，悪性腫瘍，栄養障害，蛋白漏出性胃腸疾患

■意義・何がわかるか？

- 総蛋白は約 100 種類の蛋白からなり，約 80% の蛋白は肝臓で合成される．
- 全身状態のスクリーニングとして，栄養状態，蛋白の合成や異化の状態，蛋白の吸収・漏出の状態，脱水状態などの指標として有用である．
- 総蛋白はアルブミンとグロブリンからなり，増加は主にグロブリンの増加，低下は主にアルブミンの減少による．

■病態のメカニズム

- 肝臓での合成能が低下する重症肝疾患

（肝硬変や肝癌など）では，総蛋白は低値となる．
- 蛋白が体外へ漏出する疾患（ネフローゼ症候群，蛋白漏出性胃腸症，胃腸管の潰瘍や出血）では総蛋白が低下する．
- 免疫グロブリンが単クローン性に増加する疾患（骨髄腫，マクログロブリン血症）や多クローン性に増加する疾患（自己免疫疾患，慢性炎症）では高値となる．

エキスパートの臨床知

♧年齢により変動し，新生児・乳児では低値（5〜20%）で，思春期に成人値となります．
♣採血の体位により変動し，立位・座位採血のほうが臥位採血と比較して 10% 程度高値となります．
♧脱水を除外できれば，高値となる場合には，免疫グロブリンが増加する骨髄腫，膠原病が疑われます．
♣栄養障害・低栄養による低下では，凝固因子の低下をきたすことは少ないので，プロトロンビン時間やヘパプラスチンテストを測定すると，判断の参考になります．

（高木　康）

Ⅰ. 生化学検査 血清蛋白質

アルブミン

albumin

基準値 4.0〜5.5 g/dL

肝臓で合成される蛋白で，血中蛋白のうち最も多く存在する．分子量は 66kDa で，半減期は 15〜20 日．

測定法	検体の採取，取扱い，保存
BCG（BCP・BCP 改良）法	採血時の体位により 10〜15％程度変動する（立位＞臥位）ため，採血体位に考慮する．

高 値	低 値
血液凝縮	肝疾患（肝硬変，肝癌），飢餓・栄養失調症，漏出（ネフローゼ症候群，出血，蛋白漏出性胃腸症）

■意義・何がわかるか？
● アルブミンは肝臓で合成されるため，肝機能（蛋白合成能）の程度を反映する．
● 栄養状態，全身状態を反映する．

■病態のメカニズム
● 肝臓で合成されるため，肝疾患（肝硬変，肝癌）では血中濃度が低下する．

● 合成に必要な材料が不足する飢餓・栄養失調症では低下する．
● 腎から漏出するネフローゼ症候群，腸管から漏出する蛋白漏出性胃腸症，腸管出血では低下する．
● アルブミンは膠質浸透圧の保持の機能があり，2.5 g/dL 以下となると浮腫を発症する．

エキスパートの臨床知

♧ 年齢により変動し，新生児・乳児では低値（5〜20％）で，3 歳ごろに成人値となります．
♣ 採血の体位により変動し，立位・座位採血のほうが臥位採血と比較して 10〜15％程度高値となります．
♧ 低値の場合には，肝細胞疾患，腎疾患が疑われますから，肝機能指標，腎機能指標を参考にします．
♣ 必要があれば腸管での吸収・漏出試験が診断の参考になります．
♧ 臨床的意義が高いアルブミンが 3.5 g/dL 以下では，BCG 法＝BCP 改良法＋0.3（g/dL）の換算式によりアルブミン値を補正する必要があります．

（高木 康）

血清蛋白質 **043**

Ⅰ. 生化学検査 — 血清蛋白質

蛋白分画

protein fractionation

基準値	アルブミン：60〜75％，α₁-グロブリン：1.5〜3.0％，α₂-グロブリン：5.0〜10.0％，β-グロブリン：7.5〜10.0％，γ-グロブリン：10〜22％

蛋白の荷電状態により電気泳動法で5つに分画（陽極側からアルブミン，α₁-，α₂-，β-，γ-グロブリン）に分かれる．各分画中の蛋白の増減から，病態が推測できる．

測定法	検体の採取，取扱い，保存
セルロース・アセテート膜電気泳動法	長期保存血清，溶血検体では分画が不明瞭になることがあるので，検体の保存，採血に注意する．

低 値

血清蛋白泳動のパターンによりいくつかの型に分類される（巻末の図を参照）．急性炎症，慢性炎症，慢性肝障害（肝硬変，肝細胞癌），ネフローゼ症候群，M蛋白

■意義・何がわかるか？
● 個々の蛋白の変動により，肝障害，炎症，腎障害，免疫異常などの病態を推測することが可能である．

■病態のメカニズム
● アルブミンは肝で合成されるため，肝機能障害では低下する．
● 腎機能障害では，アルブミンが排泄されるため，アルブミンが低下する．
● 炎症，M蛋白などでは，免疫グロブリンが変動する．

エキスパートの臨床知

♧ 各分画比の数字ばかりでなく，パターンにより急性炎症，骨髄腫，ネフローゼ症候群，肝硬変を疑うことができます．
♣ α₁-，α₂-グロブリンが増加した場合には急性炎症が，これに加えてγ-グロブリンが増加している場合には慢性炎症が疑われます．
♧ 主にγ-グロブリンに鋭利なピークを認める場合には免疫グロブリンの単クローン性の増加をきたす骨髄腫，マクログロブリン血症が疑われます．
♣ アルブミンが減少し，α₂-グロブリン，β-グロブリンが増加する場合にはネフローゼ症候群が疑われます．
♧ β-とγ-グロブリンの分離が鮮明でない場合には慢性肝細胞障害が疑われます．
♣ 各分画の詳細な蛋白の変動を知りたい場合には免疫電気泳動が参考になります．

（高木　康）

Ⅰ. 生化学検査 ｜ 血清蛋白質

トランスサイレチン（プレアルブミン）　transthyretin（prealbumin）

基準値　男性：23〜42 mg/dL，女性：22〜34 mg/dL

甲状腺ホルモン，ビタミンA・レチノール結合蛋白複合体と結合する蛋白．血中半減期は48時間と短く，栄養指標蛋白の一つ．

測定法	検体の採取，取扱い，保存
免疫比濁法	採血後速やかに血清を分離して保存する．日内変動，体位の影響はほとんどない．

高　値	低　値
腎不全，ネフローゼ症候群，甲状腺機能亢進症，急性肝炎回復期	低栄養状態（手術後，栄養摂取不足，腸管吸収不良），重症肝疾患，感染症，悪性腫瘍，トランスサイレチン（TTR）型アミロイドーシス

■意義・何がわかるか？
● 電気泳動でアルブミンより陽極側に移動するため，プレアルブミンともよばれる．
● 甲状腺ホルモンのサイロキシンとレチノールの輸送に関与している．
● 血中半減期が約48時間と短く，測定直近の肝での蛋白合成能や栄養状態を鋭敏に反映するため，栄養評価蛋白の指標として有用である．

■病態のメカニズム
● 肝臓で合成されるため，肝疾患では低値となる．
● 負の急性期蛋白（炎症や組織の破壊により血中に増加する蛋白）であるため，炎症時には減少する．
● 分子量が55kDaと小さく，腎不全で増加する．

エキスパートの臨床知
⟐ 新生児・乳幼児，高齢者では低値です．
♣ 個体間差が大きいので，1回だけの検査値では極端値でないかぎり参考とします．
⟐ 低値の場合には，低栄養状態と診断できますが，炎症や肝細胞障害でも低下するのでこれらの病態を除外する必要があります．
♣ 炎症の指標としてCRPを測定し，これが低値の場合には測定値が栄養状態を反映しています．現在の栄養状態を推測することができます．
⟐ TTR型家族性アミロイドーシスではTTRの遺伝子異常によりアミロイドが臓器に沈着して神経症状を含めた種々の症状を発症します．発症者のTTRは進行とともに低下します．

（高木　康）

血清蛋白質　　045

I. 生化学検査 — 血清蛋白質

免疫電気泳動

immunoelectrophoresis

基準値 下図を参照

電気泳動法と免疫拡散法を組み合わせた血清蛋白分画の異常を検査する方法．増減する蛋白を可視的に捉えて，総合的な判定が可能．

測定法	検体の採取，取扱い，保存
免疫電気泳動法（蛋白電気泳動後に免疫拡散法により沈降線を対照と比較）	不適切な状態で長期保存すると，血清蛋白が変性して良好な沈降線が得られないため，保存には考慮する．

■意義・何がわかるか？
- 血清蛋白の増減を定性的に捉えることができる．特に単クローン性γ-グロブリン血症の検出が可能である．この際には，特異抗体を選択することで特異蛋白の増減を知ることができる．

■病態のメカニズム
- 単クローン性γ-グロブリン血症は，骨髄腫，マクログロブリン血症でM-bowとして検出される．
- 多クローン性γ-グロブリン血症は，膠原病，慢性炎症などで検出される．

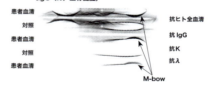

免疫電気泳動
（IgG（λ）型骨髄腫）

エキスパートの臨床知

- M-bowの観察で，骨髄腫の異常免疫グロブリンの同定ができます．
- 対照と比較して，血清各蛋白の増減が定性的にわかります．

（高木 康）

Ⅰ. 生化学検査 　血清蛋白質

チモール混濁試験（TTT）　thymol turbidity test

基準値 　5 Kunkel 単位以下

膠質反応の一つで，血清中のアルブミンとγ-グロブリンの量的変化を沈降反応として検査する．

測定法	検体の採取，取扱い，保存
比濁法（消化器病学会肝機能研究班推奨法）	食後の乳びの影響を受けるため，採取時間を考慮する．血漿では著しく低値となるので血清を用いる．

高　値	低　値
肝疾患（急性肝炎，慢性肝炎，肝硬変，肝癌，自己免疫性肝炎），γ-グロブリン上昇（慢性感染症，骨髄腫，膠原病），高脂血症	骨髄腫，血漿，血清の長時間保存

■意義・何がわかるか？
● 血清蛋白の変動，特にアルブミンとγ-グロブリンの量的変化を反映する．これはアルブミンの保護膠質作用により安定していた血清がアルブミンの減少により不安定になり，γ-グロブリンが析出するためである．

■病態のメカニズム
● アルブミンが減少して，γ-グロブリンが増加する病態では，高値となる．
● 脂質，特にトリグリセリドの影響を受け，高脂血症では高値となる．

エキスパートの臨床知

♧ 異常高値の場合には肝細胞障害（肝炎，肝硬変，肝癌），γ-グロブリン上昇（慢性感染症，骨髄腫，膠原病）が疑われます．

♣ 異常値の場合には，血清蛋白分画，肝機能指標（肝酵素やアルブミン，PT など），脂質検査を参考にして病気・病態を推測します．

（高木　康）

血清蛋白質　　**047**

Ⅰ. 生化学検査　血清蛋白質

硫酸亜鉛混濁試験（ZTT）　　zinc sulfate turbidity test

基準値 4～12 Kunkel 単位

膠質反応の一つ．血清中のアルブミンとγ-グロブリンの量的変動を反映する．

測定法	検体の採取，取扱い，保存
比濁法（日本消化器病学会肝機能研究班推奨法）	血漿では異常低値となることがあり，血清を用いるが長時間の保存で低値となるため，検体採取，保存を考慮する．

高　値 ⬆	低　値 ⬇
肝疾患（急性肝炎，慢性肝炎，肝硬変，肝細胞癌），γ-グロブリン血症（慢性感染症，骨髄腫，膠原病など）	ネフローゼ症候群，骨髄腫，低γ-グロブリン血症

■意義・何がわかるか？
●血清中のアルブミンとγ-グロブリンの量的変動を反映し，γ-グロブリンとは良好に相関する．
●慢性肝疾患，肝硬変，関節リウマチ，悪性腫瘍での高γ-グロブリン血症の程度と比例して高値となる．

■病態のメカニズム
●血清アルブミンが減少して，γ-グロブリンが増加する病態では，高値となる．
●混濁は主に IgG 量に相関して，IgM や脂質の影響は少ない．

エキスパートの臨床知
♧異常高値の場合には肝細胞障害（肝炎，肝硬変，肝癌），γ-グロブリン上昇（慢性感染症，骨髄腫，膠原病）が疑われます．
♣異常値の場合には，血清蛋白分画，肝機能指標（肝酵素やアルブミン，PT など），脂質検査を参考にして病気・病態を推測します．

（高木　康）

048　Ⅰ．生化学検査

Ⅰ. 生化学検査 　血清蛋白質

ミオグロビン

myoglobin

基準値 70～100 ng/mL（上限値）

筋肉中に存在して酸素運搬を行うヘム蛋白．分子量が 17.5 kD と小さく，筋肉損傷後数時間で血中に出現して，極早期の損傷指標となる．

測定法	検体の採取，取扱い，保存
ラテックス凝集法，免疫比濁法，イムノクロマトグラフィ法	激しい筋肉運動では上昇するため，採取時期については考慮する．

高 値	低 値
心筋傷害（心筋梗塞，心筋炎，心臓手術），骨格筋疾患（筋ジストロフィー症，皮膚筋炎，多発性筋炎），筋肉運動，甲状腺機能低下症，悪性高熱症，腎不全	長期臥床，筋ジストロフィー症（晩期）

■意義・何がわかるか？

● 酸素親和性がヘモグロビンより大きいため，好気的解糖系でのエネルギー供給が必要な筋肉，特に心臓に多量に存在している．

● 分子量が 17.5 kD と小さく，筋肉損傷後数時間で迅速に血中に逸脱するため，筋肉損傷の早期診断マーカーとして有

用である．

● 急性心筋梗塞では，発症後 0.5～3 時間で上昇し始め，6～10 時間でピークに達する．

■病態のメカニズム

● 筋肉傷害・損傷により，血中に逸脱して濃度が上昇する．

エキスパートの臨床知

♧ 激しい筋肉運動で上昇しますから，患者や家族との医療面接で有無を質問します．
♣ 筋肉内注射で上昇しますから，そのことを診療録に記載するようにします．
♧ 数時間前までの胸痛を主訴にした患者で上昇していれば心筋梗塞が疑われます．
♣ 骨格筋疾患では筋肉の損傷が強い時期には高値となり，病勢を反映します．
♧ 心筋梗塞の確定診断には心電図や心筋トロポニン検査のほうが優れています．

（高木　康）

Ⅰ. 生化学検査 | 血清蛋白質

心筋トロポニン I，心筋トロポニン T（cTnI，cTnT）

cardiac troponin I, cardiac troponin T

基準値 | cTnI：0.1〜2.1 ng/mL，cTnT：0.10 ng/mL 以下（キットにより異なる）

トロポミオシンとともに心筋（筋原線維）の細いフィラメントを構成し，トロポニン T，トロポニン I とトロポニン C からなる．心筋損傷の指標である．

測定法	検体の採取，取扱い，保存
・定量法：EIA，CLIA，CLEIA ・定性法：イムノクロマトグラフィ法	凍結融解を繰り返して，検体が変性すると異常値となるため，保存に考慮する．

高　値

心筋傷害（心筋梗塞，異型狭心症，心筋炎），心臓手術，心筋アブレーション

■意義・何がわかるか？

● 心筋トロポニン T（cTnT）は，分子量が約 37kD，トロポニン I（cTnI）は約 23kD と小さいため，細胞質に存在する遊離型は，心筋損傷の早期から血中に逸脱する．そして，構成成分は心筋損傷により持続的に血中に出現するため，心筋梗塞では 10〜14 日後まで異常値が持続する．

● 心筋トロポニンが血中に検出されるのは，心筋に何らかの損傷が認められた病態であり，症状を認めない微小梗塞や狭心症の診断にも有用である．

■病態のメカニズム

● 心筋細胞質中にも数％のトロポニンが存在するため，心筋損傷早期にはミオグロビンなどと同様に血中に逸脱して，異常値となる．

● 心筋損傷では，構成成分のトロポニンがゆっくりと血中に遊出するため，長時間異常値が持続する．

エキスパートの臨床知

♧ 異常値であれば心筋傷害（急性冠症候群など）が疑われます．

♣ 心電図に異常がなくても高値の場合には心イベントの発生が高いため，フォローアップが必要です．

♧ 腎機能低下や腎不全では異常値となることがあるので，異常値の場合には腎機能をチェックします．

（高木　康）

| Ⅰ. 生化学検査 | 血清蛋白質 |

ヒト心臓型脂肪酸結合蛋白 (H-FABP)

heart-type fatty acid binding protein

基準値 6.2 ng/mL 未満

心筋内の遊離脂肪酸の細胞内輸送に関与する分子量約15kDの低分子可溶性蛋白. 心筋梗塞の早期診断に有用である.

測定法	検体の採取, 取扱い, 保存
定量法：EIA 迅速・定性法：イムノクロマトグラフィ法	長時間の保存や凍結融解の繰り返しで偽高値となるため,検体保存に考慮する.

高 値

心筋損傷（心筋梗塞, 狭心症）, 骨格筋傷害（多発性筋炎, 皮膚筋炎）, 腎疾患（虚血腎, 重金属中毒）, 脳傷害（認知症）

■意義・何がわかるか？

● 心筋梗塞の診断, 再灌流, 梗塞サイズの推定の指標として有用である.

● 不安定狭心症では高値となり, 高値であるほど予後が不良である.

● 骨格筋にも存在するため, 骨格筋傷害では高値となる.

● 認知症の鑑別で, Lewy 小体認知症では Alzheimer 病による認知症より高値となる.

■病態のメカニズム

● 心筋傷害があると, ミオグロビンなどと同様に血中に逸脱する.

● 分子量が小さく, 心筋損傷後 0.5〜3 時間で上昇し始め, 5〜10 時間で極値となる.

エキスパートの臨床知

♧ 男性は女性に比較して高値です.

♣ 高齢者（50歳以上）では高値です.

♧ 胸痛を主訴とした患者で異常値の場合には心筋梗塞（急性冠症候群）が疑われます.

♣ ミオグロビンとの比（ミオグロビン/H-FABP）が大きい場合には骨格筋疾患が, 小さい場合には心筋傷害が疑われます.

（高木 康）

血清蛋白質

I. 生化学検査 — 血清蛋白質

ハプトグロビン（Hp）

haptoglobin

基準値	（全体として）19〜170 mg/dL 表現型は，巻末の付表 1 に掲載

急性期蛋白の一種であり，主に肝臓で産生されて分泌される．溶血により放出されるヘモグロビンが尿中へ排泄されるのを防ぐため，溶血の際には低下する．

測定法	検体の採取，取扱い，保存
ネフェロメトリー法	溶血により遊離ヘモグロビンがハプトグロビンと結合して低値となるため，採血の際には溶血を防ぐ必要がある．

高　値	低　値
感染症，悪性腫瘍，自己免疫疾患，炎症性疾患，ネフローゼ症候群，薬剤服用（副腎皮質ホルモン，男性ホルモンなど）	各種溶血性貧血，巨赤芽球性貧血，骨髄異形成症候群，急性・慢性肝炎，肝硬変，先天性低・無ハプトグロビン血症，薬剤服用（エストロゲン，経口避妊薬など）

■意義・何がわかるか？

● ハプトグロビンの特徴は，ヘモグロビンと結合することである．そのため血管内・外において溶血をきたす疾患や無効造血の亢進をきたす疾患などでは，ハプトグロビンの消費が亢進し，血清ハプトグロビンが著しく低下するため，溶血状態を極めて鋭敏に捉えることができる．

● ハプトグロビンは，肝で産生されるため，肝機能障害によって低下する．

● ハプトグロビンは，急性期蛋白としての特性をもち，炎症性疾患で増加し，その活動性の指標となる．

■病態のメカニズム

● ハプトグロビンは，赤血球の破壊により生じた遊離ヘモグロビンと結合して網内系へ運び，細胞毒性のある遊離ヘモグロビンを処理する．そのため溶血の程度が激しいとその分ハプトグロビンが動員され，ヘモグロビンとともに網内系で処理されるので，血中濃度が減少する．

エキスパートの臨床知

♧ ハプトグロビンの血中濃度は個人差が大きいため，表現型を考慮しない場合の基準値は範囲が広くなります．また，加齢とともに上昇します．

♣ 溶血がわずかであってもハプトグロビンは低下するため，不適合輸血が疑われる場合には，その判定に有効です．

♧ 溶血が持続的になると，ハプトグロビンの産生が追いつかなくなるなるため，ハプトグロビンは著減または欠損状態になります．

♣ ハプトグロビンが低下する溶血性貧血では，間接ビリルビン，LDH，AST，網状赤血球数，尿中ウロビリノゲン，尿中ビリルビンなどを測定すると，診断の参考になります．

♧ 急性期蛋白としての鋭敏度は CRP が優れているため，ハプトグロビンは単独で炎症マーカーとして用いられません．

（〆谷直人）

I．生化学検査 | 血清酵素

AST，ALT

aspartate aminotransferase, alanine aminotransferase

基準値 AST 10～35 U/L，ALT 5～40 U/L*

肝細胞を初めとする細胞の逸脱酵素として重要．以前は AST，ALT はそれぞれ GOT，GPT とよばれていた．AST よりも ALT の方が肝臓特異性が高い．

測定法	検体の採取，取扱い，保存
JSCC 標準化対応法	AST，ALT ともに採血から血清分離まで，室温で 24 時間以内であれば大きな変動はない．日内変動や食事による影響はない．

高 値

急性肝障害，慢性肝障害，胆・膵疾患による胆道閉塞時，筋疾患（多発性筋炎など），心筋梗塞など

■意義・何がわかるか？■

● 組織中の AST 濃度が最も高いのは肝臓であり，ついで心臓，骨格筋，腎，脳，膵，肺，白血球，赤血球の順である．ALT も肝臓に多く含まれ，AST に比し，肝特異性が高い．

● AST，ALT ともに代表的な逸脱酵素であり，上記組織の細胞障害に伴ってその血清中の濃度が上昇する．

■病態のメカニズム■

● AST，ALT の血清レベルは，細胞障害の程度，細胞膜の透過性，さらには放出された酵素蛋白質の生体内での異化速度により規定される．AST の異化は ALT よりも速い．

＊この基準範囲の上限値はあくまで参考値である．特に慢性 C 型肝炎における要治療域は，さらに低目に設定すべきである．

エキスパートの臨床知

♣ AST，ALT は同時に測定されることが多いので常に両者の比に注意を払う必要があります．アルコール性肝障害，進行した肝硬変，溶血性疾患などでは AST>ALT となるのに対し，肥満による脂肪肝，軽度・中程度の慢性肝炎では AST<ALT となります．

♣ AST，ALT は肝機能検査としてあまりにも有名なため，その異常値を肝障害にすぐに結びつけがちですが，AST，ALT の異常は肝臓以外でも甲状腺疾患，筋疾患，血液疾患など多くの病態でみられることに留意する必要があります．

♣ B 型肝炎ウイルス，C 型肝炎ウイルスによる慢性肝障害では AST，ALT が基準範囲内であっても肝障害が進行している場合が少なくないので，血小板数，線維化マーカー，腹部超音波所見などをもとに総合的に判断する必要があります．

♣ 採血時の溶血により AST の偽高値がみられることがあるので，注意が必要です．

(野村文夫)

Ⅰ. 生化学検査 ｜ 血清酵素

γ-グルタミルトランスフェラーゼ（γ-GT）
通称 γ-グルタミルトランスペプチダーゼ （γ-GTP）

基準値 成人男性：50 U/L 以下，成人女性：30 U/L 以下

γ-GT は腎・膵・小腸・肝などに広く分布するが，血清 γ-GT 活性は主に肝由来であり，肝・胆道系疾患のスクリーニング検査，飲酒マーカーとして有用である.

測定法	検体の採取，取扱い，保存
JSCC 標準化対応法	きわめて安定であり，血清分離後室温で 1 日置いても影響は受けない.

高　値

肝内胆汁うっ滞（胆汁うっ滞型の薬物性肝障害，原発性胆汁性肝硬変など），肝外胆汁うっ滞（胆管結石，胆管癌，膵頭部癌など），過度の習慣飲酒，薬剤（抗痙攣薬）の連用，非アルコール性脂肪肝疾患など

■意義・何がわかるか？■
● γ-GT の異常高値が直接診断のきっかけとなる病態として，まず胆汁うっ滞があげられる. また長期過剰飲酒・アルコール性肝障害においても上昇する. その他の急性・慢性肝障害においても異常値をとるが疾患特異性は低い. また，抗痙攣薬などの薬物常用による上昇もある. 一方，血清 γ-GT 軽度上昇例では，アルコール消費量とは独立に，将来の脳血管障害，虚血性心疾患，2型糖尿病などの発症リスクが高いとされている.

■病態のメカニズム■
● 胆汁うっ滞における血清 γ-GT の上昇は，胆汁の排泄障害に伴う γ-GT の血中への流入と胆管上皮細胞における産生の増加による. 一方，過度の飲酒による血清 γ-GT の上昇は，飲酒による肝小胞体における酵素誘導や肝細胞障害による遊離の増加などが関与する. 基準値の上限に性差があり，女性で若干低いのは，エストロゲンが肝における γ-GT の産生や細胞膜からの遊離に抑制的に働くためと考えられている.

エキスパートの臨床知

♣ アルカリフォスファターゼ（ALP）と並ぶ代表的な胆道系酵素です. ALP，γ-GT がともに上昇しているか，どちらかの単独の異常をまずみます. 肝内・肝外の胆汁うっ滞が疑われる場合は腹部超音波検査が必須です.

♣ 長期の過剰飲酒により上昇することもよく知られています. 上昇した γ-GT 値は禁酒開始から 4 週間で基準範囲上限の 1.5 倍以下あるいは前値の約 40％まで低下するとされています. しかし，過剰飲酒があっても上昇しないいわゆるノンリスポンダーが 10～20％存在します.

♣ 肥満による脂肪肝においては飲酒歴がなくても軽度上昇する場合が多いので γ-GT 高値＝アルコールと即断しないようにします.

♣ 特に中年女性で胆道系酵素の上昇が優位の肝機能検査異常を認めた場合は原発性胆汁性肝硬変を疑って抗ミトコンドリア抗体・抗 M2 抗体のチェックが必要です.

（野村文夫）

Ⅰ. 生化学検査　　血清酵素

乳酸脱水素酵素（LD，LDH）　　lactate dehydrogenase

基準値 119〜229 U/L（日本臨床化学会プロジェクト報告値）

乳酸とピルビン酸の相互転換反応を触媒する酵素である．解糖系最終段階で嫌気条件下のエネルギー産生に重要な役割を果たしている．

測定法	検体の採取，取扱い，保存
JSCC 標準化対応法 （L → P 法）	原則として血清を用いる．血漿でも可能．溶血により赤血球由来のアイソザイムが上昇するため，正誤差を生じる．

高　値	低　値
急性・慢性肝疾患，心筋障害，多発性筋炎・筋ジストロフィーなどの筋疾患，血液疾患（溶血性疾患，血液悪性腫瘍など），各種固形癌など	サブユニット欠損症

■意義・何がわかるか？
● 本酵素はほとんどすべての細胞に存在するため，幅広い病態を検出する．その一方で総活性の場合は，臓器特異性が低いので，アイソザイム分析が有用である．

■病態のメカニズム
● 組織の細胞が障害され，細胞内のLDH が血清中に流出する．血液疾患などは LDH を含む脆弱性細胞が増加することにより，高値となる．細胞の種類によって LDH 含有量が異なるため，血清中の LDH 上昇として表れやすい病態とそうではない病態がある．その中で肝，骨格筋，赤血球の異常は表れやすい．

エキスパートの臨床知

✧ LD 高値は何らかの組織障害の存在を示しますが，総活性のみからはその由来はわかりません．由来の推定は，臨床症状をはじめ，LD（H）アイソザイムパターン，AST，ALT，CK などの他の逸脱酵素の値，その他の諸検査結果を合わせて総合的に行うべきです．

♣ 生理的変動として，出生時は成人の 2 倍程度になり，14 歳くらいで成人の値となります．また激しい運動後は高値を示すことがあります．

♣ 臨床所見や他の検査値との乖離は免疫グロブリンとの結合や先天的なサブユニット欠損による場合が多く，この場合はアイソザイム分析が必須となります．

♣ 採血時の溶血により正誤差を示すので，特に採血しづらい患者の採血時には溶血による偽高値に注意を払う必要があります．

（吉田俊彦，野村文夫）

血清酵素　　055

I. 生化学検査　　血清酵素

アルカリフォスファターゼ（ALP）　　alkaline phosphatase

基準値　115〜359 U/L（日本臨床化学会プロジェクト報告値）

活性中心に亜鉛を有し，リン酸モノエステルを加水分解する酵素で，至適 pH が
アルカリ側にある酵素群の総称．

測定法	検体の採取，取扱い，保存
JSCC 標準化対応法（4- ニトロフェニルリン酸基質，2- エチルアミノエタノール緩衝液）	原則として血清．血漿を使用する場合，EDTA 血漿等のキレート剤は，活性低下をきたすので，使用不可．

高　値	低　値
急性・慢性肝疾患，胆道・膵疾患に伴う胆汁うっ滞，甲状腺機能亢進症，原発性骨疾患，転移性骨腫瘍，遺伝性高 ALP 血症など	遺伝性低ALP 血症

■意義・何がわかるか？
- スクリーニング検査として広く実施されており，胆汁うっ滞や骨代謝の亢進状態を判断するのに使用される．その他に妊娠や悪性腫瘍による上昇も認められる．

■病態のメカニズム
- 各種病態における血清 ALP の増加は産生細胞数の増加や酵素誘導などによると考えられる．

エキスパートの臨床知

- 高度上昇（基準範囲上限の 3 倍以上）は，腫瘍の骨転移などを含む骨形成性疾患，肝外・肝内胆汁うっ滞，小児一過性高アルカリフォスファターゼ血症でみられます．胆道閉塞の有無をチェックするためには腹部超音波検査が必須です．また特に中高年の女性で原因不明の胆道系酵素の上昇がある場合は原発性胆汁性肝硬変を否定するために抗ミトコンドリア抗体・抗 M2 抗体のチェックが必要です．
- 軽度（2 倍以内）から中など度（3 倍以内）の上昇をきたす病態が多く，その詳細を知るためにはアイソザイム分析が必要です．
- 個人の変動幅は集団の基準範囲の幅より小さいため，測定値が基準範囲内でも段階的に上昇している場合は注意が必要です．
- 生理的変動として，小児期は骨成長により成人の 3〜4 倍高値となります．また妊婦は胎盤由来の影響があり，妊娠後期に高値となります．また血液型 B，O では食後に小腸型 ALP が出現します．各種薬剤の酵素誘導による上昇や，SH 製剤などによる活性阻害も存在します．
- 採血時の注意として血液鑑定用の採血管は EDTA 血であり，ALP 活性低下をきたすので，生化学検査用の血液に混合しないように注意する必要があります．

（吉田俊彦，野村文夫）

I. 生化学検査 — 血清酵素

ロイシンアミノペプチダーゼ（LAP） — leucine aminopeptidase

基準値 30〜70 U/L

N末端にロイシンをもつペプチドを加水分解する酵素．基質反応性の異なる主に3種類の酵素からなり，これらの酵素活性は包括して LAP と呼ばれる．

測定法	検体の採取，取扱い，保存
L-ロイシル-p-ニトロアニリド基質法	通常は血清で測定する．長期保存による活性低下は少ない．EDTAなどキレート作用をもつ抗凝固剤は，使用不可．

高値

肝内胆汁うっ滞，胆道・膵疾患に伴う胆汁うっ滞，急性・慢性肝障害など

■意義・何がわかるか？
- LAP には，細胞質由来 (cytosol)，ミクロソーム由来 (microsomal)，胎盤由来の少なくとも3種類が存在し，臓器特異性および基質特異性が異なる．
- 日常検査では，主に L-ロイシル-p-ニトロアニリドなどの合成基質系を利用して測定されるが，これは microsomal 型が反応の主体を占め，cytosol 型とは，ほとんど反応しない．
- 肝内・肝外の胆汁うっ滞の指標となる酵素であり，黄疸の鑑別，肝胆道系疾患の診断や経過観察に利用される．

■病態のメカニズム
- 肝では，肝細胞の毛細胆管膜と胆管上皮内に分布する．血中濃度の上昇は，胆汁による胆毛細管上皮細胞膜の破壊に伴う膜結合性酵素の血中流出と，胆汁うっ滞の刺激による肝細胞の酵素誘導が原因と考えられる．

エキスパートの臨床知

- 全身組織に広く分布しますが，特に胆汁中に高濃度に含まれるため，肝・胆道系疾患による胆汁うっ滞によって血中に増加します．
- 著しい上昇を認める場合は他の胆道系検査項目（ビリルビン，ALP，γ-GTP など）の値を確認し，必要に応じて超音波検査など画像診断を実施します．肝臓の逸脱酵素群である AST，ALT，LD とは相関しません．
- 妊娠後期には胎盤型 LAP によって高値をとるため，胎盤機能の指標としても利用されます．
- 測定法によって用いる基質が異なるため，他施設の値と比較するときは，測定法，基準値の違いに注意します．生理的な基質（L-ロイシンアミド）を用いて測定される LAP は，急性肝炎，悪性リンパ腫，白血病，ウイルス感染症などでも高値となります．
- 乳幼児期から思春期にかけて高値となりますが，食事，運動の影響は受けません．

（澤部祐司，野村文夫）

I. 生化学検査	血清酵素

コリンエステラーゼ（ChE）

cholinesterase

基準値 214～466 U/L（JSCC 標準化対応法）

コリンエステラーゼには，アセチルコリンを特異的に分解するアセチルコリンエステラーゼと，各種のコリンエステルを非特異的に分解する非特異的コリンエステラーゼがある．血清中に存在し，通常の臨床検査の対象となるのは後者である．

測定法	検体の採取，取扱い，保存
JSCC 標準化対応法	きわめて安定であり，血清分離後 4℃で約 1ヵ月は安定である．EDTA 血漿は測定に適さない．

高　値	低　値
脂肪肝，ネフローゼ症候群，甲状腺機能亢進症	肝硬変，重症肝炎，有機リン中毒，遺伝性欠損症

■意義・何がわかるか？

● 血清中のコリンエステラーゼは主として肝細胞で合成されるので，その活性値は肝細胞機能，特に蛋白合成能を反映する．進行した慢性肝疾患や肝硬変で低値を示す．一方，慢性肝疾患の中でも単純性脂肪肝では逆に上昇し，診断上有用である．また，有機リン中毒・

サリン中毒では著明に低下し，診断の有力な指標となる．

■病態のメカニズム

● 進行したウイルス性慢性肝疾患や重症急性肝障害における低値は，肝細胞の蛋白合成能の低下を反映する．有機リン剤は，コリンエステラーゼの酵素活性部位に不可逆的に作用する．

エキスパートの臨床知

- ♧ 進行した慢性肝障害においてはアルブミンの低下とほぼ平行して血清コリンエステラーゼ（ChE）活性が低下します．慢性肝疾患でも肥満に伴う脂肪肝では ChE がむしろ上昇するので慢性肝炎との鑑別に役立ちます．
- ♣ ChE は半減期が長いので，急性肝障害においては肝臓の蛋白合成能をリアルタイムには反映しません．この場合は半減期が短い凝固因子の活性を反映するプロトロンビン時間の測定が有用です．
- ♧ アルブミンが低値なのに ChE が高値の場合はネフローゼ症候群などの蛋白喪失性の疾患を疑う必要があります．
- ♣ 有機リン中毒の場合も低値をとりますが，原因不明に極端な低値をとる場合は遺伝性の欠損を疑います．この場合は筋弛緩剤のサクシニルコリンが代謝されにくいので，全身麻酔の際に問題となります．

（野村文夫）

I. 生化学検査　　血清酵素

アミラーゼ

amylase

基準値 39〜115 IU/L（測定試薬により異なる）

主に膵，唾液腺から分泌されるが，他の諸臓器（肺，肝，筋，腎，小腸，乳腺，卵管など）での存在も知られている．多糖類の加水分解酵素である．

測定法	検体の採取，取扱い，保存
酵素法	血清で測定する．

高 値	低 値
急性膵炎，慢性膵炎，急性耳下腺炎，膵癌，総胆管結石，腹膜炎	慢性消耗性疾患，進行期膵癌，慢性膵炎，膵全摘後

■意義・何がわかるか？
- 急性膵炎の診断に有用である（感度 91.7〜100％，特異度 71.6〜97.6％）.
- 慢性膵炎の重症度・病期・治療効果の判定には有用でない．
- アミラーゼには膵型（P型）と唾液腺型（S型）の2つアイソザイムが含まれ，必要に応じてアイソザイムの測定（電気泳動法）を行う．膵疾患ではP型，それ以外の病態ではS型アミラーゼが上昇する．マクロアミラーゼは免疫グロブリン（IgAが8割）が結合したもので，悪性腫瘍患者で検出されることが多い．

■病態のメカニズム
- 炎症，管腔（膵管，総胆管，腸管）閉塞による血中への逸脱，肝での代謝低下，腎からの排泄低下などにより血中レベルが上昇する．
- 膵癌での上昇は，膵管閉塞の結果生ずる尾側の随伴性膵炎による．
- アミラーゼ産生腫瘍（肺癌，卵巣癌など）では，S型アミラーゼが産生される．
- 腹膜炎や消化管穿孔では，膵液の消化管外への漏出・再吸収により血中レベルが上昇する．

エキスパートの臨床知

- 急性膵炎の診断に有用です．
- 腎機能が低下している患者さんでは軽度上昇することがあります．

（日野田裕治）

血清酵素　　**059**

I. 生化学検査 / 血清酵素

膵型（P型）アミラーゼ　pancreatic-type amylase

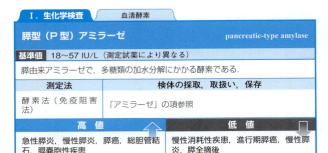

基準値 18〜57 IU/L（測定試薬により異なる）

膵由来アミラーゼで，多糖類の加水分解にかかる酵素である．

測定法	検体の採取，取扱い，保存
酵素法（免疫阻害法）	「アミラーゼ」の項参照

高値
急性膵炎，慢性膵炎，膵癌，総胆管結石，膵嚢胞性疾患

低値
慢性消耗性疾患，進行期膵癌，慢性膵炎，膵全摘後

■意義・何がわかるか？
- 急性膵炎の診断において，アミラーゼに比べて特異性は改善されたものの，明確な診断的優位性は示されていない．

■病態のメカニズム
- 「アミラーゼ」の項参照

エキスパートの臨床知

♣「アミラーゼ」の項参照．

（日野田裕治）

Ⅰ. 生化学検査 / 血清酵素

リパーゼ

lipase

基準値 6～45 U/L（測定試薬により異なる）

膵から分泌されて，中性脂肪を遊離脂肪酸とグリセロールに分解する.

測定法	検体の採取，取扱い，保存
酵素法	血清で測定する.

高　値	低　値
急性膵炎，慢性膵炎，膵癌，膵嚢胞性疾患，胆道疾患，慢性肝疾患	慢性膵炎，進行膵癌，膵全摘後

■意義・何がわかるか？

- 急性膵炎に対する感度と特異度は，それぞれ85～100％，84.7～99.0％とされ，特異度でアミラーゼよりも優れているため，最も有用性の高いマーカーである.
- アルコール性急性膵炎に対して感度が高く診断に有用である.

■病態のメカニズム

- 炎症，管腔（膵管，総胆管）閉塞による血中への逸脱，肝での代謝低下により血中レベルが上昇する.
- 膵癌での上昇は，膵管閉塞の結果生ずる尾側の随伴性膵炎による.

エキスパートの臨床知

♧急性膵炎の診断に最も有用です.
♣アミラーゼほど腎機能低下による影響を受けません.

（日野田裕治）

I. 生化学検査 / 血清酵素

エラスターゼ 1　　elastase 1

基準値 300 ng/dL 以下

軟骨，靱帯，血管壁などに含まれる弾性線維エラスチンを分解する膵外分泌酵素の一つである．

測定法	検体の採取，取扱い，保存
ラテックス免疫比濁法	外部委託検査では，血清を凍結．

高値

急性膵炎，慢性膵炎，膵癌，膵嚢胞性疾患，胆道疾患，慢性肝疾患

■ 意義・何がわかるか？
- 急性膵炎に対して，他の膵酵素に比較して異常高値が最も長期に持続する特徴があるが，これを加えることによって診断能や重症度判定に有用かは明らかでない．測定法が免疫学的方法であり急性期の診断には適していない．
- 血中に長く残存する性質により，膵癌の随伴性膵炎の検出に有用とされる．

■ 病態のメカニズム
- 炎症，管腔（膵管，総胆管）閉塞による血中への逸脱，肝での代謝低下，腎からの排泄低下等により，血中レベルが上昇する．
- 膵癌での上昇は，膵管閉塞の結果生ずる尾側の随伴性膵炎による．

エキスパートの臨床知

♣ 比較的早期の膵癌の診断に役立つことがあります．

（日野田裕治）

Ⅰ. 生化学検査 ｜ 血清酵素

血漿レニン活性（PRA），濃度（PRC）

plasma renin activity / concentration

基準値
血漿レニン活性：0.2～2.7 ng/mL／時 （早朝安静臥床時），0.2～3.9 ng/mL／時 （早朝立位歩行時）
血漿レニン濃度：2.5～21.4 pg/mL （早朝安静臥床時），3.6～63.7 pg/mL （早朝立位歩行時）

腎傍糸球体細胞で産生される酵素で，肝由来のアンジオテンシノーゲン（レニン基質）に作用してアンジオテンシンⅠを生成する。

測定法	検体の採取，取扱い，保存
PRA：RIA ビーズ固相法 PRC：IRMA ビーズ固相法	採血時刻，安静度，体位により測定値に差があるため，早朝空腹時 30 分間安静臥床後に採血する。採血管は EDTA-2Na を用い，採決後は冷却遠心し速やかに血漿分離する。検査に時間を要する場合は凍結保存する。

高 値	低 値
高血圧性疾患：腎血管性高血圧症，レニン産生腫瘍，悪性高血圧症，全身性強皮症（腎不全例），褐色細胞腫／非高血圧性疾患：Bartter 症候群，Gitelman 症候群，21 ヒドロキシラーゼ欠損症，Addison 病	高血圧性疾患：原発性アルドステロン症，11 βヒドロキシラーゼ欠損症，17 αヒドロキシラーゼ欠損症／非高血圧性疾患：糖尿病性腎症

■意義・何がわかるか？

● レニン活性は，レニン量を把握するのに最も一般的なものであるが，血漿中のアンジオテンシノーゲンの増減（増加：経口避妊薬・妊娠，減少：肝硬変）に影響を受ける。

● レニン濃度は，活性型レニンを認識する抗体により直接的に定量するもので，正確にレニン分泌動態を反映する。

● 血圧，体液量に異常を生じる各種疾患の診断，病態の把握において，レニン・アンジオテンシン系の活性度を評価する目的で検査を行うが，血漿アルドステロンを同時に測定することが診断上有用である。

■病態のメカニズム

● レニン分泌は腎灌流圧，緻密斑へのNa負荷，交感神経活性，血漿アンジオテンシンⅡ，心房性Na利尿ペプチドなどで調節されている。

● アンジオテンシンⅠは，アンジオテンシン変換酵素によりアンジオテンシンⅡに変換される。アンジオテンシンⅡは，強力な昇圧物質であると同時に，副腎皮質からのアルドステロン分泌を刺激する。アルドステロンは，Na・水の再吸収により血圧を上昇させる。

エキスパートの臨床知

✧ 結果の解釈には，レニン分泌に影響を与える種々の要因（薬剤，食塩摂取量，運動，脱水，喫煙）に留意が必要です。

♣ 内分泌性高血圧の診断に有用で，原発性アルドステロン症では低値であること，腎血管性高血圧では高値であることが診断の手がかりになります。

✧ 原発性アルドステロン症では，確定診断のためにフロセミド立位負荷試験やカプトリル負荷試験といったレニン分泌刺激試験を行い，アルドステロンの自律性分泌によるレニン分泌の抑制を証明します。

（杉浦哲朗，髙橋延行）

Ⅰ. 生化学検査 | 血清酵素

クレアチンキナーゼ（CK，CPK）

creatinin kinase

基準値 男性：60〜270 U/L，女性：40〜150 U/L

クレアチンフォスフォキナーゼ（CPK）ともいわれ，クレアチンリン酸とADPから，クレアチンとATPを生成する酵素である．

測定法	検体の採取，取扱い，保存
JSCC標準化対応法	採血後は速やかに血清分離する．溶血検体の場合は，赤血球中のadenylate kinaseによりCKが見かけ上高値になる場合がある．血清の凍結によりCKは失活する．

高 値	低 値
高度上昇：急性心筋梗塞，心筋炎，筋ジストロフィー症，多発性筋炎，悪性高熱症　**中等度上昇：**急性心筋梗塞，心筋炎，筋ジストロフィー症，多発性筋炎，甲状腺機能低下症，末梢循環不全，マクロCK血症　**軽度上昇：**急性心筋梗塞，心筋炎，筋ジストロフィー症，多発性筋炎，甲状腺機能低下症，末梢循環不全，マクロCK血症	甲状腺機能亢進症，妊娠，長期臥床

■意義・何がわかるか？

- 急性心筋梗塞では，発症後数時間で基準値上限を越えて上昇し，16〜20時間後には極値となった後，漸減して4〜5日後には基準値に復する．このため発症直後では基準値内であっても，3，4時間後には再検査する必要がある．血清CKの最高値，あるいは積分して得られる総逸出量は，心筋梗塞の大きさを推測するのに有用である．
- 筋原性のミオパチーで上昇する．筋ジストロフィー症ではDuchenne型で上昇が著明である．ただし，病状が進行すると逆に低下する．
- 脳外傷，脳血管障害の発症後数時間はCK上昇が認められる．

■病態のメカニズム

- 骨格筋，心筋，脳に多く含まれ，それらの部位が損傷を受けると血中に逸脱する．ただし，脳は血液脳関門があるために，高度の障害がないと血中CKは上昇しない．

エキスパートの臨床知

- ♣高値をみた場合，骨格筋，心筋，脳のいずれの疾患かを考える必要があります．
- ♣胸痛を主訴とし急性心筋梗塞が疑われる場合には，心筋に特異的なCK-MB，トロポニンTあるいはトロポニンI，ヒト心臓由来脂肪酸結合蛋白（H-FABP）などを一緒に測定します．
- ♣骨格筋に多量に存在するため，疾患以外でも筋肉運動，筋肉注射，カウンターショックなどによりCKは上昇します．筋肉疾患以外では，CK上昇により甲状腺機能低下症に気づかれることがあります．

（杉浦哲朗，髙橋延行）

I. 生化学検査 | 血清酵素

I 生化学検査

CK-MB（CPK-MB）

creatinine kinase-MB

基準値 5.2 ng/mL

CK-MB は，CK アイソザイムの一つである．骨格筋に比し心筋に多量に存在することから，心筋障害の特異的マーカーとして利用される．

測定法	検体の採取，取扱い，保存
CLIA	採血後は速やかに血清分離する．血清は 4℃で保存し 24 時間以内に測定する．

高 値

急性心筋梗塞，心筋炎などの心筋障害の急性期，アルコール依存症，アルコール性ミオパチー

■**意義・何がわかるか？**
●CK-MB は心筋特異性が高く，CK 総活性の 10％を超えるときには，急性心筋梗塞や心筋炎など，心筋障害が強く疑われる．

■**病態のメカニズム**
●心筋梗塞や心筋炎などの急性期に心筋から逸脱する酵素であり，心筋障害の特異的指標として診断に有用である．

エキスパートの臨床知

♧CK 上昇を認めた場合，心筋障害かどうかを鑑別するため，問診・心電図検査と併行して CK-MB 測定を行います．
♣発作直後では上昇していないことがあるので，ミオグロビン，ヒト心臓由来脂肪酸結合蛋白（H-FABP）など早期に上昇する指標と組み合わせて測定することがあります．
♧現在用いられている急性心筋梗塞の定義（ESC/ACC joint committee，2000 年）では，診断指標として心筋トロポニン上昇の重要性が強調されています．

（杉浦哲朗，高橋延行）

血清酵素　**065**

Ⅰ. 生化学検査　血清酵素

ペプシノゲンⅠ，ペプシノゲンⅡ

pepsinogen Ⅰ，pepsinogen Ⅱ

基準値	ペプシノゲンⅠ：15～100 ng/mL（μg/L） ペプシノゲンⅡ：3～40 ng/mL（μg/L）

ペプシノゲンⅠとⅠ／Ⅱ比は胃粘膜萎縮の広がりと程度を反映し，最大酸分泌量（MAO）と相関する．胃癌ハイリスクマーカーとしての意義を有する．Helicobacter pylori 陽性時は陰性時よりも有意に高値を呈する．

測定法	検体の採取，取扱い，保存
EIA，CLEIA，LIA，RIA	食事の影響はほとんどない．日差変動・季節変動，性差，人種差などはほとんど認められない．血清，血漿とも使用可能．血清は25℃で3日間，4℃で7日間，−20℃で数年間安定．

高値 ⇧	低値 ⇩
十二指腸潰瘍（Ⅰ，Ⅱとも高値．特にⅠが高値，Ⅰ／Ⅱ比が有意に高値），胃潰瘍（Ⅰやや高値，特にⅡが高値，Ⅰ／Ⅱ比が有意に低値），腎不全（特にCreat 3 mg/dL 以上），PPI 内服後	切除胃（Ⅰ，Ⅱがともに低値），萎縮性胃炎，胃癌（特に分化型），悪性貧血などでは，Ⅰ，Ⅰ／Ⅱがともに有意に低値．肝硬変．

■意義・何がわかるか？

● 萎縮性胃炎は胃癌（特に分化型）のハイリスクグループとされる．ペプシノゲン測定により萎縮性胃炎を推定できることから，胃癌のハイリスクグループを囲いこむことができる．胃癌検診にも用いられている．

● 本法で下記の萎縮陽性の基準値を満たすもの（胃癌のハイリスク者）のみに絞り込んで胃カメラを行えば，効果的に内視鏡検診を行うことができる．

■病態のメカニズム

● ペプシンは胃液に含まれる蛋白分解酵素で，ペプシノゲンはその前駆物質．ペプシノゲンは，胃粘膜（胃底腺領域）で産生され外分泌されるが，約1％が血中に入り，ペプシノゲンの測定値は，胃粘膜の主細胞量を反映する．

● ペプシノゲンには，免疫学的に2つのアイソザイムがある．Ⅰは胃底腺領域の主細胞，粘液頸細胞で産生され，Ⅱは胃底腺の他，噴門腺，幽門腺，ブルンネル腺でも産生される．

エキスパートの臨床知

♧ 胃癌は胃粘膜萎縮が高度になるほど発生しやすいことが知られています．

♣ 胃粘膜萎縮は血中のペプシノゲン（PG）検査によってわかります．PG による胃粘膜萎縮の判定基準：陽性（1+）は「ペプシノゲンⅠ値 70 ng/mL（μg/L）以下かつⅠ/Ⅱ比 3.0 以下」，中等度陽性（2+）は「ペプシノゲンⅠ値 50 ng/mL（μg/L）以下かつⅠ/Ⅱ比 3.0 以下」，強陽性（3+）は「ペプシノゲンⅠ値 30 ng/mL（μg/L）以下かつⅠ/Ⅱ比 2.0 以下」です．これ以外は陰性とします．

Ⅰ. 生化学検査	血清酵素

ペプシノゲンⅠ/Ⅱ比

基準値 ペプシノゲンⅠ/Ⅱ比：1～9

ペプシノゲンⅠとⅠ/Ⅱ比は胃粘膜萎縮の広がりと程度を反映し，最大酸分泌量（MAO）と相関する．胃癌ハイリスクマーカーとしての意義を有する．*Helicobacter pylori* 陽性時は陰性時よりも有意に高値を呈する．

測定法	検体の採取，取扱い，保存
EIA，CLEIA，LIA，RIA	食事の影響はほとんどない．日差変動・季節変動，性差，人種差などはほとんど認められない．血清，血漿とも使用可能．血清は25℃で3日間，4℃で7日間，−20℃で数年間安定．

高　値	低　値
十二指腸潰瘍（Ⅰ，Ⅱとも高値．特にⅠが高値，Ⅰ/Ⅱ比が有意に高値），胃潰瘍（Ⅰやや高値，特にⅡが高値，Ⅰ/Ⅱ比が有意に低値），腎不全（特にCreat 3 mg/dL 以上），PPI 内服後	切除胃（Ⅰ，Ⅱがともに低値），萎縮性胃炎，胃癌（特に分化型），悪性貧血などでは，Ⅰ/Ⅱがともに有意に低値．肝硬変．

♧胃癌発生の年率：健常男性（40〜60歳）を内視鏡で10年間毎年1回経過観察した報告では，胃癌発生の年率は，上記のPGによる胃粘膜萎縮に相関しました．すなわち，陰性群で，0.07%，陽性群で0.28%，中等度胃粘膜萎縮で0.32%，強陽性群で0.42%と，増加しました．陽性群の年率0.28%は10年間では2.8%であり，約36人に1人（100/2.8）に胃癌が発生することを示しています．

♣ABCD検診（ABC検診）：上記のペプシノゲン（PG）検査と，その後発見されたヘリコバクター・ピロリ（*Hp*）の検査を組み合わせて，「血液検査で胃癌の危険度を知ろう」という検診です．*Hp*感染も胃癌のリスクを高めるからです．

♧ABCD検診の結果：下記の4〜5群に分けられます．リスクに応じて二次検診として内視鏡検査を行います．胃癌リスクの低いA群では内視鏡検査は5年に一度程度．しかし，胃癌リスクの高いD群では毎年の内視鏡検査が勧められます．

♣ABCD検診の実際：*Hp*感染の有無は血中のIgG型抗体で判定します．胃粘膜萎縮は上記のとおりPGで判定します．両者を組み合わせて，A群：*Hp*（−），PG（−），B群：*Hp*（＋），PG（−），C群：*Hp*（＋），PG（＋），D群：*Hp*（−），PG（＋）．こうすると胃癌の発生年率はそれぞれ，0%，0.1%，0.2%，1.25%と報告された．D群は胃粘膜萎縮が進行して，*Hp*が住みにくくなった状態を考えられます．*Hp*除菌後が陰性化した場合は，初めから陰性の場合より胃癌のリスクが高いことから，A群とは別に，E群とする報告もあります．

♧ABC検診：C群とD群はいずれもPG（＋）であることからこの両者を併せて「C群」とする報告もあります（例えばある報告では14年間に，A群0%，B群0.21%，C群1.87%の胃癌発見率でした）．

♣最後に，PG（−）の群からも胃癌（特に未分化型胃癌）の発生があり，*Hp*未感染者からの胃癌の発生もあることにも留意する必要があります．

（橋本直明，光井　洋）

血清酵素　067

Ⅰ. 生化学検査 ／ 色素関係 ／ ビリルビン

総ビリルビン

total bilirubin

基準値 0.2～1.2 mg/dL

ビリルビンは，肝臓でグルクロン酸抱合されて，大部分が胆汁中に排泄される．
肝障害に伴い血液中で高値となるため，主として肝機能の指標として利用される．

測定法	検体の採取，取扱い，保存
比色法	ビリルビンは光により分解するため，サンプル採取後遮光し，速やかに測定する．

高 値

肝胆道疾患全般（急性肝炎，慢性肝炎，肝硬変，アルコール性肝炎），体質性黄疸，溶血性貧血

■意義・何がわかるか？

● ビリルビンの由来は，ほとんどが脾臓，肝臓での赤血球破壊により生じるヘモグロビンで，一部が骨髄での無効造血および肝臓でのヘム蛋白生成である．生成された遊離型ビリルビン（非抱合型ビリルビン）は，アルブミンと結合して血液中を流れ，肝臓でグルクロン酸抱合されて抱合型ビリルビンとなる．抱合型ビリルビンは，大部分が胆汁中に排泄されるが，一部は血液中に遊出し尿中に排泄される．このプロセスの異常により，血中で高値となる．

● 血中ビリルビンは，試薬との反応性により，直接ビリルビン（抱合型ビリルビン）と間接ビリルビン（非抱合型ビリルビン）に分けられる．

■病態のメカニズム

● 溶血性貧血，シャント型高ビリルビン血症（骨髄での無効造血および肝臓でのヘム蛋白に由来する分画増加）の場合，非抱合型ビリルビン生成過剰となり，間接ビリルビン高値となる．

● 遊離型ビリルビンの抱合異常は，新生児黄疸，Crigler-Najjar症候群，Gilbert症候群で認められ，間接ビリルビン高値となる．

● 急性肝炎，慢性肝炎，肝硬変，原発性胆汁性肝硬変，自己免疫性肝炎，アルコール性肝炎，レプトスピラ症，Byler病，閉塞性黄疸など肝胆道疾患全般でビリルビン高値となり，特に直接ビリルビン優位の異常が多い．

● Rotor症候群，Dubin-Johnson症候群では肝細胞からのビリルビン排泄異常をきたし，直接ビリルビン高値となる．

エキスパートの臨床知

✿血清ビリルビン高値の症状は黄疸であり，急性に発症した顕著な黄疸は，一般に原因の速やかな精査が必要で，入院治療を要することが多いといえます．
♣肝障害による血清総ビリルビン高値の悪化は，予後不良の兆しであることが多く，病勢の判断に有用です．
✿血清総ビリルビン値が著明に高値の例では，肝性脳症，出血症状の出現に注意します．

（池田 均）

Ⅰ. 生化学検査 ／ 色素関係 ／ ビリルビン

間接ビリルビン

indirect bilirubin

基準値 0.1〜0.8 mg/dL

グルクロン酸抱合を受けていないビリルビンが，間接ビリルビン．体質性黄疸や溶血性貧血で高値となる．

測定法	検体の採取，取扱い，保存
比色法	ビリルビンは光により分解するため，サンプル採取後遮光し，速やかに測定する．

高 値

新生児黄疸，体質性黄疸の Crigler-Najjar 症候群，Gilbert 症候群，溶血性貧血，シャント型高ビリルビン血症（骨髄での無効造血および肝臓でのヘム蛋白に由来する分画増加）

■意義・何がわかるか？

- ビリルビンの由来は，ほとんどが脾臓，肝臓での赤血球破壊により生じるヘモグロビンで，一部が骨髄での無効造血および肝臓でのヘム蛋白生成である．生成された遊離型ビリルビン（非抱合型ビリルビン）は，アルブミンと結合して血液中を流れ，肝臓でグルクロン酸抱合されて抱合型ビリルビンとなる．
- 血中ビリルビンは試薬との反応性により，直接ビリルビンと間接ビリルビンに分けられる．間接ビリルビンは非抱合型ビリルビン，直接ビリルビンは抱合型ビリルビンである．

■病態のメカニズム

- 溶血性貧血，シャント型高ビリルビン血症（骨髄での無効造血および肝臓でのヘム蛋白に由来する分画増加）の場合，非抱合型ビリルビン生成過剰となり，間接ビリルビン高値となる．
- 遊離型ビリルビンの抱合異常は，新生児黄疸，Crigler-Najjar 症候群，Gilbert 症候群で認められ，間接ビリルビン高値となる．

エキスパートの臨床知

- ♣血清間接ビリルビン高値の例では，血液疾患，体質性黄疸（Gilbert 症候群など）を鑑別します．
- ♣体質性黄疸が原因で間接ビリルビンが高い例では，特に治療が必要でないことが多いです．
- ♣血清間接ビリルビン高値が肝障害に関連しているかについては，AST，ALT，γ-GTP，ALP などの肝機能検査にも異常を伴っているかが判断材料となります．

（池田　均）

色素関係　　**069**

Ⅰ. 生化学検査 / 色素関係 / ビリルビン

直接ビリルビン
direct bilirubin

基準値 0.4 mg/dL 以下

肝臓でグルクロン酸抱合を受けたビリルビンが，直接ビリルビン．肝胆道疾患全般で高値となる．

測定法	検体の採取，取扱い，保存
比色法	ビリルビンは，光により分解するため，サンプル採取後遮光し，速やかに測定する．

高 値

肝胆道疾患全般（急性肝炎，慢性肝炎，肝硬変，アルコール性肝炎），体質性黄疸の Rotor 症候群，Dubin-Johnson 症候群

■意義・何がわかるか？
●生成された遊離型ビリルビン（非抱合型ビリルビン）は，アルブミンと結合して血液中を流れ，肝臓でグルクロン酸抱合されて抱合型ビリルビンとなる．抱合型ビリルビンは，大部分が胆汁中に排泄されるが，一部は血液中に遊出し尿中に排泄される．このプロセスの異常により，血中で高値となる．
●血中ビリルビンは，試薬との反応性により，直接ビリルビンと間接ビリルビンに分けられる．間接ビリルビンは非抱合型ビリルビン，直接ビリルビンは抱合型ビリルビンである．

■病態のメカニズム
●急性肝炎，慢性肝炎，肝硬変，原発性胆汁性肝硬変，自己免疫性肝炎，アルコール性肝炎，レプトスピラ症，Byler 病，高度の場合に閉塞性黄疸など，肝胆道疾患全般でビリルビン高値となり，とくに直接ビリルビン優位の異常が多い．
●Rotor 症候群，Dubin-Johnson 症候群では，肝細胞からのビリルビン排泄異常をきたし，直接ビリルビン高値となる．

エキスパートの臨床知
♣直接ビリルビンは尿中に排泄されやすく，その血中高値は，尿の色が茶褐色となることからも推測できます．
♣急性に発症した血清直接ビリルビン高値の例では，まず閉塞性黄疸の鑑別のため，腹部エコー，CT，MRI などの画像検査を行います．

（池田　均）

I. 生化学検査 — 脂 質

総コレステロール

total cholesterol

基準値 150〜219 mg/dL

脂質は水に溶けないので，LDL，HDL，VLDL，IDL などのリポ蛋白として流血中に存在し，それらに含まれるコレステロールの総量を測定したもの．

測定法	検体の採取，取扱い，保存
コレステロール酸化酵素法	経口摂取されるコレステロールは全体の 20〜30％程度で，日内変動もあるので早朝空腹時採血が望ましい．

高 値	低 値
家族性高コレステロール血症，リポ蛋白リパーゼ欠損症，ネフローゼ症候群，甲状腺機能低下症，閉塞性黄疸，妊娠	甲状腺機能亢進症，肝硬変，低栄養，Addison 病，無 β - リポ蛋白血症，家族性低 β - リポ蛋白血症

■意義・何がわかるか？
● コレステロールは，主に肝臓で合成され，細胞膜を構成する成分であるだけでなく，ステロイド環をもつホルモン類や胆汁酸合成の主要成分として生体には不可欠な要素である．しかしコレステロール過剰摂取と過剰産生のために高コレステロール血症を生み，その主成分となる LDL 中のコレステロールが動脈壁に蓄積してプラークを形成する動脈硬化症の原因となっている．

■病態のメカニズム
● 著しい高値を示す家族性高コレステロール血症は，主に肝臓に存在する LDL 受容体の欠損または不全により生じる．栄養状態を敏感に反映して，低栄養や甲状腺機能亢進症で減少し，その逆の甲状腺機能低下症や脂肪肝などで増加する．コレステロールの大半が肝臓で産生されることから慢性肝疾患，特に肝硬変で減少する．他方，閉塞性黄疸では胆汁の排泄が止まるためにコレステロールのクリアランスが低下して血中に増加する．ネフローゼ症候群では，アルブミンの喪失に反応して肝臓でアルブミンの合成が加速されるが，その副産物としてコレステロールが過剰に産生される．

エキスパートの臨床知

♧ 善玉の HDL コレステロール，悪玉の LDL コレステロール，IDL コレステロール，VLDLコレステロールなどの総量を意味しますので，高いだけで悪いとはいえません．

♣ Friedewald の式（LDL コレステロール＝総コレステロール－HDL コレステロール－トリグリセリド／5）で LDL コレステロールを算出して評価するために使われます．

♧ 肝臓で約 80％が産生されるので，栄養状態が悪い際や肝硬変のような肝疾患で減少し，逆に過栄養の肥満者などで増加します．

♣ 食事では，肝臓や卵黄に多く含まれていますので，高コレステロール血症患者では，これらの摂取制限を指導します．

（髙橋伯夫）

脂 質

| **Ⅰ. 生化学検査** | 脂　質 |

高比重リポ蛋白（HDL）コレステロール

high density lipoprotein-cholesterol

基準値 男性：40〜80 mg/dL，女性：40〜100 mg/dL

いわゆる善玉コレステロールであり，組織から遊離コレステロールを引き抜いて肝臓に転送するリポ蛋白．HDL に含まれるコレステロール成分．

測定法	検体の採取，取扱い，保存
直接法	通常の採血で，ほぼ安定であり食事の影響も少ない．採取時の体位により変動（臥位＜立位）し，早朝より夕方で高値（5〜15%）であるので，採取体位，時間を考慮する．

高　値	低　値
家族性高αリポ蛋白血症，CETP 欠損症，閉塞性黄疸（原発性胆汁性肝硬変を含む），スポーツ選手（運動），飲酒	LCAT 欠損症，LPL 欠損症，アポ A-I 異常症，高 TG 血症，肥満，喫煙，運動不足

■意義・何がわかるか？

●HDL は遊離コレステロールを組織から引き抜いて肝臓へ戻す（逆転送系）重要な役割を果たしているリポ蛋白であり，抗動脈硬化作用がある．HDL コレステロール値は，抗動脈硬化作用の指標で，その濃度が心血管病の発症頻度と逆相関を示す．

■病態のメカニズム

●HDL は，小腸と肝臓で合成される小型の原始 HDL（HDL$_3$）で始まり，末梢組織で遊離型コレステロールを取り込み，LCAT の作用でエステルコレステロールに変換した大型の HDL$_2$ に変貌する．HDL$_2$ は CETP の作用でコ

レステロールエステルを LDL，IDL，VLDL に転送し，逆に TG を取り込むが，肝性リパーゼ（HTGL）によって TG が取り除かれると小型の HDL$_3$ になって再び逆転送系で活躍する以外に，アポ E と結合して LDL 受容体，レムナント受容体を介して肝臓に取り込まれる．極端に高い HDL コレステロール血症の多くは CETP 欠損症で HDL$_2$ が増加していて，抗動脈硬化作用は強くなく，日本人で比較的多い遺伝疾患である．したがって，病態診断には，関与するアポ蛋白の測定，LCAT，LPL，CETP などの活性測定やその遺伝子解析を行うことが必要である．

エキスパートの臨床知

♧俗に善玉コレステロールと称されるように抗動脈硬化作用があるので，これを増加させることが大事です．

♣飲酒習慣があると，CETP 活性が抑制されるので HDL から LDL などへのコレステロールの転移が阻害されて HDL コレステロールが高くなります．このことが，飲酒の抗動脈硬化作用とも目されています．

♧運動習慣があると HDL コレステロールは高値になりますので，低 HDL コレステロール患者には定期的な運動を指導しましょう．

♣トリグリセリドと逆の変動を示しますので，高トリグリセリド血症の患者には，トリグリセリドを減少させる食事や運動の指導が有効に作用して HDL コレステロールは増加します．

（髙橋伯夫）

Ⅰ. 生化学検査　　脂　質

低比重リポ蛋白（LDL）コレステロール

low density lipoprotein cholesterol

基準値 65〜139 mg/dL

HDL コレステロールと対比して，悪玉コレステロールとよばれるリポ蛋白の LDL に含まれる主要成分のコレステロールを測定するもので，動脈硬化の代表的な危険因子である．

測定法	検体の採取，取扱い，保存
直接法	早朝空腹時の採血が望ましいが，TG と異なって食後であっても大きな違いはない．採取時の体位により変動（臥位＜立位）し，早朝より夕方で高値（5〜15％）であるので，採取体位，時間を考慮する．

高　値	低　値
Ⅱa 型家族性高コレステロール血症，ネフローゼ症候群，甲状腺機能低下症，閉塞性黄疸，肥満，糖尿病	甲状腺機能亢進症，肝硬変，慢性肝炎，家族性低コレステロール血症，先天性無βリポ蛋白血症

■意義・何がわかるか？

● 縦断的疫学研究成果で，血清 LDL コレステロール濃度と虚血性心疾患の発症頻度との間に正相関関係がある．

■病態のメカニズム

● 高 LDL 血症が持続すると，血管内皮下に蓄積した LDL が酸化変性を受け，これを単球（マクロファージ）が貪食するが，LDL が持続して蓄積するために LDL を飽食したマクロファージは泡沫細胞化し，血管内皮下に多量蓄積し，動脈硬化プラークを形成する．脂質成分を多く含むプラークは流速の速い血流による壁ずり応力で亀裂を生じて破綻しやすくなる．プラークの破裂は，内皮下のマトリックスを血管内面に表出させるので凝固系を刺激し，血小板の活性化と集積に加えてフィブリン塊（血栓）を形成して，虚血性臓器病変をひき起こす．

エキスパートの臨床知

♧ 俗にいう悪玉リポ蛋白，LDL に多く含まれるコレステロール量で，LDL の量を反映し，動脈硬化の最たる危険因子の一つです．

♣ 日本では，その測定法として直接法（ホモジニアスアッセイ）が主流ですが，IDL が多い脂質異常症では試薬によって測定値がばらつくので，日本動脈硬化学会では，「総コレステロール」の項で述べた Friedewald の式で算出した LDL コレステロール値を用いることを推奨しています．しかし，その際の条件として，トリグリセリドが 400 mg/dL 以下で，早朝空腹時採血の 2 つが重要です．

♧ 高 LDL コレステロール血症では，食事と運動療法が大事です．要点は，「総コレステロール」の項に示しています．

♣ 虚血性心臓病のある患者では，LDL コレステロール値を 100 mg/dL 未満に下げることが推奨されています．

♧ スタチンと総称される HMG-CoA 還元酵素阻害薬が LDL コレステロールを減少させる特効薬で，動脈硬化による心血管合併症の予防効果が確かめられています．

（髙橋伯夫）

脂　質　073

Ⅰ. 生化学検査　　脂質

トリグリセリド（TG）

triglyceride

基準値 150 mg/dL 未満

VLDL とカイロミクロンの主要な脂質成分で，その増加はレムナントの産生を介するなどして動脈硬化性疾患の増悪因子である．

測定法	検体の採取，取扱い，保存
グリセロール消去酵素法	食後に高値となることから，早朝空腹時の測定が一般的であるが，脂肪食負荷試験にも使われる．

高　値	低　値
Ⅱa 型を除くすべての型の高脂血症で増加するが，特にカイロミクロンが増加するⅠ型とⅤ型で増加が著しい．飲酒後，肥満，糖尿病，ネフローゼ症候群，急性膵炎で増加する．	基準値は設定されていないが，極端な低栄養や慢性肝障害で VLDL の合成が低下する場合，甲状腺機能亢進症，Addison 病，吸収不良症候群，悪液質などで低値を示す．

■意義・何がわかるか■

● 高脂血症の病型分類に利用される以外に，TG は動脈硬化の独立した危険因子として評価され，治療時のモニターにも利用される．

■病態のメカニズム■

● 一般に，TG と中性脂肪が同義語として用いられているが，実際には，中性脂肪にはモノグリセリドとジグリセリドが約 5％含まれていて，残りが TG である．食事から入る外因性 TG は ACAT の作用でカイロミクロンとなり，リンパ管から胸管を経て血中へ運ばれる．血中では，LPL と HTGL で加水分解されて組織に取り込まれ，エネルギー源として使われる一方，カイロミクロンレムナントとして肝臓へ取り込まれる．肝臓で作られる内因性

TG は，VLDL を形成して血中に放出され，LPL と HTGL の作用を受けて TG を放出しながら IDL を経て LDL となる．TG は末梢組織でエネルギー源となる他，余剰の TG は脂肪組織に蓄積される．したがって，TG の代謝に関係する LPL や HTGL の欠損が存在すると代謝が障害されるので，TG が高値となる．肥満や糖尿病では，LPL 活性が低下するので TG が増加し，HDL は逆に減少する．TG リッチなリポ蛋白が増加すると小型の高密度 LDL（small dense LDL：sdLDL）の産生が高まる．sdLDL は LDL 受容体への結合力が弱いので血中に増加し，酸化変性を受けやすいので，マクロファージの標的となって，その泡沫細胞化を促進させて動脈硬化を進展させる．

エキスパートの臨床知

♣ 中性脂肪とも称されてきましたが，厳密には中性脂肪はモノ-およびジ-グリセリドも含みます．臨床検査では，トリグリセリドのみを測定するので，この名称が正しいです．
♣ コレステロールと同様に，動脈硬化の危険因子の一つです．
♣ 食後 3 時間を頂値として 8～10 時間高値を示します．前夜の飲酒後には，翌朝に著しく高値となるなどアルコールの影響を強く受け，炭水化物により増加し，食事制限と定期的な運動で減少します．

（髙橋伯夫）

Ⅰ. 生化学検査　　脂質

リポ蛋白（a）（LP（a））

lipoprotein a

基準値 | 30 mg/dL 未満

LP（a）は，プラスミノゲンと構造が類似することから，その作用に拮抗して血栓性に機能し，それ自体がマクロファージのスカベンジャー受容体と結合して泡沫化を促進しやすいなど，催動脈硬化作用がある．濃度に個人差が大きい．

測定法	検体の採取，取扱い，保存
免疫比濁法，ラテックス 免疫比濁法，ELISA	通常の血清を用いる．凍結保存はしない．

高　値	低　値
虚血性心疾患，脳血管障害，閉塞性動脈硬化症，糖尿病，腎疾患	新生児，慢性肝疾患，閉塞性黄疸

■意義・何がわかるか？
● 他の脂質指標などとは独立した動脈硬化の危険因子として測定される．

■病態のメカニズム
● Lp（a）は，肝臓で産生され，その化学組成は LDL に近く，コレステロールは約45％，リン脂質約20％，トリグリセリド約5％で，アポ蛋白が約30％である．また，その構造には，LDLの脂質コア部分でシアル酸のような糖鎖がついた糖蛋白のアポ（a）がアポB-100 と S-S 結合している．そのアポ（a）はプラスミノゲンのクリングルⅣの繰り返し構造をしており，その繰り返し数が個人によって異なるため，LP（a）の分子量に多様性が生じ，Lp

（a）に種々のフェノタイプが存在する．血清 Lp（a）濃度は，フェノタイプによっても大きな個人差があるものの，同一個人ではほぼ一定しており，年齢，性別，食事をはじめとする生活習慣や生活環境の影響を受けにくいが，人種間差は存在する．Lp（a）は，LDL と同様にコレステロールを多く含んでいるので，その増加は動脈硬化プラークの形成を促進し，コラーゲン，エラスチン，グリコサミノグリカン，フィブロネクチンなどと複合体を形成しやすいので，これも動脈硬化に関連するものと考えられている．さらに，Lp（a）は糖尿病においては糖化変性をきたしやすく，泡沫細胞化を招来する．

エキスパートの臨床知

♧ 他の要因とは独立した動脈硬化の危険因子です．
♣ 脳血管障害，虚血性心疾患，閉塞性動脈硬化症，糖尿病，腎疾患などで増加します．
♧ 閉塞性黄疸のような肝疾患で減少します．
♣ ニコチン酸が唯一の治療薬で，LP（a）を減少させます．
♧ 他の脂質と異なり，食事内容や運動習慣による変動はありません．

（髙橋伯夫）

脂　質　075

Ⅰ. 生化学検査　脂質

総胆汁酸　　　　　　　　　　　　　　　　　　　total bile acid

基準値	1～8 μmol/L

胆汁に含まれるステロイド体であり，体内のコレステロールの主要な代謝産物．

測定法	検体の採取，取扱い，保存
酵素法	食事摂取により上昇するため，空腹時採血の必要がある．

高　値	低　値
閉塞性黄疸，慢性肝炎，肝硬変	回盲部疾患，吸収不良症候群

■意義・何がわかるか？
● 胆汁中に含まれるコラン酸骨格をもつ化合物．胆汁の主要成分である．
● 肝臓で生成される一次胆汁酸（コール酸，ケノデオキシコール酸など）と，小腸の腸内細菌により変換を受けた二次胆汁酸（デオキシコール酸，リトコール酸など）があり，それぞれアミノ酸と抱合した形で存在する．
● 大部分の胆汁酸は，閉鎖的腸肝循環（小腸 - 門脈 - 肝臓 - 胆汁）しており，末梢血中には微量にしか漏出されないため，血中濃度の上昇は，肝臓内の胆汁酸代謝の各段階の障害（肝内胆汁うっ滞や肝外胆管閉塞）による腸管への胆汁排泄障害を意味する．
● 上部小腸において脂肪酸の再吸収に関与した後，主に回腸末端部で再吸収される（腸肝循環）ため，この部位の病変で再吸収が障害されると低値となる．その際肝臓での胆汁酸合成は促進する．

■病態のメカニズム
● 胆汁酸の腸管循環過程の障害による胆汁酸の血中への漏出により高値を示す．肝細胞障害による肝内胆汁うっ滞や肝外胆管閉塞による閉塞性黄疸の病態．
● 下部消化管からの再吸収が障害された場合は低値を示す．

エキスパートの臨床知

♣ 肝細胞の機能障害や胆汁うっ滞について調べたいときに測定する項目で，特に肝硬変では高値を示します．
♣ 日内変動があり，早朝空腹時に最も低く，食事摂取後には上昇しますので3食後にピークを迎えます．
♣ ウルソという生薬は熊胆（ゆうたん）の主成分であり，健胃効果や利胆作用など消化器系全般の薬として用いられますが，本態はウルソデオキシコール酸であり，内服後の胆汁酸は増加します．したがって，服用している漢方薬を含めた薬物を把握することが大切ですし，服用している場合は内服後2時間以上経過してから採血する必要があります．

（前川真人，飯野和美）

Ⅰ. 生化学検査 / アミノ酸・窒素化合物

アンモニア（NH$_3$）

ammonia

基準値 30〜80 µg/dL

アミノ酸の代謝産物の一つであり，肝臓，腸管，腎臓で産生される．有害な物質で，特に中枢神経系に強く作用し意識障害の原因となる．

測定法	検体の採取，取扱い，保存
藤井・奥田変法	採血後ただちに測定する．食事や運動に影響を受けるので，通常は安静，空腹時に採血する．

高　値	低　値
門脈-体循環シャント，重症肝機能障害，尿毒症，ショック，Reye 症候群，尿素サイクル酵素欠損症	低蛋白血症，貧血

■意義・何がわかるか？

● アンモニアは，食物由来の蛋白質の代謝過程でアミノ酸から脱アミノ化され生じる．また，腸内細菌や腸管粘膜に存在するウレアーゼによる尿酸の分解，肝臓，腎臓でのグルタミナーゼによるグルタミンの脱アミノ反応によっても生成される．

● アンモニアは毒性が強いため，速やかに代謝される．生成されたアンモニアは門脈を通り肝臓に運ばれ，尿素回路にて尿素に変換され，腎臓から排泄される．その他，筋，脳，肝でも代謝される．

● 意識障害や振戦などの神経症状を呈する疾患の鑑別目的に測定される．

● 肝硬変や劇症肝炎に伴う肝性脳症の病態把握に必須の検査で，肝性脳症に対する治療の効果判定にも用いられる．

■病態のメカニズム

● アンモニア代謝の中心は肝臓であり，肝機能障害，門脈-体循環シャントや尿素サイクルの酵素欠損のある場合に血中アンモニアは上昇する．

● 門脈-体循環シャントや肝硬変では，高濃度の血中アンモニアが肝臓を経ずに直接大循環に流入し，重症肝機能障害では，アンモニア解毒能が高度に低下するため，肝臓を経ても高濃度の血中アンモニアがそのまま大循環へ流入する．

エキスパートの臨床知

♧ 肝硬変や劇症肝炎などで高値のときには，肝性脳症による意識障害の出現に注意を要します．

♣ 便秘，高蛋白食，消化管出血，腎機能障害，輸血および利尿薬投与などは，高アンモニア血症を増悪させます．

♧ 肝硬変では，アンモニア産生を亢進する便秘を予防するため，特に排便コントロールが重要となります．

（浅井　淳，渡辺　毅）

アミノ酸・窒素化合物　　077

Ⅰ. 生化学検査 | アミノ酸・窒素化合物

クレアチン

creatine

| 基準値 | 血清：男性 0.17〜0.50 mg/dL，女性 0.35〜0.95 mg/dL
尿：男性 150 mg/日以下，女性 250 mg/日以下 |

非蛋白窒素の一つであり，肝臓で合成され血中に入り，主に筋肉に分布している．臨床的に問題となるのは筋疾患時に限られる．

測定法	検体の採取，取扱い，保存
酵素法	3日間のクレアチン制限食後に早朝空腹時に採血を行う．日内変動があるため，尿は24時間蓄尿を採取する．

高 値	低 値
神経筋疾患，甲状腺機能亢進症，ステロイドミオパチー，心筋梗塞急性期，飢餓，クレアチン過剰摂取	甲状腺機能低下症，肝障害

■意義・何がわかるか？
● 腎臓でグアニンとアルギニンからグアニド酢酸が合成され，肝臓でメチル化されてクレアチンとなる．クレアチンは95％が骨格筋に，その他は心筋，脳，精巣などに存在する．クレアチンキナーゼ（CK）の作用により，ATPからリン酸を受けてクレアチンリン酸となり，筋収縮時のエネルギー源となる．

● クレアチンは，筋萎縮，崩壊の進行を反映し，筋疾患の検査として用いられてきたが，疾患特異性がなく，神経筋疾患の診断手段としての意義は小さくなっており，近年では，CK，CKアイソザイム，アルドラーゼなどの血中酵素活性の測定や筋電図，筋生検が行われている．

■病態のメカニズム
● 筋疾患では，筋崩壊や膜の異常に伴う筋肉へのクレアチン取り込み異常，筋肉への保持異常により，血清クレアチンは増加し，尿中への排泄量が増える．高度の肝障害では，クレアチン産生が低下する．

エキスパートの臨床知

♧ 尿細管で大部分が再吸収されるため，妊娠・分娩時早期以外に健常人では尿中にほとんど排泄されません．
♣ 筋疾患などで筋の破壊，変性，萎縮が起こると血中ならびに尿中排泄量は高値となります．
♤ ステロイドミオパチーではCKなどが上昇しないため，％クレアチニン尿は診断に有用です．
♣ サプリメントとして過剰摂取すると異常高値を呈することがあります．

（浅井　淳，渡辺　毅）

Ⅰ. 生化学検査 | アミノ酸・窒素化合物

尿素窒素（BUN）　　　blood urea nitrogen

基準値 8〜20 mg/dL

BUNは，血液中に存在する尿素に含まれる窒素分を測定したものである．

測定法	検体の採取，取扱い，保存
酵素法（ウレアーゼ GLDH）	通常，検体は血清を用いるのが一般的で，室温で1日，冷蔵保存で数日，凍結保存で6ヵ月は安定している．

高　値	低　値
高蛋白食，アミノ酸輸液，体組織の崩壊，腎機能障害，尿路閉塞，循環血液量低下	低蛋白食，劇症肝炎，肝硬変末期，強制利尿（マンニトール利尿，尿崩症など），妊娠

■意義・何がわかるか？

● 尿素窒素（BUN）は，経口摂取した蛋白や組織蛋白の分解により生じるアンモニアが，肝臓での尿素サイクルを介して生成され，最終的に腎臓で排泄される．したがって，BUNは，①摂取蛋白，蛋白異化，②肝臓での尿素合成，③腎での排泄機能の影響を受ける．

● 日常診療では腎機能検査として用いられ，腎不全の指標としての意義が大きいが，蛋白異化亢進状態，消化管出血，脱水，ショック，肝疾患などの場合にも病態診断の補助的な検査として用いられている．

● 尿中BUNは，窒素出納の把握，蛋白摂取量の指標，尿素クリアランス算出を目的に測定する．

■病態のメカニズム

● 高蛋白食摂取やアミノ酸輸液では，尿素窒素の過剰産生となり，絶食，外科的侵襲，消化管出血では，体組織の崩壊のため高値となる．また，脱水，重症心不全では尿細管での再吸収亢進により，腎不全や尿路閉塞では排泄障害とし，それぞれ高値となる．重症肝障害では生成障害により，妊娠では細胞外液の一過性増加による希釈により，多尿では排泄増加により低値となる．

エキスパートの臨床知

♧ 腎機能や肝機能の障害を調べるときの指標とされています．

♣ 血清クレアチニンに比して食事，蛋白異化，脱水など腎臓以外の影響を受けやすいので，血清クレアチニンとの比率を評価することが病態診断には大切です．

♧ BUNと血清クレアチニンの比は，ほぼ10程度となっています．10以上になるときには，脱水や消化管出血などが疑われます．

（浅井　淳，渡辺　毅）

Ⅰ. 生化学検査 | アミノ酸・窒素化合物

クレアチニン

creatinine

基準値	酵素法 ：男性 0.6〜1.1 mg/dL，女性 0.4〜0.8 mg/dL
	Jaffe 法：男性 0.8〜1.2 mg/dL，女性 0.6〜0.9 mg/dL

筋肉収縮のエネルギー源であるクレアチンリン酸の構成成分であるクレアチンの代謝最終産物である．腎機能の指標として用いられる．

測定法	検体の採取，取扱い，保存
酵素法，Jaffe 法	食事の影響は少ないが，日内変動がある．運動により高値となることがある．冷蔵保存で約 1 週間，凍結保存で長期間安定している．

高　値	低　値
GFR 低下（糸球体腎炎，腎不全，うっ血性心不全など），筋細胞増大（末端肥大症，巨人症），血液濃縮（脱水症，火傷），Jaffe 法での偽性高値（溶血，薬剤）	筋萎縮（筋ジストロフィー，甲状腺疾患，廃用性筋萎縮など），尿中排泄の増量（尿崩症，妊娠）

■意義・何がわかるか？
● 筋肉内のクレアチンの終末代謝産物であり，糸球体で容易に濾過され，尿細管での再吸収や分泌が少ないので，糸球体濾過量の指標として用いられる．
● 最近は，血清クレアチニン値，年齢，性別をもとに，推定糸球体濾過量（eGFR）を算出し，腎機能を評価することが推奨されている．
● クレアチニンの尿への排泄量は，筋肉量に比例し，腎機能や筋肉量に変化がない状態では，各個体でほぼ一定であ

り，随時尿中の物質濃度を尿中クレアチニン 1 g あたりで補正することで，検体間の比較が可能となる．特に，尿蛋白濃度の g クレアチニン補正は，1 日尿蛋白量と相関し有用とされる．
● クレアチニン産生量は，筋肉量に比例して変動するため，筋肉量が経時的に変化する筋疾患などでは，筋肉量の指標となる．

■病態のメカニズム
● 尿中排泄量の増減や筋肉量の変化により異常をきたす．

エキスパートの臨床知

♧ 腎臓が正常に働いていれば尿中に排泄されるので，高値となるときには腎機能が障害されていることになります．
♣ 筋肉量と相関があり，長期臥床など筋肉量が減少しているときには，腎機能の異常があっても基準値を示すことがあります．
♧ 腎機能が 50％ 未満に低下して初めて上昇するので，軽度の腎機能障害の判定には適当ではありません．
♣ 経時的にクレアチニンの逆数を確認することで腎機能障害の進行速度を評価することができます．

（浅井　淳，渡辺　毅）

I. 生化学検査 / アミノ酸・窒素化合物

推定 GFR 値（eGFR）　estimated glomerular filtration rate

基準値　90 mL/分/1.73 m² 以上

血清クレアチニン値をもとに，年齢，性別を考慮して算出した糸球体濾過量（GFR）である．日常診療において腎機能の指標として用いられる．

測定法	検体の採取，取扱い，保存
酵素法（血清クレアチニン）	「クレアチニン」の項参照

低　値

腎機能低下

■意義・何がわかるか？

● 従来腎機能の評価には，血清クレアチニン値が用いられてきたが，年齢，性別による筋肉量の多寡など，腎機能以外の要素の影響を受ける．eGFR は，簡便かつ今までよりも正確に腎機能を評価でき，国際標準となりつつある．

● eGFR 推算式は，これまで米国人向けに作成された MDRD 式に日本人係数をかけたものを用いていたが，eGFR 60 mL/分/1.73 m² 以上の若年層では腎機能が過小評価される欠点があった．そのため，日本腎臓学会「日本人のGFR 推算式プロジェクト」から，イヌリンクリアランス（Cin）と血清クレアチニン，クレアチニンクリアランス（CCr）測定などをもとに新たな日本人の GFR 推算式が作成された（eGFR = 194×Cr⁻¹·⁰⁹⁴×年齢⁻⁰·²⁸⁷（女性ならば×0.739）．

● eGFR は，スクリーニング，多数の対象者を比較する疫学研究における簡便かつ客観的な指標を主眼として作成された腎機能の指標であり，個々の患者の正確な腎機能の評価には，限界もある．正確な評価には，イヌリンを用いた腎機能評価が推奨される．日常診療では Cin 測定は煩雑のため，24 時間内因性 CCr から GFR を推定するのが一般的である．

■病態のメカニズム

● 腎機能低下や加齢により，eGFR は低下する．

$$eGFR = 194 \times Cr^{-1.094} \times 年齢^{-0.287}（女性ならば \times 0.739）$$

エキスパートの臨床知

♧ 検尿異常などの腎疾患の存在を示す所見がある，または，推定 GFR 60 未満（中等度以上の腎機能低下）が 3 ヵ月以上持続する場合に慢性腎臓病（CKD）とされます．

♣ 慢性腎臓病を簡便に，早期にみつけるための指標です．慢性腎臓病の重症度評価に用いられます．

♧ 同じ血清クレアチニン値でも推定 GFR は加齢に伴い低下します．特に高齢者ではクレアチニン値が正常範囲で，尿検査で異常が認められなくても，腎機能障害が認められることがあります．

（浅井　淳，渡辺　毅）

アミノ酸・窒素化合物

I. 生化学検査　アミノ酸・窒素化合物

シスタチン C（Cys-C）

cystatin C

基準値　（ラテックス凝集比濁法）0.5〜0.9 mg/L
（金コロイド凝集法）男性：0.63〜0.95 mg/L，女性：0.48〜0.73 mg/L
（ネフェロメトリー法）男性：0.62〜1.02 mg/L，女性：0.55〜0.84 mg/L

非糖鎖性のアミノ酸 120 残基からなる分子質量 13.36kD の低分子蛋白で，
β_2 ミクログロブリンなどと同様に腎機能の指標となる．

測定法	検体の採取，取扱い，保存
ラテックス凝集比濁法，金コロイド凝集法，ネフェロメトリー法	食事，運動からもほとんど影響を受けない．冷蔵保存する．

高　値 ⬆	低　値 ⬇
腎機能低下，甲状腺機能亢進症	甲状腺機能低下症

■意義・何がわかるか？

● シスタチン C は全身の有核細胞から産生され，一定の速度で分泌される．血中では，他の血清蛋白とは複合体を形成せず，糸球体を自由に通過し，近位尿細管で 99％が再吸収，分解されることから，血中シスタチン C 濃度は，糸球体濾過量（GFR）によって規定される．クレアチニンと比べて，年齢，性別，筋肉量に影響されにくいという特徴があり，特に軽度腎機能低下時には，より優れた GFR の指標と考えられている．

● 血清クレアチニンは，GFR 30〜50 mL/分以下に低下しないと上昇しないが，血清シスタチン C は，GFR が 70〜80 mg/dL 以下に低下すると異常値を示すため，Cr 盲目領域（軽度の腎機能低下）の腎機能低下を検出することが可能なマーカーであり，新しい指標としての有用性が期待される．

■病態のメカニズム

● 血中シスタチン C 濃度は，GFR に規定されるので，腎機能が低下する病態で上昇する．

エキスパートの臨床知

♤腎機能低下以外に異常値を示す疾患はほとんどないので，高値の場合には腎機能障害を考えます．
♣血清クレアチニンが正常である軽度の腎機能障害でも上昇し，腎機能障害の早期診断に有用な検査です．逆に，血清クレアチニンがすでに高値となっている場合には測定する意義はありません．

（浅井　淳，渡辺　毅）

Ⅰ. 生化学検査 　アミノ酸・窒素化合物

尿 酸
uric acid

基準値 男性：3〜7 mg/dL，女性：2〜7 mg/dL

分子量 168，解離係数 5.8 のプリン体骨格を有する物質．核酸の構成成分であるプリン体の最終代謝産物である．

測定法	検体の採取，取扱い，保存
酵素法（ウリカーゼ・ペルオキシダーゼ法）	血清 0.5mL．冷蔵保存で約 1 週間，凍結保存で長期間安定する．

高 値	低 値
痛風，腎不全，白血病，多発性骨髄腫	肝硬変，腎性低尿酸血症，Fanconi 症候群

■意義・何がわかるか？
● 尿酸は主に肝臓で代謝され，主として腎から，一部腸管から排泄されることで一定の濃度を保っている．
● 尿酸が過剰な状態が持続すると，関節滑膜や腎尿細管に尿酸塩が形成され沈着するため，痛風，関節炎，痛風腎などの原因となる．
● 温度の低下や酸性化により尿酸の溶解度が低下して結晶が析出しやすくなる．尿の pH が尿酸結石に大きく関与する．
● 高尿酸血症は，心血管病変や腎疾患に関する独立した危険因子である．一方で，ビタミンＣとならぶ重要な抗酸化物質としての性質をもち，生体内で有用な働きをするとも考える．
● 例えば，遺伝的な低尿酸血症は運動時の急性腎不全の原因とされる．
● 痛風や生活習慣病予防の目的に健診やドックで測定される．また，腎機能検査のスクリーニングとして BUN，Cr と併せて測定される．

■病態のメカニズム
● 血清尿酸値は，尿酸産生量と腎からの排泄量により決まる．尿酸はプリン体の最終産物なので，プリン体の摂取過剰，体内での産生亢進があると尿酸産生も亢進する．また，腎からの排泄低下により上昇する．

エキスパートの臨床知
♣ 年齢，性別を問わず血清尿酸値が 7.0 mg/dL 以上の場合は高尿酸血症と診断します．
♣ 学童期は低値ですが，男性は青年期に上昇し，女性よりも 1〜2 mg/dL 程度高値となります．女性は閉経後に上昇し，50 歳以降では性差が少なくなります．
♣ 高値の場合には，関節痛や腎機能障害など，痛風の症候がないか観察が必要です．
♣ 尿酸値に影響を及ぼす薬剤（利尿薬，抗結核薬など）の服用の有無を確認することが大切です．
♣ 脱水，強い運動後や大量飲酒によっても高値となります．

（浅井 淳，渡辺 毅）

Ⅰ. 生化学検査　　糖代謝

グルコース（血糖，ブドウ糖）

glucose

基準値　空腹時：70〜110 mg/dL，食後 2 時間：140 mg/dL 未満

生体内のエネルギー源として重要な物質の一つで，糖代謝異常をきたす病態の把握に役立つ．

測定法	検体の採取，取扱い，保存
酵 素 法（HK，GOD，GDH）	全血を室温で放置すると時間とともに低値となるので，解糖阻止剤（NaF）含有抗凝固剤入りの採血管を用いる．

高 値	低 値
耐糖能異常，糖尿病，慢性膵炎，Cushing 症候群，グルカゴノーマ，末端肥大症	インスリノーマ，肝硬変，下垂体機能低下症，Addison 病，インスリン自己免疫症候群，胃切除後症候群

■意義・何がわかるか？

● 血中グルコース濃度（血糖）は，食事摂取後の腸管からの吸収，肝における糖新生とグリコーゲンの合成分解，骨格筋や脳，脂肪組織でのグルコースの利用，各種ホルモンによる調整などで常にほぼ一定の状態に維持されている．

● 糖代謝にかかわるホルモンは，インスリンとインスリン拮抗ホルモン（グルカゴン，副腎皮質ホルモン，成長ホルモン，甲状腺ホルモンなど）があり，これらの異常で糖代謝異常をきたす．

■病態のメカニズム

● 血糖が上下する病態として，糖尿病，膵臓の異常，グルコースを消費する臓器の異常，インスリン拮抗ホルモン分泌臓器の異常，腸管からの吸収の異常などが考えられる．

エキスパートの臨床知

✿ 血糖値の高い病気の代表は糖尿病です．しかも，慢性高血糖を特徴とします．空腹時血糖値 126 mg/dL 以上または随時血糖値 200 mg/dL 以上を複数日で確認できることが糖尿病の診断の基準とされています．

♠ 糖尿病患者の看護では高血糖の出現に要注意です．高血糖は要注意であり，いくつ以上ならドクターコールするかは個々の症例に応じて確かめることが大切です．一般論として，食後であっても尿が出ているかぎりは 300〜400 mg/dL でもただちに昏睡には陥りません．なぜなら，高血糖になれば尿糖の排泄が増加し，平衡状態に達するからです．脱水が少ないなどの条件が加わると，たちまち高血糖に至ることがあり要注意です．

✿ 低血糖は常にリスクを伴います．発汗，動悸，手指振戦，強い空腹感などの症状を伴い血糖値が 75 mg/dL 以下であるときは緊急事態であり，ただちに血糖値を上昇させる必要があります．経口摂取可能ならブドウ糖 10 g を服用させます．1 時間後に血糖値を再検し，安全域に戻っていることを確認します．

（富永真琴，平田昭彦）

I. 生化学検査　糖代謝

HbA1c（ヘモグロビン A1c）（糖化ヘモグロビン）

hemoglobinA1c　glycated hemoglobin

基準値 4.7〜6.2%

HbA1c は，ヘモグロビンにグルコースが結合したもので，血糖コントロールの指標となり，血糖コントロールが不良なほど高値を示す．

測定法	検体の採取，取扱い，保存
HPLC，免疫法，アフィニティ法，酵素法	抗凝固剤入り試験管で，4℃保存で1週間以内に測定する．

高　値	低　値
糖尿病，アルコール多飲，大量のアスピリン服用，大量のビタミンC服用，異常ヘモグロビン症（陰性荷電）	腎不全，出血後，溶血性貧血，鉄欠乏性貧血の改善時，異常ヘモグロビン症（陽性荷電）

■意義・何がわかるか？

● HbA1c は，HbA0 の β 鎖 N 末端のバリンがグルコースと非酵素的に結合した糖化産物である．

● 赤血球寿命が 120 日であることから，HbA1c は，採血時から過去 1〜2ヵ月の血糖の平均を反映しているとされている．

■病態のメカニズム

● HbA1c はグルコース濃度に依存して生成されるため，平均血糖が高値であるほど HbA1c も高値を示す．一方，赤血球寿命が短い疾患では，血糖に比して，HbA1c は見かけ上，低値を示す．

エキスパートの臨床知

♣ 糖尿病の血糖コントロール指標として以下の表に従い 7.0％未満がゴールとされます．なお，65 歳以上の高齢者の目標値は別に定められています．

♧ HbA1c は万能ではなく，見かけ上，低値を示すこともあります．血糖値，グリコアルブミン，1,5-AG などの値も参考にして総合的に判断することが大事です．

血糖コントロール目標

目　標	コントロール目標値		
	血糖正常化を目指す際の目標	合併症予防のための目標	治療強化が困難な際の目標
HbA1c（%）	6.0 未満	7.0 未満	8.0 未満

（富永真琴，平田昭彦）

I. 生化学検査 糖代謝

フルクトサミン

fructosamine

基準値 205〜285 μmol/L

血清中のすべての糖化蛋白を測定しており，中期的な血糖コントロールの指標となる．

測定法	検体の採取，取扱い，保存
比色法	食事の影響は受けない．通常血清を用いるが，血漿の場合は低値となる．血清分離4℃で，1週間安定である．

高値	低値
糖尿病，甲状腺機能低下症，肝硬変	ネフローゼ症候群，甲状腺機能亢進症，熱傷

■意義・何がわかるか？
● 血清中の蛋白のリジン残基にグルコースが非酵素的に結合した糖化蛋白で，フルクトース構造をとることから，フルクトサミンとよばれる．
● グリコアルブミンが血清蛋白の中のアルブミンと結合した糖化産物であるのに対し，血清中の全蛋白と結合した糖化産物がフルクトサミンであり，その中にはグリコアルブミンも含まれる．
● 血清中の蛋白はさまざまあるが，血清蛋白の主成分はアルブミンであるため，

グリコアルブミンと同様に中期の血糖コントロール指標として用いられる．
● 不安定型糖尿病，糖尿病合併妊婦などで厳格な血糖コントロールが必要な場合やHbA1cが偽高値，偽低値を示すような病態の場合に，フルクトサミンの測定は有用である．

■病態のメカニズム
● フルクトサミンは，血清中の全蛋白がグルコース濃度に依存して糖化されるため，血糖以外に蛋白の代謝速度の違いでも影響を受けることがある．

エキスパートの臨床知

♣ わが国では使われなくなりました．

(富永真琴，平田昭彦)

Ⅰ. 生化学検査 | 糖代謝

グリコアルブミン（糖化アルブミン（GA））　glycated albumin

基準値 12.3～16.9%

グリコアルブミンは，アルブミンにグルコースが結合したもので，中期の血糖コントロールの指標となり，コントロール不良なほど高値を示す．

測定法	検体の採取，取扱い，保存
酵素法	血清，血漿のいずれでもよい．4℃の保存で1週間安定．長期保存の場合は，−20℃で保存する．

高 値	低 値
糖尿病，肝硬変，甲状腺機能低下症，栄養障害	ネフローゼ症候群，甲状腺機能亢進症，火傷

■意義・何がわかるか？■

● グルコースとアルブミン分子のリジンが非酵素的に結合したものがグリコアルブミン（GA）であり，糖化部位であるリジンが複数箇所存在するため，ヘモグロビンより親和性が高く，アルブミンの糖化速度はヘモグロビンの約10倍である．

● GAは血糖の変化に際しては，HbA1cより大きく速く変動する．HbA1cとのこの差を利用し，糖尿病の治療開始時や不安定型糖尿病，糖尿病合併妊婦などで早期に血糖コントロール状態の変化を把握・管理したい場合は，HbA1cよりGAがよく用いられる．

● HbA1cが偽高値，偽低値を示すような病態の場合では，血糖コントロールはGAを用いて評価したほうがよい．

● アルブミンの血中半減期は約20日であることから，過去2～4週間の血糖の平均を反映する．

■病態のメカニズム■

● GAはグルコース濃度に依存して生成されるため，HbA1cと同様に，平均血糖が高値であるほど，高値を示す．血中アルブミン半減期が延長するような疾患では，血糖に比してGAは見かけ上高値を示し，短縮するような疾患では低値を示す．

エキスパートの臨床知

♧HbA1cの代替指標としてよく用いられています．透析中の腎不全でもHbA1cは見かけ上低値になるのでGAを測定することが推奨されています．妊婦の糖尿病管理でも，急速に変化する血糖値の変動にHbA1cでは追いつけないのでGAの測定が推奨されています．

♣GAからHbA1cを推算するには以下の式を用いるとよいです．
HbA1c（NGSP値）＝GA×0.245＋2.13

（富永真琴，平田昭彦）

I. 生化学検査 — 糖代謝

1,5-アンヒドロ-D-グルシトール（1,5-AG）

1,5-anhydroglucitol

基準値 14.0 μg/mL 以上

1,5-アンヒドロ-D-グルシトール（1,5-AG）は，グルコースに類似した構造をもち，尿細管で競合阻害を受ける．数日間の短期血糖コントロール指標として利用される．

測定法	検体の採取，取扱い，保存
酵素法	食事や運動の影響もなく，血清，血漿のいずれでも測定可能で，室温で約4週間安定である．

高 値	低 値
人参養栄湯の服用，加味帰脾湯の服用	糖尿病，腎性糖尿，oxyhyperglycemia，腎不全（クレアチニン2.0 mg/dL以上），妊娠，飢餓

■意義・何がわかるか？

● 1,5-AG は，グルコースに類似した構造をもち，生体内に最も多く含まれるポリオールの一つである．

● 生体内では，肝のグリコーゲンが分解される際に 1,5-AG が生成され，グリコーゲン代謝調節を司るセンサーとしての役割が示唆されている．

● 生体内の 1,5-AG の 90％は食事由来であり，尿細管で活発に再吸収され，1日の尿中排泄と経口摂取量がほぼ均衡するので，通常血中 1,5-AG は，ほぼ一定の値を示す．

● HbA1c や GA と異なり，数日間の短期血糖コントロール指標として利用される．

■病態のメカニズム

● 高血糖になると，1,5-AG は構造の類似したグルコースにより競合阻害を受けるため，尿細管での再吸収が低下し尿中排泄が増加することにより，血中 1,5-AG が低下する．

エキスパートの臨床知

♻ 持続血糖モニター（CGMS）を用いた24時間の血糖測定の経験が増すにつれ，正常人の多くの血糖値はほとんどフラットであることが知られてきました．HbA1c は平均の血糖値を反映するのに対し，1,5-AG は食後血糖値を反映することに注目されています．HbA1c と同様に，1,5-AG も良好な値であることが望まれています．

♣ 現在，一般的には 14.0 以上が「正常」，10.0〜13.9 が「優良」，6.0〜9.9 が「良好」，2.0〜5.9 が「不良」，1.9 以下が「きわめて不良」という基準が広く使用されています．

（富永真琴，平田昭彦）

I. 生化学検査　糖代謝

インスリン（IRI）

insulin

基準値 1.7〜10.4 μU/mL

膵β細胞にて合成・分泌され，血糖低下作用をもつホルモンで，糖代謝に関与する．

測定法	検体の採取，取扱い，保存
CLIA	溶血により低値となる．食事の影響を受けるため，血糖と同時に測定することが望ましい．

高　値	低　値
インスリン抵抗性のある2型糖尿病，肥満，Cushing症候群，インスリノーマ，インスリン受容体異常症，インスリン自己免疫症候	1型糖尿病，進行した2型糖尿病，膵切除後，膵疾患，下垂体機能不全，副腎不全

■意義・何がわかるか？

● インスリンは，膵β細胞にて合成・分泌され，生体内で唯一の血糖低下作用をもつホルモンである．

● 標的臓器である肝臓，筋肉や脂肪組織に作用し，グルコースの細胞内への取り込みを促進し血糖を低下させ，エネルギー利用や貯蔵などに関与する．

● 血糖と同時に測定することで，インスリン分泌能やインスリン抵抗性を評価できるので，糖尿病治療薬の選択の指標となる．

● 糖尿病のみならず，高血糖や低血糖をきたす疾患の推定に役立つ．

■病態のメカニズム

● 血糖を一定に保つように血糖値に連動してインスリンは分泌されているが，インスリン分泌には，夜間から早朝にかけての血糖を維持するための基礎分泌と食物摂取に伴い分泌される追加分泌がある．

エキスパートの臨床知

♧ インスリンを測定する意義は，高血糖に至る2つの要因（「インスリン低分泌」と「インスリン抵抗性」）をある程度，鑑別できるのではないかと期待できるからです．空腹時に採血し，血糖値とインスリン値を測定し，HOMA-βとHOMA-IRを算出します．

♣ HOMA-β（%）＝360×空腹時インスリン値÷（空腹時血糖値－63）です．HOMA-βが50%以下であれば，インスリン低分泌であると判定されます．

♧ HOMA-IR＝空腹時血糖値×空腹時インスリン値÷405です．HOMA＝IRが2.5以上であれば，インスリン抵抗性であると判定されます．

（富永真琴，平田昭彦）

Ⅰ. 生化学検査 | 糖代謝

C-ペプチド（CPR）

C-peptide

基準値 血中：0.5〜2.0 ng/mL，尿：50〜100 μg/日

膵β細胞からインスリンとともに生成分泌される．内因性インスリン分泌能の評価に適している．

測定法	検体の採取，取扱い，保存
RIA	尿C-ペプチドは，日差変動が多く，複数回行う．蓄尿の際は，防腐剤添加が必要である．血中C-ペプチドは，食事摂取の有無や時間を考慮する．

高　値	低　値
インスリノーマ，インスリン自己免疫症候群，インスリン受容体異常症，インスリン抵抗性を伴う2型糖尿病，肥満	1型糖尿病，膵切除後，慢性膵炎，進行した2型糖尿病

■意義・何がわかるか？

- C-ペプチド（CPR）は，膵β細胞においてプロインスリンから，インスリンと同時に等モル量生成され，血中へ分泌される．
- インスリンに比べ半減期が長く，肝臓やその他のインスリン標的臓器で代謝を受けず，主に腎で代謝される．このため，インスリン測定よりも膵β細胞のインスリン分泌能を評価することに優れている．
- グルカゴン負荷試験の際，血中CPRを測定することで，内因性インスリン分泌能を評価できる．（「グルカゴン試験」を参照）

■病態のメカニズム

- インスリンと同時に生成されるため，インスリンと並行して変動する．CPRが高いことは，内因性インスリン分泌能が保たれていることを意味する．

エキスパートの臨床知

- ♻ C-ペプチドは，インスリン低分泌やインスリン抵抗性というより，インスリン低分泌ではあっても治療としてインスリン注射を選択しなければならない状態（インスリン依存状態）か否かの判定に使われることが多いです．
- ♣ 空腹時血中のCPRが0.6 ng/mL以下，ないし，尿中CPRが20 μg/日以下であれば，インスリン依存状態と判定されます．
- ♻ 尿中CPRは日差変動が大きいので，最低3日間の測定をし，その平均値で判断することが推奨されています．

（富永真琴，平田昭彦）

Ⅰ. 生化学検査　｜　糖代謝

グルコース負荷試験（GTT, OGTT, 75gOGTT）（ブドウ糖負荷試験）
glucose tolerance test

基準値 なし

空腹で採血後，経口的にブドウ糖を負荷し，負荷後 2 時間まで採血し，糖尿病の診断を行う．同時にインスリン測定することで糖尿病の病態を把握できる．

測定法	検体の採取，取扱い，保存
酵素法，CLIA「グルコース」、「インスリン」の項を参照	検体の取り違いに注意する．

■意義・何がわかるか？
● グルコース負荷試験は，耐糖能障害を診断するための検査である．前夜 9 時以後絶食とし，翌朝空腹のまま採血し，ブドウ糖 75 g（トレーラン G）を経口で負荷後 30 分，1 時間，2 時間に採血し血糖値やインスリン値を測定する．
● 負荷後 2 時間血糖や食後血糖が高値なほど，動脈硬化性疾患に罹患しやすく，境界型でも，糖尿病や動脈硬化性疾患の発症抑制のため，生活習慣の改善が

必要である．
● 甲状腺機能亢進症や胃切除後は，消化管からの吸収の亢進によって，急激な血糖上昇とインスリン分泌の亢進がみられる．

■病態のメカニズム
● 耐糖能障害では，ブドウ糖を服用後，健常者よりも血糖値が上昇し，血糖値の低下が遅れ，インスリンの初期分泌も低下・遅延する．

エキスパートの臨床知

♧糖尿病の診断は空腹時ないし随時血糖値と HbA1c の組み合わせで行うのが主流になりつつありますが，それでも判定に迷う場合があり，その際はブドウ糖負荷試験を行ないます．
♣インスリン低分泌の指標として，インスリン分泌係数（Insulinogenic Index：I.I.）＝（負荷後 30 分インスリン値－負荷前インスリン値）÷（負荷後 30 分血糖値－負荷前血糖値）があります．0.4 以下のものはインスリン低分泌と判断されます．
♧インスリン抵抗性の指標として，Matsuda Index があります．

（富永真琴，平田昭彦）

糖代謝　　091

Ⅰ. 生化学検査 | 鉄代謝

鉄（Fe）（血清鉄）　　iron

基準値 成人男性：70～180μg/dL，成人女性：50～160μg/dL

赤血球造血・生体のエネルギー代謝に必須の金属である鉄の血中濃度．鉄欠乏・鉄過剰など生体内の鉄状態を確認するために基本となる検査．

測定法	検体の採取，取扱い，保存
比色法	日内変動があり，朝高く，夕方低くなる．また，鉄は自然界に広く分布し，採血器具の鉄汚染に注意する．

高　値 ⬆	低　値 ⬇
鉄過剰症，造血低下（再生不良性貧血など），鉄剤服用時，肝細胞障害など	鉄欠乏性貧血，慢性炎症，鉄需要の増加（成長期，妊娠時）など

■意義・何がわかるか？
● 日本では鉄過剰症の頻度が少なく，貧血のスクリーニングに使用される頻度が高い．
● 血液中の鉄は，消化管からの鉄吸収，体外への鉄喪失，骨髄赤血球造血による鉄利用，脾臓などの網内系細胞による老廃赤血球由来の再利用鉄の放出，肝などでの鉄貯蔵のバランスによって増減する．
● 低値となるのは，このバランスが負に傾いた場合であるが，必ずしも体内鉄欠乏を意味しない．また，鉄欠乏であっても貯蔵鉄が十分な間は血清鉄の低下に至らず，貯蔵鉄の枯渇後に血清鉄が低下する．

■病態のメカニズム
● 体内の鉄は，約2/3が赤血球系細胞におけるヘム鉄で，約1/3がフェリチン

などに結合した貯蔵鉄である．血清鉄は全体のごくわずかを占めるにすぎない．
● 正常では体内から失われる鉄は1～2mg程度とわずかで，この不足分に見合う鉄が消化管（主として十二指腸）から吸収される．鉄の吸収には胃酸が必要である．
● 体内で必要な鉄の大部分は，老廃赤血球の再利用鉄で賄われ，慢性炎症や悪性腫瘍などでは，網内系細胞からの鉄の放出抑制により血清鉄が低下する．
● 鉄欠乏は，吸収鉄量の低下（摂取不足，胃酸低下，胃・腸の手術後など），鉄喪失（出血など），鉄需要増加（妊娠，成長期など）で生じることが多い．
● 鉄過剰は，再生不良性貧血などの造血障害に対する輸血や鉄剤投与といった体外からの鉄供給のことが多い．

エキスパートの臨床知

♧貧血のスクリーニング検査によく用いられますが，血清鉄の低下は必ずしも鉄欠乏性貧血を意味しません．特に，全身性エリテマトーデス（SLE）や慢性関節リウマチなどの膠原病や悪性腫瘍の患者では鉄が欠乏していなくても血清鉄は低下します．
♣女性の多くは鉄欠乏状態にありますが，閉経後女性の鉄欠乏では何らかの基礎疾患の合併を考慮する必要があります．

（島本悦宏）

I. 生化学検査 — 鉄代謝

総鉄結合能（TIBC），不飽和鉄結合能（UIBC）
total iron binding capacity, unsaturated iron binding capacity

基準値
総鉄結合能　成人男性：253～365μg/dL，成人女性：246～410μg/dL
不飽和鉄結合能　150～336μg/dL

TIBCは血液中に存在するすべてのトランスフェリンと結合しうる鉄量で，UIBCは血液中で鉄と結合していないトランスフェリンと結合しうる鉄量である。

測定法	検体の採取，取扱い，保存
比色法	TIBCは日内変動が少ないが，UIBCは血清鉄の日内変動によって朝低く夕方にかけて増加する．

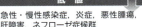

高値
鉄欠乏状態，鉄欠乏性貧血

低値
急性・慢性感染症，炎症，悪性腫瘍，肝障害，ネフローゼ症候群

■意義・何がわかるか？
- 血液中の鉄はトランスフェリンと結合して存在し，TIBCは血液中のトランスフェリン総量に相当する．主として体内の鉄欠乏・鉄過剰の評価に利用される．
- 血清鉄との関係は次のようになる：血清鉄＋UIBC＝TIBC
- 一般的に血清鉄とUIBCは逆の動きをとり，血清鉄が増加すればUIBCは減少し，逆に減少すればUIBCは増加する．
- 全トランスフェリンのうち鉄を結合しているものの割合（Fe/TIBC×100）をトランスフェリン飽和率（％）という．
- トランスフェリンは主に肝細胞で産生され，肝臓での蛋白合成能の低下した状態（低栄養，肝硬変など）で低下する．体内鉄動態と無関係に栄養・肝蛋白合成の評価としても利用できる．

■病態のメカニズム
- 健常では全トランスフェリンの1/3程が鉄と結合し，残り2/3が結合していない（不飽和）トランスフェリンである．トランスフェリンと結合しない鉄は毒性が強いが，鉄過剰においても十分量のトランスフェリンが存在する．
- 鉄過剰では，TIBCに占めるトランスフェリン結合鉄の割合が増加するため，UIBCは減少しトランスフェリン飽和率は上昇する．
- 肝におけるトランスフェリン産生は，鉄欠乏状態で亢進し，逆に，感染，炎症，悪性腫瘍などで抑制される．

エキスパートの臨床知

- ♣体内鉄量・鉄動態の推測には血清鉄濃度だけでなくTIBC，UIBC，フェリチンといった鉄関連マーカーと総合して判断します．
- ♣鉄欠乏状態では，血清鉄の低下に加えてTIBCは増加するためUIBCは著しく増加します．感染・慢性炎症，悪性腫瘍では血清鉄の低下と同時にTIBCも低下するためUIBCの増加は軽度にとどまります．したがって血清鉄とTIBCの比であるトランスフェリン飽和率は鉄欠乏の有無を推測するうえで有用です．
- ♣頻度は少ないが先天的な鉄過剰症である無（低）トランスフェリン血症では血清鉄およびTIBCの著しい低下を認めます．

（鳥本悦宏）

I. 生化学検査　　鉄代謝

フェリチン

ferritin

基準値 男性：24.3〜166.1 ng/mL，女性：6.4〜144.4 ng/mL

主として体内鉄量を推定する目的で測定され，貧血の鑑別診断のほかにも鉄過剰症を疑う際も必須の検査となる．腫瘍マーカーとしても利用される．

測定法	検体の採取，取扱い，保存
ラテックス凝集法	月経を有する女性は，貯蔵鉄減少を反映して男性より明らかに低値．閉経後は男性とほぼ同等になる．

高　値	低　値
鉄過剰症，炎症性疾患，悪性腫瘍，肝炎，血球貪食症候群	鉄欠乏状態，鉄欠乏性貧血，妊娠

■意義・何がわかるか？

- ◎フェリチンは，H，Lの2つのサブユニットが24個集合し，内部に鉄を貯蔵する可溶性蛋白で，主として肝，脾臓に存在する．
- ◎フェリチン1 ng/mLが貯蔵鉄8〜10 mgに相当し，体内鉄貯蔵量を反映する．
- ◎各種悪性腫瘍では，腫瘍細胞からの逸脱，腫瘍関連鉄代謝異常，周辺組織の崩壊により増加するため，腫瘍マーカーとしても利用されるが，感度・特異度ともに低い．

■病態のメカニズム

- ◎フェリチン産生は，細胞内鉄濃度に応

じて調節されている．
- ◎慢性炎症時には，炎症性サイトカインの作用により，網内系細胞からの鉄放出障害が生じ，血清鉄は減少するが，網内系細胞内への鉄蓄積によるフェリチン産生が生じる．
- ◎網内系細胞が高度に活性化する血球貪食症候群や成人Still病では，炎症性サイトカインの影響に加え，血球貪食マクロファージのフェリチン産生が亢進し著明な高値となる．
- ◎肝炎・膵炎などでは，細胞破壊によって細胞内フェリチンが血液中に放出される．

エキスパートの臨床知

- ♣フェリチンは鉄過剰以外でも増加しますが，減少するのは鉄欠乏と考えてよいです．フェリチン値12 ng/mL未満は明らかに鉄欠乏で，貧血には至っていない潜在的鉄欠乏も診断できます．
- ♣30〜40歳代の日本人女性では，ほぼ3人に1人が鉄欠乏状態と頻度が高いです．
- ♣日本人には鉄過剰症の頻度が少ないですが，難治性貧血患者に対する慢性的な赤血球輸血による鉄過剰症が問題となっています．この際，鉄過剰症の合併を診断するには，フェリチン値1,000 ng/mLが一つの目安となります．
- ♣悪性腫瘍のマーカーとしては急性白血病，肝癌，膵癌，腎癌，肺癌などで陽性率が高いです．

(島本悦宏)

094　　I. 生化学検査

I. 生化学検査 　鉄代謝

トランスフェリン（Tf） 　　　　　　　　　　　　　　transferrin

基準値 271.0〜357.0 mg/dL

主に肝で合成され，血液中で鉄と結合し，鉄を運搬する蛋白．肝臓での蛋白合成能や体内鉄動態を反映して増減する．

測定法	検体の採取，取扱い，保存
免疫比濁法	女性の方が男性より高値で，妊娠中期〜後期にかけて増加する．10 歳前後をピークに加齢とともに低下する．

高　値	低　値
鉄欠乏状態，鉄欠乏性貧血	慢性感染症，炎症，悪性腫瘍，肝障害，ネフローゼ症候群

■意義・何がわかるか？

- Tf は鉄輸送蛋白で，Tf 1 分子は 2 個の Fe^{3+} と結合でき，血液中のほぼすべての鉄分子は Tf と結合している．1 mg の Tf は，鉄 $1.3\,\mu g$ と結合するので，TIBC$(\mu g/dL)$ ＝ Tf(mg/dL) $\times 1.3$ の関係になる．
- すべての Tf に結合しうる鉄の量を総鉄結合能（TIBC）といい，結合していない Tf に結合しうる鉄量を不飽和鉄結合能（UIBC）という．
- Tf 値は，体内鉄欠乏・鉄過剰を推測する指標となるが，炎症性疾患，血液疾患，肝疾患などの影響を受ける．
- 合成部位である肝機能を反映して栄養状態を評価する指標としても用いられ

る．血中半減期は約 7 日で，血清アルブミンより短く，プレアルブミンやレチノール結合蛋白より長い．比較的早期の蛋白合成状態の指標となる．

■病態のメカニズム

- Tf は慢性肝疾患の重症度に応じて減少し，ある程度血清アルブミン値に相関する．
- 鉄欠乏時には，肝での産生が亢進し，鉄過剰，造血低下状態，炎症・消耗性疾患では産生が低下する．
- 先天的に合成障害を有する無（低）トランスフェリン血症では，著明な低値となる．
- ネフローゼ症候群，蛋白漏出性胃腸症では，体外への喪失により低下する．

エキスパートの臨床知

- ♧体内鉄動態の推定には血清鉄，フェリチン値などと，総合的に判断しますが，一般的には TIBC や UIBC が Tf の代わりに用いられています．
- ♣蛋白合成能の判定には，AST や ALT といった肝逸脱酵素やアルブミンやコリンエステラーゼといった他の肝合成蛋白などの肝機能検査結果を参考に判断します．
- ♧体外への蛋白喪失の存在の推定には，下痢などの消化器症状や尿蛋白の有無などが参考になります．
- ♣妊娠中やエストロゲンホルモン投与時には肝での産生が亢進するため高値を示します．

（島本悦宏）

鉄代謝 　095

Ⅰ．生化学検査 ｜ 電解質・金属

ナトリウム（Na） *sodium*

基準値 血清：135〜149 mEq/L，尿：基準値なし

Naはそのほとんど（97%）が細胞外液中に含まれ，血漿浸透圧を形成する陽イオンである（血漿浸透圧≒2Na）．

測定法	検体の採取，取扱い，保存
イオン電極法，炎光光度法	必要検体量：血清 0.5mL，尿 5mL 血清は冷蔵・凍結ともに安定である．全血のままではNaは細胞内へ移行し，血清濃度は低下する．

高 値	低 値
脱水，尿崩症，乳児および意識障害患者の不適切な輸液管理など	浮腫性疾患（うっ血性心不全，ネフローゼ症候群，肝硬変），心因性多飲，SIADH，利尿薬投与など

■意義・何がわかるか？

●血清 Na 測定は，血清浸透圧を知る検査ともいえる．血清浸透圧は，血清 Na 濃度の2倍とほぼ等しい（著しい高血糖など，他の浸透圧物質が多量のときは，この限りではない）.

●Na 濃度異常は，Na の過剰や欠乏ではなく，水と Na の相対的な異常を示す．

■病態のメカニズム

●低 Na 血症は，Na に対し相対的な水過剰状態である．ほとんどの場合，腎での自由水排泄障害がその病態の本質であり，抗利尿ホルモン（ADH）やその受容体の異常が根底にある．例え

ば，循環血漿量の低下（脱水，心不全など）や SIADH では，ADH 分泌の増加による相対的水過剰が，低 Na 血症をひき起こす．

●高 Na 血症は，Na に対し相対的な水欠乏状態であり，水の喪失がその病態の本質である．高 Na 血症は，高浸透圧血症を呈するため，通常は口渇による水分摂取や ADH 分泌亢進などのフィードバック機構が働くが，意識障害や口渇中枢障害時，飲水による摂取を上回る水喪失（尿崩症）がある場合に高 Na 血症を呈する．

エキスパートの臨床知

♧低 Na 血症の診断には，体液量の評価が重要です．そのために，体重の変化，浮腫の程度，血圧の体位による変化などを観察してください．

♧低 Na 血症を生じうる薬剤の投与がないか，他科の分も含めて情報を集めてください．

♧口渇を訴えられない患者（意識障害，乳児など）では，高 Na 血症を生ずるリスクが高いため，脱水所見がないかに注意を払ってください．

（山鳥真理，深川雅史）

Ⅰ. 生化学検査 | 電解質・金属

カリウム（K）

potassium

基準値 3.5〜5.0 mmol/L（3.5〜5.0 mEq/L）

Kは，細胞内の主要な陽イオンで，細胞内外の濃度比で細胞膜静止電位を形成する主要要素であり，神経筋機構，蛋白糖合成の細胞機能調節に寄与する．

測定法	検体の採取，取扱い，保存
イオン選択電極法が一般的．尿検体では炎光光度法	採血で生じる溶血，白血球増加症，血小板増多．血餅形成後の細胞内K放出により血清Kが上昇する．血漿はヘパリン採血がよい．

高 値	低 値
①摂取量の増加：単独では稀 ②細胞内移行障害，細胞内から細胞外への放出：代謝性アシドーシス，インスリン欠乏，高浸透圧など ③腎からの排泄低下： A) 遠位尿細管尿流量減少（有効循環血液量の低下）脱水，心不全など B) Naの再吸収障害：低アルドステロン症，腎尿細管間質性疾患，薬物（K保持性利尿薬，ACE阻害薬など）	①摂取低下：単独では稀／②細胞内への移行：代謝性アルカローシス／③腎外性K喪失：発汗，嘔吐，下痢（下剤乱用）／④腎性尿中カリウム喪失：ミネラルコルチコイド過剰（原発性アルドステロン症など），高レニン血症：腎血管性高血圧など，11β-HSDH抑制（甘草グリチルリチン酸，嚙みタバコ），Cushing症候群，Bartter症候群，Liddle症候群，尿細管性アシドーシス・糖尿病性ケトアシドーシス，薬物（ループ利尿薬，サイアザイド系利尿薬など）

■意義・何がわかるか？

● 生体内総K量のうち98%が細胞内に存在し，Na, K-ATPaseポンプによる能動的輸送より細胞外K濃度は，4〜5 mmol/L，細胞内は140 mmol/Lとなっている．

■病態のメカニズム

● 摂取Kの細胞内への移動調節因子として，①インスリン分泌，②カテコールアミン（エピネフリンβ受容体介す

る）レベル上昇，③血漿K濃度上昇，④酸塩基平衡がある．

● 排泄は通常90%以上が尿であり，腎臓（遠位ネフロン皮質集合管）からの尿中K分泌調節因子は，①アルドステロン分泌，②血漿K濃度上昇，③遠位尿細管における Na，水の流量調節（尿流速度）がある．慢性腎臓病では50%以上が便中へ移行する．

エキスパートの臨床知

♣ 食事量の低下，嘔吐，下痢（下剤の乱用含む）など低K血症の原因になる病態がないか注意してください．

♣ 高K血症では，ACE/ARBなど原因になる薬剤の内服の有無と量をチェックしてください（特に腎機能低下者）．

♣ 高K血症に対して投与される吸着薬は，便秘などをひき起こし，アドヒランスが低下することが多いので，内服をきちんと確認してください．ただし，便秘に対するソルビトール投与は危険．

（木村守次，深川雅史）

電解質・金属　097

Ⅰ. 生化学検査 | 電解質・金属

塩　素（Cl）

chlorine

基準値 98〜108 mEq/L

細胞外液中に存在する陰イオンの中で最も多い電解質である．Na 代謝異常や酸・塩基平衡異常に関与する．

測定法	検体の採取，取扱い，保存
イオン電極法	採血後，長時間放置した場合，血清 Cl 増加する場合があり，採血後は速やかに遠心分離することが望ましい．

高　値	低　値
高 Na 血症に伴うもの（マンニトールによる浸透圧利尿，尿崩症など），AG 正常の代謝性アシドーシス，Cl 過剰投与（生理食塩水，Cl 含有アミノ酸輸液製剤投与など）	低 Na 血症に伴うもの（利尿剤投与時，ネフローゼ症候群など），AG 増加を伴う代謝性アシドーシス，代謝性アルカローシス

■意義・何がわかるか？

● Cl は，細胞外液に最も多く存在する陰イオンであり，Na と並行して増減し電気的中性を維持する．

● HCO_3^- を含めたその他の陰イオンと逆向きに変動することで，細胞外液の総陰イオン濃度を一定に保つ．

● 血清 Na と Cl の差をみることで，酸・塩基平衡障害の存在を予測することが可能である．

■病態のメカニズム

● Cl 代謝異常は，Na 代謝異常に伴うものと，HCO_3^- やそれ以外の陰イオンの変動から酸・塩基平衡障害を伴うものの 2 つに大別される．

エキスパートの臨床知

♧ Cl 単独で評価することはありませんが，Na 濃度に比して高 Cl 血症を呈する場合は（通常は，Na−Cl＝36 前後），低アルブミン血症やアニオンギャップ正常型の代謝性アシドーシスの存在が疑われます．

♣ 極端に Cl 濃度が高い場合は，臭素中毒による偽性高 Cl 血症を疑う必要があります（電極の選択性に依存）．

（河野圭志，深川雅史）

I. 生化学検査　電解質・金属

カルシウム（Ca）

calcium

基準値 8.5〜10.5 mg/dL

Ca は生体中に最も多量に存在する無機物である．Ca の 90％以上は骨格を維持し，Ca の貯蔵庫となる．Ca の調節は，副甲状腺ホルモンやビタミン D により影響される．

測定法	検体の採取，取扱い，保存
o-CPC 法	採血時，臥位よりも立位で高値となる．イオン化 Ca の測定の際にはヘパリンを使用する．

高　値	低　値
原発性副甲状腺機能亢進症，悪性腫瘍によるもの，ビタミン D 過剰症，サルコイドーシス，ミルクアルカリ症候群，家族性低 Ca 尿症性高 Ca 血症	低アルブミン血症，慢性腎不全，副甲状腺機能低下症，副甲状腺摘除術後，低 Mg 血症，ビタミン D 欠乏症

■意義・何がわかるか？

● Ca の生体内の作用は，心筋の律動的な収縮，意識の維持，各種のホルモンの分泌，細胞の情報伝達，血液の凝固など，生命活動の根源的で重要な役割に関与する．

● 生体での Ca は 90％以上が骨と歯に局在しており，残りが筋肉，神経，血漿，脊髄液の順に存在している．さらに血清 Ca は，①遊離イオン化 Ca，②Ca 塩の形（炭酸塩，リン酸塩，クエン酸塩）で存在するもの，③アルブミンなどの蛋白質と結合しているものの 3 種類に分かれる．アルブミン 1 g につき Ca 1 mg が結合するとされ，正常アルブミン濃度（4 g/dL）では Ca 4 mg/dL がアルブミンと結合した分画である．生理的状態での遊離イオン化

Ca は，総血清 Ca の約半分を占める．血液 pH 0.1 の低下につき，遊離イオン化 Ca は 0.12 mg/dL 増加する．

■病態のメカニズム

● 血中 Ca は，主に小腸，腎，それに骨と副甲状腺の 4 つの器官によって調節される．血中 Ca 濃度の低下は，Ca 受容体を介した副甲状腺ホルモン（PTH）の産生分泌を刺激し，PTH は腎でのビタミン D の活性化をひき起こすと同時に骨からの Ca 放出を促し，活性化されたビタミン D は腸管からの Ca 吸収を亢進させ，腎での Ca 再吸収増加を起こす．一方で活性型ビタミン D は，PTH の遺伝子発現を抑制する働きがあり，これらのフィードバック作用のため，血中 Ca 濃度はきわめて狭い範囲に維持されている．

エキスパートの臨床知

♧ 高 Ca 血症の原因になりうる，活性型ビタミン D 製剤，カルシウム製剤の内服をしていないかをチェックしてください．

♣ 元々尿中 Ca 排泄が多い患者は，循環血漿量の低下によって，急に高 Ca 血症を呈しうるので，それを思わせる変化がないか注意してください．

♧ 低アルブミン血症の患者では，見かけ上の低 Ca 血症を呈することがあります．補正式で確認しましょう（補正 Ca＝Ca＋C4−Alb）．逆に高 Ca 血症の発見にも役立ちます．

（金井厳太，深川雅史）

電解質・金属　099

I. 生化学検査 | 電解質・金属

アニオンギャップ（AG）

anion gap

基準値 12±2 mEq/L

血清中の測定が容易な陽イオン（Na）と，陰イオン（Cl と HCO₃⁻の和）の差である．代謝性アシドーシスの評価に用いられる．

測定法	検体の採取，取扱い，保存
電極法	検体は血液ガスと生化学を同時に評価する

高 値	低 値
AG 開大性代謝性アシドーシス，低γグロブリン血症，低 K，Ca，Mg 血症	低アルブミン血症，高γグロブリン血症，高 K，Ca，Mg 血症

■意義・何がわかるか？

● 体液中には，さまざまな陽イオンと陰イオンが存在するが，細胞外液中に含まれる陽イオンは，Na，K，Ca，Mg，H などである．通常測定される陽イオンは Na である．K や Ca，Mg なども測定されるが，値が小さく測定されない陽イオンとして分類される．また通常測定される陰イオンは，Cl と重炭酸イオン（HCO₃⁻）を指す．

● AG が上昇していた場合，AG 開大性代謝性アシドーシスの存在，つまり乳酸アシドーシスや，ケトアシドーシス，尿毒症，アルコールなどの薬物の蓄積，あるいは低γグロブリン血症などが考えられる．

● また，AG が低下していた場合は，低アルブミン血症，または高γグロブリン血症，高 K，Ca，Mg 血症などが考

えられる．

■病態のメカニズム

● 平衡状態にある陽イオンと陰イオンの和は 0 となるため，体液中の陽イオンの総量と陰イオンの総量は等しくなり，以下の式で表わされる．

《測定される陽イオン＋測定されない陽イオン＝測定される陰イオン＋測定されない陰イオン》

● AG とは，測定されない陰イオンと陽イオンの差であり，上記の式を変形すると以下の式となる．通常正常値は 12 ± 2 mEq/L である．

《$AG = [Na^+] - ([Cl^-] + [HCO_3^-]) = 12 ± 2$ mEq/L》

● AG が上昇すれば，測定されない陰イオンの増加，あるいは測定されない陽イオンの減少が考えられる．

エキスパートの臨床知

♧アニオンギャップが 30 を超えている場合には，乳酸アシドーシス，ケトアシドーシスなど重篤な代謝性アシドーシスの他に，メタノールなどの毒物の摂取が疑われます．これらに関連する病態，身体所見の確認が必要です．

♣アニオンギャップが正常な代謝性アシドーシスの原因としては，下痢，尿細管性アシドーシス，炭酸脱水素酵素阻害薬，アルギニンなどを含むアミノ酸製剤の投与が考えられます．

(深川雅史)

I. 生化学検査 | 電解質・金属

マグネシウム（Mg）

magnesium

基準値 1.5〜2.1 mEq/L（1.8〜2.5 mg/dL） ※ Mg 1 mEq/L＝1.2 mg/dL

主に細胞内に存在し，リン酸伝達反応と ATP が関与する酵素反応系で重要な役割を担っている微量金属．神経・筋興奮伝導や DNA 合成などの場面において不可欠な存在である．

測定法	検体の採取，取扱い，保存
原子吸光法，酵素法，色素法	血清は冷蔵・凍結ともに安定である．溶血では上昇するため，採血後は速やかに室温で遠心分離する．食事による影響はほとんど認めない．

高 値	低 値
腎排泄の低下（急性・慢性腎不全），負荷量の増大（制酸剤・下剤・抗子癇剤），その他（副腎不全，糖尿病性ケトアシドーシス，テオフィリン中毒，リチウム摂取）	消化管よりの喪失（低栄養，慢性アルコール中毒，潰瘍性大腸炎），腎よりの喪失（利尿剤，低 Ca 血症，アルコール多飲，アミノグリコシド・アンフォテリシン B などの薬剤），その他（Hungry bone 症候群，高血糖）

■意義・何がわかるか？

● 成人の生体には 20〜28g の Mg が存在するが，そのうち 60〜65 ％が骨中に，27 ％が筋肉中に，6〜7 ％がその他の組織に，残りの 1 ％が細胞外液中に存在する．

● 経口摂取された Mg は小腸全般で吸収されるが，その吸収率は 30〜50 ％である．また，排泄は主に腎より行われるが，糸球体で濾過された Mg の多く（65〜75 ％）がヘンレのループの上行脚で再吸収され，近位尿細管（15〜20 ％），遠位尿細管（5〜10 ％）での再吸収量は少ない．最終的に 1〜2 ％のみが尿中へ排泄される．

● H_2O，Na，K，Ca と異なり，ホルモンによる調節機構をもたないため，欠乏あるいは過剰状態を容易にきたしやすい．

■病態のメカニズム

● 一般に，腎不全時の Mg 摂取増加による高 Mg 血症と，腸管からの吸収障害，および尿中への Mg 喪失による Mg 欠乏症が問題となる．

エキスパートの臨床知

♧ Mg 濃度の異常は，高 Mg でも低 Mg でも，神経筋症状，心血管症状，低 Ca 血症を生じますので，それぞれの異常の起こるリスクをあらかじめ予測しておきましょう．

♣ 末期腎不全の患者に，酸化マグネシウムが下剤として漫然と長期投与されていることがあり，高 Mg 血症を生ずる可能性があるので注意してください．

（小泉賢洋，深川雅史）

電解質・金属

Ⅰ. 生化学検査	電解質・金属

尿中ヨウ素〔Ｉ（ヨード）〕

Iodine

基準値 尿中ヨウ素濃度　14.9〜308.1 µg/L（中間値は 152.5 µg/L）
クレアチニン換算値尿中ヨウ素濃度 42.7〜506 µg/g・CRE（中間値
305 µg/g・CRE*）

ヨウ素は必要微量元素として食品から摂取され，甲状腺ホルモンの材料として甲状腺に能動的に取り込まれ甲状腺ホルモン合成後，甲状腺ホルモンとして分泌される．

測定法	検体の採取，取扱い，保存
比色法（Sandell-Kolthoff 反応）	24 時間蓄尿と部分尿に分けられる．部分尿の場合，クレアチニン換算が必要となる．ヨウ素濃度（µg/L）およびクレアチニン濃度（mg/dL）からクレアチニン 1g 当たりのヨウ素濃度（µg/g・CRE）を求め，男性 1.5，女性 1.0 の係数を乗じ，1 日当たりの尿中排泄量を評価する．

高　値	低　値
ヨウ素摂取量が多いことを意味する．ヨウ素含有治療薬（抗不整脈薬であるアミオダロン塩酸塩など），ヨウ素系消毒薬の使用，ヨウ素を多く含む食品・健康食品の摂取量が多い場合．	ヨウ素摂取量が少ないことを意味する．ヨウ素摂取量は地理的要因に大きく左右される．日本は海草および，その加工品摂取の機会が多いことから，ヨウ素摂取量の多い国であり，通常，尿中ヨウ素が低値を示すことはない．

■意義・何がわかるか？
●尿中ヨウ素量から 1 日の摂取ヨウ素量がわかる．日本人の平均ヨウ素摂取量は 1 日 500 µg 前後と報告されている．

■病態のメカニズム
●甲状腺ホルモン合成が活発となる Basedow 病では，ヨウ素摂取を制限すると尿中ヨウ素が低下する．甲状腺濾胞が破壊される無痛性甲状腺炎や亜急性甲状腺炎（破壊性甲状腺炎と総称）では，甲状腺に貯蔵されていたヨウ素が漏出し，ヨウ素摂取を制限しても尿中ヨウ素が高くなる．

エキスパートの臨床知

♧ヨウ素は甲状腺ホルモンの材料として重要ですが日本の食習慣で欠乏することは，まずありません．
♣尿中ヨウ素はヨウ素の摂取量を反映します．
♧過剰なヨウ素摂取はかえって甲状腺ホルモンを低下させることがあります．
♣放射性ヨウ素摂取率測定や放射性ヨウ素内用療法施行前を除き，Basedow 病を含め甲状腺疾患治療の目的でヨウ素を制限する必要は通常ありません．
♧ヨウ素含有が多い治療薬のアミオダロンやヨウ素系含嗽薬のみでなく，ヨウ素を含んだサプリメントや昆布を多く含む健康食品の使用歴を聴取する必要があります．

（佐藤温洋，深川雅史）

I. 生化学検査　電解質・金属

リン（P）〔無機リン（IP）〕　phosphorous（inorganic phosphorus）

基準値　2.5〜4.5 mg/dL（小児 4〜7 mg/dL）

ATP など有機リン酸の源で，解糖系やヘモグロビン酸素解離（2,3-DPG として）にかかわる生命活動に欠かせない電解質である．蓄積すると異所性石灰化をきたす．

測定法	検体の採取，取扱い，保存
酵素法，比色法	リンや糖質の摂取により変動するので，朝食前空腹時に採血する．

高　値	低　値
排泄低下：腎不全，副甲状腺機能低下症，先端肥大症，甲状腺機能亢進症 細胞内からの移行：横紋筋融解症 摂取過剰：ビタミン D 中毒	排泄亢進：副甲状腺機能亢進症，腫瘍性骨軟化症 細胞内への移行：呼吸性アルカローシス，高カロリー輸液 摂取不足：P 吸着制酸剤（水酸化アルミニウムなど）

■意義・何がわかるか？

● 成人では，リンは体重の約 1％を占め，その 80％は骨などの硬組織に，20％は筋肉などの軟部組織（細胞内）に，1％以下が細胞外液に存在する．

● 摂取されたリンの約 80％が腸管（主に回腸）で吸収され，拡散による受動的輸送が主だが，ビタミン D で活性化される Na 依存性 P 共輸送体による能動的輸送もある．

● 排泄は，消化液としての分泌があり糞便中にも排泄されるが，その調節は腎の近位尿細管からの再吸収で行われており，PTH，1,25（OH）$_2$D などによる制御を受けている．

● 血清リン濃度（Ppi），尿中リン濃度（Upi）の測定により尿中排泄を評価し，病態を把握する．

■病態のメカニズム

● 血清リン濃度は，尿中リン排泄，細胞内外の分布，小腸での吸収の 3 つの要因によって変動する．

エキスパートの臨床知

⚕ 食事の影響を受けることがあるので，なるべく空腹時に採血しましょう．

♣ 高カロリー輸液やインスリン投与，リンを吸着する制酸薬の服用の有無を確認しましょう．

⚕ 腎不全で高リン血症になっている人は，ファストフードや加工食品など，添加物を多く含む食品を食べていないか確認しましょう．また，リン吸着薬内服の確認も必要です．

（中井健太郎，深川雅史）

Ⅰ. 生化学検査	電解質・金属

亜 鉛（Zn）

zinc

基準値	血清亜鉛濃度	65〜110 μg/dL
	尿中亜鉛濃度	男性：260〜1,000 μg/日　女性：160〜620 μg/日（SRL）

300 種類以上の酵素，サイトカイン，ホルモンの活性中心，複数の核内受容体のZnフィンガーの構成元素，生体機能維持に重要な役割を果たす必須微量元素.

測定法	検体の採取，取扱い，保存
原子吸光分析法	食後は血中濃度が低下，朝食前採血．ゴム栓は亜鉛含有のため酸洗浄済みの専用プラスチック製試験管を用いる．

高　値	低　値
血中：溶血性貧血，赤血球増多症，好酸球増多症/尿中：多発性神経炎，肝硬変，糖尿病	血中：長期の経静脈高カロリー輸液時，腸性肢端皮膚炎，炎症性腸疾患，糖尿病，透析患者，低蛋白血症/尿中：多発性筋炎，Parkinson病，重症筋無力症

■意義・何がわかるか？
- 微量元素欠乏症の中で最も頻度が高い．成人で 6〜10mg/日の摂取が必要．
- 亜鉛は小腸で吸収され，さまざまな臓器に取り込まれ代謝される．骨と筋肉に最も多く含まれる．排泄は，膵，胆管と腎を通して行われる．
- 哺乳類の亜鉛輸送体として，2つのファミリー，ZIP（Zrt-, Irt-related protein）ファミリー（14種類）と，ZnTファミリー（10種類）が存在し，細胞質の亜鉛濃度を各々上昇，減少させている．
- 亜鉛は，炭酸脱水素，乳酸脱水素酵素，アルカリホスファターゼ，DNAポリメラーゼ，RNAポリメラーゼなどの補酵素であり，核酸・蛋白質合成や免疫機能に関係する．
- 欠乏症状として，下痢，皮膚病変，成長発育障害，性腺機能低下，食欲低下，味覚・嗅覚障害，脱毛症，免疫力低下がある．
- 腸性肢端皮膚炎（常染色体劣性遺伝）は，先天的な亜鉛吸収不全症で，ZIP4の変異によって小腸からの亜鉛吸収が抑制されることで起こる．
- Ehlers-Danlos症候群は，ZIP13の異常による，骨・歯・結合組織の成熟異常である．

■病態のメカニズム
- 摂取不足（長期静脈栄養，経腸栄養），吸収・排泄障害（腸性肢端皮膚炎，透析患者の腸管吸収不良）などにより起こる．

エキスパートの臨床知
- 高カロリー輸液を長期にわたり行うときには，微量元素製剤（亜鉛も含まれる）も投与します．
- 注射製剤による亜鉛供給や，生理的な亜鉛吸収の妨害により容易に体内貯蔵バランスが崩れます．
- 血中亜鉛濃度は必ずしも全身の貯蔵亜鉛量を反映せず，検査結果の解釈には病態をふまえた解釈が必要です．
- 鉄や銅は亜鉛の吸収と競合し，食物中のフィチン（穀物や豆類）は亜鉛の吸収を妨害します．

（南学正臣，山口純奈）

| **I. 生化学検査** | 電解質・金属 |

鉛（Pb）

lead

基準値 血清濃度：20 μg/dL 以下（SRL），尿中濃度：60 μg/dL 未満（SRL）

鉛の測定は，鉛を取り扱う作業者において，鉛中毒の早期発見や曝露のモニタリングとして行う．

測定法	検体の採取，取扱い，保存
原子吸光分析法	

高 値

鉛中毒（貧血，赤血球寿命の短縮，網状赤血球増多，末梢神経障害，脳症，腎機能障害）

■意義・何がわかるか？

● 改正労働安全衛生法で，鉛中毒予防規則に定める血中鉛濃度，尿中δ-アミノレブリン酸，血中プロトポルフィリンなどの測定が特殊健診項目として義務づけられている．鉛中毒の診断は，症状と血中鉛濃度などから行う．

● 鉛は，呼吸器や消化器を介して人体に吸収され，骨と結合して蓄積される．ヒト体内での生物学的半減期は約5年と長く，長時間にわたる蓄積が生じやすい．急性症状として，貧血，腹痛（鉛疝痛など），末梢神経障害や脳症，腎機能障害がある．

産業中毒分布区分

検査項目（単位）	分布		
	1	2	3
血中鉛（μg/dL）	≦20	20<，≦40	40<
δ-アミノレブリン酸（mg/dL）	≦5	5<，≦10	10<
赤血球プロトポルフィリン（μg/dL 全血）	≦40	40<，≦100	100<

エキスパートの臨床知

♣ 加鉛ガソリンが廃止された日本では，鉛曝露は職業的労働災害によるものがほとんどであり，鉛曝露歴（異食を含め）を念入りにとることが重要です．

♣ 製造業者（蓄電池，車体，ペンキ，プラスチックなど）に多いです．

（南学正臣，山口純奈）

電解質・金属 　105

I. 生化学検査	電解質・金属

血清浸透圧

plasma osmolality

基準値 275〜290 mOsm/kg・H$_2$O（LSI）

血清浸透圧を測定することで，体液の濃縮・希釈の状態を評価できる．血清浸透圧は〔2Na + BUN/2.8 + glucose/18〕で計算できる．

測定法	検体の採取，取扱い，保存
氷点降下法	抗凝固剤の過量により高くなる可能性がある．

高 値	低 値
高Na血症（脱水・中枢神経障害などの水欠乏，尿崩症，Na摂取過剰），高血糖，高窒素血症，体内溶質の増加（乳酸アシドーシス，糖尿病，アルコール中毒，腎不全），体外からの溶質負荷（アルコール，マンニトールなど）	ADH分泌過剰，水過剰，Na欠乏（利尿薬，下痢），浸透圧利尿，副腎不全，腎不全

■意義・何がわかるか？

● 血清浸透圧は，血中電解質濃度（主にNa，Cl）と血糖，尿素に関係し，体液量や電解質の変動の評価のために重要である．

● 血清浸透圧は，きわめて狭い領域にコントロールされている．口渇中枢による水分摂調節と，抗利尿ホルモン（ADH）を介した尿量により調節される．

■病態のメカニズム

● 体液量が減少すると血清浸透圧が上昇しADH分泌が亢進することで，尿細管の水分再吸収が促進される．これにより尿浸透圧は上昇し，血清浸透圧が低下する．このように，血清浸透圧は，体液と電解質の動態に密接な関係がある．

エキスパートの臨床知

♧ 浸透圧ギャップ（浸透圧計算値と実測値の差）を計算し，浸透圧ギャップが増大している場合（計算値よりも15 mOsm/kg以上低い）には，測定上の問題，ケトン体やマンニトールなどの存在，高脂血症や蛋白の異常な上昇による影響を考慮します．

♣ 血清浸透圧を評価する際には，尿浸透圧，血中Na，Cl，ADHなどと併せて体液量を評価する必要があります．

（南学正臣，山口純奈）

Ⅰ. 生化学検査　電解質・金属

尿浸透圧

urine osmolality

基準値 50～1,300 mOsm/kg・H_2O（LSI）

尿中の全溶質の粒子数で、尿量と溶質量（主に Na, Cl や尿素の粒子数）により規定される。腎髄質集合管における濃縮希釈能を評価する検査である。

測定法	検体の採取，取扱い，保存
氷点下降法	随時尿で採取後，2 時間以内に検査する。早朝第一尿が適当。

高　値	低　値
ADH 分泌過剰（SIADH，浮腫），浸透圧利尿，腎不全，造影剤	ADH 分泌低下，腎性尿崩症，低 K 血症，高 Ca 血症，尿細管疾患

■意義・何がわかるか？
- 溶質の粒子数に比例する尿浸透圧の測定は、腎の希釈・濃縮力を知るうえで最も正確で精緻な検査である。
- 健常人の尿浸透圧は変動域が大きく、血清の 4～5 倍まで変動することができる。

■病態のメカニズム
- 血清浸透圧との相対的な評価で診断する。

エキスパートの臨床知

♣尿浸透圧を評価する際には、血清浸透圧、血中 Na, Cl, ADH, 尿中 Na, Cl などと併せて体液量を評価する必要があります。

（南学正臣，山口純奈）

Ⅰ. 生化学検査　血液ガス

動脈血 pH
arterial blood pH

基準値 7.40±0.04

動脈血における二酸化炭素分圧（$PaCO_2$）と水素イオン（H^+）の総和としての pH. 生体内の酸塩基平衡において最も基本的な指標である.

測定法	検体の採取, 取扱い, 保存
ガラス電極法	動脈穿刺によってヘパリン採血する. 採血後は, 十分な混和, 混入空気の除去, 密閉後, 即時測定を行う.

高　値	低　値
（アルカローシス）：過換気症候群, 人工換気時における換気過多, 頻回の嘔吐	（アシドーシス）：慢性閉塞性肺疾患（COPD）における呼吸不全, 人工換気時における換気不足, 糖尿病性昏睡

■意義・何がわかるか？

- pH 7.40 以上をアルカレミア（アルカリ血症）, pH 7.40 以下をアシデミア（酸血症）とよぶ. アルカレミア, アシデミアに至る生体反応をアルカローシス, アシドーシスと称する.
- 代謝性か呼吸性かは, $PaCO_2$ および HCO_3^- の増減により判定する.

■病態のメカニズム

- pH は, 生体内では 7.40±0.04 と狭い範囲内に維持されている. 酸塩基平衡異常が慢性に経過すると, 生体は pH を一定範囲に保つために代償機序を働かせる.
- 呼吸性異常（$PaCO_2$ の増減）には代謝性の代償機序（HCO_3^- の増減）により, 代謝性異常には呼吸性の代償機序により, pH を 7.4 に維持しようとする.
- 呼吸性の代償は, 換気量の増減により数時間の単位で, 代謝性の代償は腎からの HCO_3^- の排泄調節により数日単位で完了する.

エキスパートの臨床知

- ♧動脈血採取は, 医師のみができる医療行為です.
- ♣pH 7.0 以下, pH 7.8 以上では生命維持が困難になるので, pH 7.2 以下, pH 7.6 以上は治療域（パニック値）とされます. この結果をみたらすぐに担当医に連絡します.
- ♧血液ガスを判読する際は, まず pH が酸性かアルカリ性かを読み, アシドーシスかアルカローシスかを決めます. 次に, その原因を呼吸性か代謝性かに求めます. もし, もう一方が基準範囲内にあれば, 代償機序は働いておらず急性の変化と捉えることができます. しかし, もう一方が pH 補正の方向にシフトしていれば代償機序が働いており, 慢性の経過にあると判断できます.
- ♣混合性の異常が存在している場合, 治療として重曹（$NaHCO_3$）や利尿剤を投与している場合は注意を要します.

（諏訪部　章）

Ⅰ. 生化学検査 　血液ガス

塩基過剰（BE）　　　　　　　　　　base excess

基準値　0±2 mEq/L

血中過剰塩基を表し，$PaCO_2$ 40 mmHg，37℃の条件で，滴定によって血液のpHを7.4に戻すのに必要な酸の量と定義される．

測定法	検体の採取，取扱い，保存
Siggaard-Andersonの式 [BE=(1−0.014Hb)x([HCO₃⁻]−24+(9.5+1.63Hb)x(pH−7.4))] による計算値	動脈穿刺によってヘパリン採血する．採血後は，十分な混和，混入空気の除去，密閉後，即時測定を行う．

高　値	低　値
代謝性アルカローシス，慢性呼吸性アシドーシス，急性呼吸性アルカローシス	代謝性アシドーシス，慢性呼吸性アルカローシス，急性呼吸性アシドーシス

■**意義・何がわかるか？**
- 酸塩基平衡にかかわる因子のうち，呼吸性因子を一定と仮定することでその影響を除外し，血液のpHにかかわる代謝性因子のみを量的に表現するものである．
- BEは緩衝塩基の基準値からの「偏差値」を表す指標と考えてよく，それより大であれば代謝性アルカローシス，小であれば代謝性アシドーシスを意味する．
- ほとんどはHCO_3^-であるが，他にヘモグロビンや血漿蛋白（アミノ酸残基のNはH^+を受容できる）などがあり，

これらの総和と考えてよい．

■**病態のメカニズム**
- 代謝性アシドーシスでは，一次的にHCO_3^-が減少するので，BEは低値を示す．
- 慢性呼吸性アルカローシスでは，代償性の代償機序によりHCO_3^-が減少するので，BEは低値を示す．
- 代謝性アルカローシスでは，一次的にHCO_3^-が増加するので，BEは高値を示す．
- 慢性呼吸性アシドーシスでは，代償性の代償機序によりHCO_3^-が増加するので，BEは高値を示す．

エキスパートの臨床知

♣BEの意義を理解することは重要ですが，BEのみが臨床利用されることは少なく，pH，PaO_2，$PaCO_2$，HCO_3^-，Hb量，酸素飽和度，電解質，腎機能検査値など総合的に判断することが重要です．

（諏訪部　章）

I. 生化学検査 血液ガス

血漿 HCO₃⁻ 濃度

plasma HCO₃⁻

基準値 24±2 mEq/L

重炭酸イオン濃度を表す．血漿中では塩素イオンに次いで多い陰イオンであり，HCO_3^-は体内では塩基として働く．

測定法	検体の採取, 取扱い, 保存
Henderson-Hasselbalch の式（pH=6.1＋log[HCO₃⁻]/0.03 x PaCO₂）による計算値	動脈穿刺によってヘパリン採血する．採血後は，十分な混和，混入空気の除去，密閉後，即時測定を行う．

高 値	低 値
代謝性アルカローシス（嘔吐，胃液吸引，低K血症など），慢性呼吸性アシドーシス	代謝性アシドーシス（糖尿病性ケトアシドーシス，尿毒症，乳酸アシドーシス，薬物中毒，重症下痢，腎尿細管性アシドーシス，低アルドステロン症など），慢性呼吸性アルカローシス

■意義・何がわかるか？

● HCO_3^- は，酸塩基平衡において $PaCO_2$ とともに pH を変化させる．

● 代謝性変化における HCO_3^- の増減は，一次的な原因となる．

● 慢性的な呼吸性の酸塩基平衡異常（$PaCO_2$ の増減）における HCO_3^- の増減は，代償機序が働いているかの判断になる．

■病態のメカニズム

● 代謝性変化は，体内の H^+ または HCO_3^- の増減によってひき起こされる．

● HCO_3^- 濃度は，腎尿細管における再吸収量の増減により調整されている．

● 酸塩基平衡の異常が慢性に経過すると，pH を一定範囲に保つために代償反応が起こる．慢性呼吸性アシドーシスでは，腎からの HCO_3^- 排泄低下により，慢性呼吸性アルカローシスでは，腎からの HCO_3^- 排泄亢進により，pH をより 7.40 に近づけようとする．

● 代謝性の代償反応は，数日単位で完了する．

エキスパートの臨床知

♧代謝性アシドーシスをきたす疾患はたくさんありますが，これらの鑑別に anion gap ［＝$Na^+-(Cl^-+HCO_3^-)$］を計算します．

♣糖尿病性ケトアシドーシス，尿毒症，乳酸アシドーシス，薬物中毒など，体内で H^+ が産生され HCO_3^- が消費されるとアニオンギャップは増大します．

♣重症下痢，腎尿細管性アシドーシス，低アルドステロン症など，HCO_3^- の吸収障害または喪失による場合，アニオンギャップは基準範囲内にとどまります．

♣代謝性アルカローシスは，嘔吐，胃液吸引，低K血症などの病態の他に，重曹（HCO_3^-）の過量投与や利尿剤投与などでも認められます．

（諏訪部　章）

I. 生化学検査　　血液ガス

動脈血 CO₂ 分圧（PaCO₂）　　arterial carbon dioxide tension

基準値 40±4 mmHg

動脈血中の二酸化炭素（CO_2）分圧を表す．$PaCO_2$ は肺胞換気量を表わすばかりでなく，酸塩基平衡の維持においても重要な調整因子となる．

測定法	検体の採取，取扱い，保存
ガラス電極法	動脈穿刺によってヘパリン採血する．採血後は，十分な混和，混入空気の除去，密閉後，即時測定を行う．

高　値	低　値
慢性閉塞性肺疾患（COPD）における呼吸不全，Pickwick 症候群，人工換気時における換気不足	過換気症候群，間質性肺炎，人工換気時における換気過多

■意義・何がわかるか？

- $PaCO_2$ の増減は肺胞換気量を反映し，呼吸抑制では増加し，換気増大では低下する．

- 種々の呼吸不全において PaO_2 は低下するが，$PaCO_2$ が正常な（または低下する）場合を I 型呼吸不全，$PaCO_2$ が上昇する場合を II 型呼吸不全とよび，この鑑別は酸素（O_2）療法決定の重要なポイントになる．

■病態のメカニズム

- ガス交換では，肺胞から O_2 を取り入れ CO_2 を放出するが，肺胞と血液の間に拡散障害が存在すると，O_2 の拡散は障害されるが，CO_2 は影響を受けない．

- I 型呼吸不全では，PaO_2 は低下するが，CO_2 は自由に血液・肺胞関門を通過できるので，換気が正常であれば CO_2 が貯留することはなく，$PaCO_2$ は上昇しない．

- II 型呼吸不全では，肺胞換気が抑制され CO_2 が肺胞内に貯留するので $PaCO_2$ が増加し，呼吸性アシドーシス（pH 低下）になる．

エキスパートの臨床知

- 過換気症候群は呼吸困難を主訴とする心療内科的疾患の一つですが，過換気により CO_2 放出が促進され，呼吸性アルカローシス（pH 増加）を呈します．

- 間質性肺炎（肺線維症）などの I 型呼吸不全では，O_2 を取り込もうとして換気が増大し，CO_2 放出が促進され，$PaCO_2$ は低下します（呼吸性アルカローシス）．

- COPD のように高 CO_2 血症を伴う II 型呼吸不全患者に高用量の O_2 を投与すると，呼吸抑制が促進され，CO_2 ナルコーシス（意識障害）に陥ります．このような場合には，低用量の O_2 投与から開始し，換気を改善させる治療が優先されます．特に，パルスオキシメータなど経皮的動脈血 O_2 飽和度（SpO_2）のみを指標に低酸素を判断し，不用意に酸素投与量を上昇させてはなりません．

（諏訪部　章）

血液ガス　　111

Ⅰ. 生化学検査　　血液ガス

動脈血 O_2 分圧（PaO_2）　　arteial oxygen tension

基準値 85〜95 mmHg

動脈血液中の酸素（O_2）分圧を表す．肺におけるガス交換能の低下によってひき起こされる低酸素（hypoxia）が評価できる．

測定法	検体の採取，取扱い，保存
ガラス電極法	動脈穿刺によってヘパリン採血する．採血後は，十分な混和，混入空気の除去，密閉後，即時測定を行う．

高　値	低　値
高濃度酸素投与時，酸素中毒	急性呼吸促迫症候群（ARDS），肺線維症，慢性閉塞性肺疾患（COPD），気管支喘息

■意義・何がわかるか？

●PaO_2 の低下により呼吸不全の評価ができる．
●低酸素には，肺におけるガス交換能の低下によってひき起こされる低酸素分圧（hypoxia，PaO_2 の低下）と組織に対して供給される酸素量が低下する低酸素血症（hypoxemia，CaO_2 の低下，C は content で含量の意味）とがある．
●PaO_2 が低下すると動脈血 O_2 飽和度（SaO_2）も低下し（酸素解離曲線），hypoxemia がひき起こされる．

■病態のメカニズム

●PaO_2 が低下する原因には，肺胞低換気，拡散機能障害，換気・血流比の不均等，シャントの4つの機序がある．
●肺胞低換気では，肺胞へ達する O_2 が減少するため，PaO_2 は低下する．この際，必ず $PaCO_2$ の上昇を伴う（Ⅱ型呼吸不全，呼吸性アシドーシス）．
●拡散機能障害では，肺胞と動脈の間に O_2 拡散障害が存在するために PaO_2 は低下する．O_2 摂取努力により換気が促進され，$PaCO_2$ は正常かむしろ低下する（Ⅰ型呼吸不全，呼吸性アルカローシス）．
●換気・血流比の不均等等では，細い気道の閉塞によりその末梢の肺胞換気が阻害され，その肺胞を通過する静脈血が酸素化されず，正常な肺胞を経由した動脈血（酸素化血）と混合するために PaO_2 は低下する．臨床的にはこの機序により生じる PaO_2 低下が最も多い．
●シャントでは，肺を経由しない静脈血が直接心臓へ戻るために，PaO_2 は低下する．

エキスパートの臨床知

♧PaO_2 が 60 mmHg 以下を呼吸不全と定義します．急激に PaO_2 が 60 以下に低下した場合は，ただちに担当医に連絡し，指示を仰ぐべきです．しかし，慢性に経過している場合，患者はその状態に適応しているため呼吸困難を訴えないことがあります．
♣血中ヘモグロビンが低下する貧血や心臓から拍出される循環血液量が低下する心不全では，組織に到達する酸素量が低下するため，PaO_2（SaO_2）が十分あっても息切れを訴えます．

（諏訪部　章）

| **I. 生化学検査** | 血液ガス |

動脈血 O_2 飽和度（SaO_2）（観血的動脈血 O_2 飽和度）

arterial oxygen saturation

基準値 95〜97 %

ヘモグロビンに結合する O_2 の割合で，動脈血液ガス分析から得られる測定値．
SpO_2 と区別して，SaO_2 と略される（a は，artery の略で「動脈」の意味）．

測定法	検体の採取，取扱い，保存
電極法	動脈穿刺によってヘパリン採血する．採血後は，十分な混和，混入空気の除去，密閉後，即時測定を行う．

低 値

急性呼吸促迫症候群（ARDS），肺線維症，慢性閉塞性肺疾患（COPD），気管支喘息

■意義・何がわかるか？

● SaO_2 の低下により呼吸不全の評価ができる．

● SaO_2 の低下は，組織に運ばれる酸素の不足を意味し，酸素投与の適応となる．

■病態のメカニズム

● 動脈血酸素含量（CaO_2）は，血液中の水分に溶けている溶存酸素とヘモグロビンと結合している結合酸素（SaO_2）との総和である．

● $PaO_2 = 100$ mmHg の条件下で，溶存酸素量は 1 dL 当たり 0.3 mL であるのに対し，結合酸素（SaO_2）は，ヘモグロビン（15 g/dL）のうち 98 % が O_2 で飽和されていると，その酸素量は 1 dL 当たり 20.7 mL となり，溶存酸素の約 60 倍にも増加する．

● ARDS，肺線維症，気管支喘息，COPD などの様々な呼吸器疾患で PaO_2 は低下し，その結果 SaO_2 も低下する（酸素解離曲線）．

エキスパートの臨床知

♧横軸に PaO_2，縦軸に SaO_2 をとると，その関係は S 字状となります（酸素解離曲線）．
♣通常では，PaO_2 60 mmHg が SaO_2 90 %に相当します．
♧酸素解離曲線は，肺での O_2 の取り込み，組織での O_2 の解離に有利な特性を表します．
♣CO_2 排泄の増加，水素イオン濃度の上昇（pH の低下），局所温度の上昇によって，酸素解離曲線は右方へシフトし，O_2 解離を促進させます．
♧血中ヘモグロビンが低下する貧血や心臓から拍出される循環血液量が低下する心不全では，組織に到達する酸素量が低下するため，SaO_2 が正常でも息切れを訴えます．

（諏訪部 章）

血液ガス **113**

| **Ⅰ. 生化学検査** | 血液ガス |

経皮的動脈血 O₂ 飽和度（SpO₂）（非観血的動脈血 O₂ 飽和度）
arterial oxygen saturation by pulse oxymetry

基準値 95～97 %

ヘモグロビンに結合する O_2 の割合で，パルスオキシメータにより測定される．SaO_2 と区別して，SpO_2 と略される（p は，percutaneous〈経皮的〉または pulse oxymeter の頭文字）．

測定法	検体の採取，取扱い，保存
パルスオキシメトリ法	プローブを手の爪にあてて測定する．マニュキアなど着色した指や血流の悪い指を避けて測定する．

低　値
急性呼吸促迫症候群（ARDS），肺線維症，慢性閉塞性肺疾患（COPD），気管支喘息

■意義・何がわかるか？
● 酸素を運ぶヘモグロビンの色を吸光法により経皮的に測定することで，心拍ごとに指先やその他の末梢組織に送り込まれる動脈血の酸素飽和度（SpO_2）を知ることができる．
● SpO_2 の低下により呼吸不全の評価ができる．
● SpO_2 の低下は，組織に運ばれる酸素の不足を意味し，酸素投与の適応となる．

● 非観血的測定なので，繰り返した測定または連続した測定が可能であり，在宅酸素療法や人工呼吸管理における酸素モニタリングに利用される．

■病態のメカニズム
● ARDS，肺線維症，気管支喘息，COPD などのさまざまな呼吸器疾患で PaO_2 は低下し，その結果 SpO_2 も低下する（酸素解離曲線）．

エキスパートの臨床知

♧ PaO_2 60 mmHg が SpO_2 90％に相当するので，SpO_2 90％以下では呼吸不全と判断して，酸素療法を考慮します．

♣ SpO_2 が低下する場合，高炭酸ガス血症（高 $PaCO_2$）を伴うⅡ型呼吸不全を見逃す恐れがあるので，適宜動脈血ガス分析を行い，$PaCO_2$ をチェックします．高用量の酸素投与は避け，低用量酸素から投与を開始します．

♧ SpO_2 正常でも，血中ヘモグロビンが低下する貧血や心臓から拍出される循環血液量が低下する心不全では，組織に到達する酸素量が低下するため，息切れを訴えます．

♣ SpO_2 正常でも呼吸困難を訴えることがあります．呼吸困難はあくまで患者自身の感覚の問題であり，SpO_2 が正常なので異常なし（精神的な訴えなど）と決めつけず担当医への報告を怠ってはいけません．

♧ SpO_2 低下でも患者は慣れによって呼吸困難を自覚しないことがあるので，慎重に臨床経過を観察し，必要があれば担当医に報告します．

（諏訪部　章）

Ⅰ. 生化学検査 | ビタミン

ビタミン B₁₂ （コバラミン）

vitamin B₁₂ （cobalamin）

基準値 ≧200 pg/mL （cyanocobalamin 当量）

ビタミン B₁₂ は造血ビタミンであり，葉酸，ビタミン B₆ と共役して正常な造血に働く．巨赤芽球性貧血，高ホモシステイン血症で検査される．

測定法	検体の採取，取扱い，保存
non-isotopic CPB	空腹時採血，血清，保存は室温（遮光）で当日，冷蔵（4℃）で1日，長期保存は冷凍（−80℃）

高 値 ⬆	低 値 ⬇
骨髄系腫瘍（慢性骨髄性白血病に多い），悪性腫瘍，ビタミン B₁₂ 製剤の投与（メチルコバラミン），サプリメント	内因子分泌の不足する場合（悪性貧血，胃切除後赤芽球性貧血に多い，内因子抗体の存在），吸収不全（盲係蹄症候群），高ホモシステイン血症

■意義・何がわかるか？
● 症状として巨赤芽球性貧血（大球性正色素性貧血）と併発する神経症状を認めたときに，葉酸欠乏との鑑別に用いられる．成熟障害は巨赤芽球性変化から起こり，次いで白血球減少（好中球減少症）と血小板減少が現れる．

■病態のメカニズム
● 生体内に多く存在する生理活性を有する B₁₂ ビタマーには，メチルコバラミン，デオキシアデノシルコバラミンがある．
● メチルコバラミンは，ホモシステインの再メチオニン化に働き，不足すると蓄積したホモシステインによる障害が起こる（神経細胞も障害される）．

● デオキシアデノシルコバラミンは，メチルマロニル CoA 異性化酵素の補酵素となり，不足すると蓄積したメチルマロン酸やプロピオン酸による代謝性アシドーシスと神経障害が起こる．
● ビタミン B₁₂ は，葉酸代謝と共役し，5,10-メチレンテトラヒドロ葉酸がピリミジン塩基チアミン（DNA）の合成に，アデノシルメチオニンは神経細胞軸索のミエリン合成に携わる．
● 骨髄での造血過程で DNA の合成が妨げられると，血液細胞の細胞分裂が阻害される（巨赤芽球性貧血，悪性貧血）．
● 5,10-メチレンテトラヒドロ葉酸は，ビタミン B₂（FAD）を補酵素とする．

エキスパートの臨床知

♧ 体内蓄積量は 3 mg と少ないですが，1 日に必要な量は 2.2 μg なので欠乏症は起こりにくいです．
♣ 肝臓に数年分（3 mg/2.2 μg）が蓄積されていますが，ビタミン B₁₂ の吸収には胃で分泌される内因子が必要です．内因子の分泌は加齢で低下するので，高齢者にビタミン B₁₂ 欠乏が起こります．
♧ 欠乏症や神経症状の修復には酢酸ヒドロキソコバラミンやメコバラミンの 500〜1,500 μg/日が数日間投与されます．
♣ 動物のレバーはビタミン B₁₂ のよい供給源で野菜には含まれません．

（渭原 博，橋詰直孝）

ビタミン

I. 生化学検査　ビタミン

葉 酸（FA）
folic acid

基準値 ≧ 6.0 ng/mL（folic acid 当量）

葉酸の摂取不足を考えるときに検査される．症状として巨赤芽球性貧血がある．
受胎前後における十分な葉酸の摂取が新生児の神経管閉鎖障害を予防する．

測定法	検体の採取，取扱い，保存
non-isotopic CPB	空腹時採血，血清，保存は室温（遮光）で当日，冷蔵（4℃）で1日，長期保存は冷凍（−80℃）

高 値	低 値
サプリメント，葉酸製剤の服用	巨赤芽球性貧血，摂取不足，吸収不良（盲係蹄症候群），需要量の増加（妊娠，授乳），葉酸依存症（遺伝性の変換酵素異常），高ホモシステイン血症

■意義・何がわかるか？
● 巨赤芽球性貧血（大球性正色素性貧血）と神経症状を認めたときに，ビタミンB_{12}欠乏から鑑別するのに用いられる．

■病態のメカニズム
● 葉酸は赤血球造血に必要で，ビタミンB_{12}とともにホモシステインのメチオニンへの再メチル化やS-アデノシルメチオニンの合成（正常な神経管の生成）に不可欠である．受胎前後における十分な葉酸の摂取が，新生児の神経管閉鎖障害（二分脊椎，無脳症，脳瘤ヘルニア）を予防する．葉酸の摂取量が不足すると，メチオニン不足とホモシステインにより神経管が障害される．再メチル化されないホモシステインは，成人では心筋梗塞や脳梗塞を惹起する．

● 血漿中，尿中ホモシステインが増加すると，臨床症状としてホモシスチン尿症類似の神経障害を呈する．

エキスパートの臨床知

♧ 体内蓄積量は5〜10 mg（1日に必要な量は240 μg）と少ないので欠乏しやすいビタミンです．摂取量が不足すると1〜3週間で血清葉酸濃度が低下します．

♣ 溶血すると赤血球葉酸により高値となるので採血に注意します．

♧ メトトレキサート（抗リウマチ薬で抗癌剤として用いられる）が葉酸代謝拮抗剤として用いられます．これら薬剤の処方時には効果増強の目的で葉酸製剤（フォリアミン剤），還元型葉酸製剤（ロイコボリン），活性型葉酸製剤（レボホリナート）が併用されます．

（渭原　博，橋詰直孝）

I. 生化学検査 | 機能検査

BT-PABA 試験（PFD 試験，PABA 排泄率） BT-PABA test

基準値 73.4〜90.4%

簡易膵外分泌機能検査である.

測定法	検体の採取，取扱い，保存
DACA	BT・PABA を経口投与し，膵キモトリプシンにより分解を受けた PABA の 6 時間，全尿中排泄率を求める.

低　値

慢性膵炎，膵癌，急性膵炎後

■意義・何がわかるか？
- 膵外分泌機能検査として PS テスト（pancreozymin-secretin 試験）が認められているが，現在は行われていない. PFD 試験は特異性が低いにもかかわらず胃十二指腸ゾンデを使わない，繰り返し実施ができるなどの利点があり，簡易法として有用である.
- 膵外分泌酵素キモトリプシンの分泌機能を推測できる
- 膵外分泌機能障害を疑うとき，消化管手術後の消化障害などの診断，経過観察目的に施行する.

■病態のメカニズム
- PFD は膵機能診断薬である PFD アンプル（pancreatic function diagnostant）中に含まれる合成基質 BT・PABA（N-benzoyl-L-tyrosyl-p-aminobenzoic-acid）をさす. 膵外分泌酵素 α - キモトリプシンにより特異的に分解され，分解産物は PABA（パラアミノ安息香酸）となり小腸で吸収され，肝で抱合を受け尿中へ排泄される.

エキスパートの臨床知

♧早朝空腹時に BT-PABA 500 mg を水 200〜250 mL により服用します. 約 1 時間後に再度 250 mL の飲水を行います. BT-PABA 服用後 6 時間全蓄尿します. 試験前の尿 5 mL と蓄尿した一部 5 mL を測定します. 蓄尿・採取された検体は冷蔵保存します.

♣芳香族アミンを有する薬剤：サルファ剤，サイアザイド系薬剤，SU 剤などの芳香族アミンを有する薬剤は測定値に影響を有します. また経口血糖改善薬において偽陰性を生じます.

♣患者の服薬状況が検査後評価の際に有用となります.

♣下痢などの消化吸収障害，肝障害による抱合障害，腎機能低下による排泄障害でも排泄率の低下をきたし，測定値に影響を与えます. 患者の検査時点での全身状態の確認も評価において有用です.

(浅川岳士，菅野健太郎)

機能検査　117

Ⅰ. 生化学検査 — 機能検査

ICG試験（インドシアニングリーン試験） indocyanine green test

基準値 10%以下（血中停滞率，15分値），0.168〜0.206（血中消失率）

肝機能検査．静注されたインドシアニングリーン（ICG）は肝細胞に取り込まれ，胆汁に排泄される．ICGの排泄度合いから，肝機能低下の程度を推測する．

測定法	検体の採取，取扱い，保存
比色法	早朝空腹時に安静状態で検査する．注射反対側の腕から採血し，遮光して処理をする（光に不安定なため）．

高値

慢性肝炎，肝硬変，Rotor症候群，体質性ICG排泄異常症

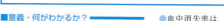

■意義・何がわかるか？

- ICG試験は肝機能，肝予備能検査として施行される．主として，肝細胞の色素摂取機能を表している．
- ICG 25 mgを注射用水5 mLで溶解し，0.1 mL/kgを静注する（0.5 mg/kg）．①静注前，②5分後，③10分後，④15分後に採血する．血中停滞率のみを測定する場合，②③は不要．測定法によっては①も不要の場合がある（各施設の方法に従う）．
- 循環血漿量を50 mL/kgとすると，上記量を静注した直後のICG濃度は1 mg/dLになる．15分後のICG濃度（mg/dL）を100倍すると，それが停滞率（％）になる．
- 血中消失率は，②〜④の血中ICG濃度を片対数グラフにプロットして求める．
- 静注するICG濃度を変えて（0.5 mg/kg，1 mg/kg，2 mg/kgなど），血中消失率を3回測定し，ICG最大除去率（ICG Rmax）を求める場合もある．ICG Rmax検査は，腹部手術前の肝の予備能を推測する際に，好んで施行する．

■病態のメカニズム

- ICGは暗緑色の色素で，静注すると肝細胞へ取り込まれ，胆汁へ排泄される．ICGは肝外で処理されることがなく，腸肝循環もしない．

エキスパートの臨床知

- 稀に，ICG注射後にショックなどの重篤な副作用を起こすことがあります．
- ICG試薬には少量のヨウ素が含まれているため，ヨード過敏症の患者には検査を行うことができません（禁忌）．検査前に，アレルギーの既往，ヨード過敏症の有無などについての問診を十分に行う必要があります．
- 浮腫や腹水がある患者では，検査結果が不正確になる場合があります．

（須永眞司）

Ⅰ. 生化学検査 | 機能検査

BSP 試験（ブロムスルファレイン試験） bromsulphalein test

基準値 2% 以下（45 分値）

肝機能検査．静注されたブロムスルファレイン（BSP）は肝細胞に取り込まれ，胆汁に排泄される．BSP の排泄度合いから，肝機能低下の程度を推測する．

測定法	検体の採取，取扱い，保存
比色法	早朝空腹時に安静状態で検査する．BSP 液を緩徐に静注し，注射反対側の腕から採血する．

高 値

慢性肝炎，肝硬変，Rotor 症候群，Dubin-Johnson 症候群（再上昇現象）

■意義・何がわかるか？

● BSP 試験は肝機能検査として施行される．特に，肝細胞から胆汁への色素排泄機能を表している．

● BSP 液 5 mg/kg を緩徐に静注し，45 分後に採血する．肝機能が低下している患者では，45 分の血中停滞率が高値となる．

● 健常者では静注後 BSP の血中濃度は徐々に低下していくが，Dubin-Johnson 症候群では，45 分ごろを境にして血中 BSP 濃度が再上昇する．したがって，Dubin-Johnson 症候群を疑ったときには，45 分採血の後，60 分，90 分，120 分にも採血し，BSP 濃度の再上昇を確認する．

● 静注後ショックを起こすことがある．Dubin-Johnson 症候群を疑った場合以外は，BSP 試験を行うことが少なくなった．

■病態のメカニズム

● BSP を静注すると血漿蛋白と結合し，その 70～80% は肝細胞へ取り込まれ，胆汁へ排泄される．約 2% は腎から排泄され，残りはマクロファージなどで処理される．

● Dubin-Johnson 症候群では，抱合型ビリルビンの排泄が毛細胆管レベルで障害されている．Dubin-Johnson 症候群では，抱合された BSP が胆管へ排泄されず血中へ逆流するため，BSP 再上昇現象が生じるとされている．

エキスパートの臨床知

♧ BSP 注射後にショックを起こすことがあります．最近は肝機能，胆汁排泄機能検査としては，ICG 試験が行われることが多く，BSP 試験が行われることは，ほとんどありません．
♣ 浮腫や腹水がある患者では，検査結果が不正確になる場合があります．

（須永眞司）

I. 生化学検査 | 機能検査

Fishberg 濃縮試験　　　Fishberg concentration test

基準値 尿比重：1.022 以上，尿浸透圧：850 mOsm/kgH₂O 以上

主に腎髄質機能を調べる検査．水制限をした後に採尿し，尿比重，尿浸透圧が上昇するかどうかをみて，尿の濃縮力を評価する．

測定法	検体の採取，取扱い，保存
比　重：屈折法 浸透圧：氷点降下法	試験前日から利尿薬を中止し，当日は禁煙する（喫煙は利尿を抑制する）．

低　値
腎不全，間質性腎炎，慢性腎盂腎炎，尿崩症（中枢性，腎性），低カリウム血症

■意義・何がわかるか？

● 水分摂取制限下における，尿の濃縮力を評価する検査である．濃縮力の低下は，ADH 機能の低下，腎髄質機能の低下を意味する．

● 試験前日の夕食を 18 時までにすませ，試験終了まで禁飲食とする．就寝前に排尿し，夜間に排尿した分も捨てる．朝 6 時に第 1 回採尿．その後，臥床したままで朝 7 時に第 2 回採尿．その後は起床して動いてもよい．朝 8 時に第 3 回採尿．各尿の比重，浸透圧を測定する．

● 腎尿細管間質性疾患では，尿濃縮力の低下が認められる．

● 腎皮質機能に比べ，腎髄質機能が低下している場合（慢性腎盂腎炎など）には，GFR が正常でも，Fishberg 濃縮試験が異常を示す．

■病態のメカニズム

● 水分制限を行うと血漿浸透圧は高くなり，これが刺激となって ADH（抗利尿ホルモン）分泌が亢進する．ADH は腎集合管に作用し，水の再吸収を促進する．この結果，尿は濃縮され尿量は減少する．

● 上記の過程に異常が生じると，尿濃縮力の低下が起きる．

エキスパートの臨床知

♣ 腎臓が，尿を適切に濃縮できるか（脱水状態になったときに，適切に尿量を減らせるか）を調べる検査です．

♣ 3 回の尿のうち，1 回でも基準値を超える尿比重，浸透圧を示せば正常と判断します．

♣ 利尿薬，喫煙，寒冷などの影響を受けます．寒冷は ADH 分泌を抑制するので，試験中は患者の保温に留意する必要があります．

（須永眞司）

I. 生化学検査 — 機能検査

PSP試験（フェノールスルホンフタレイン試験）

phenolsulfonphthalein test

基準値 15分値：25～50％, 30分値：40～60％, 60分値：50～75％, 120分値：55～85％

腎機能検査. 静注されたフェノールスルホンフタレイン（PSP）は, ほぼすべてが腎から排泄される. 尿中のPSP濃度から, 腎機能低下の程度を推測する.

測定法	検体の採取, 取扱い, 保存
比色法	検査前に軽く食事をしてよい（お茶, コーヒーは不可）. 検査前に完全排尿し, 時間ごとに正確に採尿する.

低値

急性・慢性腎不全, 慢性糸球体腎炎, 脱水, 水腎症

■意義・何がわかるか？
- 主に腎皮質機能を調べる検査である. 腎血流量, 近位尿細管機能に加え, 尿路の通過状態も判断できる場合がある.
- 水約500 mLを飲ませた後, 完全排尿する. 30分後に0.6％ PSP液1 mLを静注し, その後, 15分, 30分, 60分, 120分に採尿する.
- 各尿中のPSP濃度を測定し, 尿量を掛け合わせて, 各時間までの累積PSP排泄量を, 投与量（6 mg）に対する％で表す.
- 15分値は腎血漿流量とよく相関する. 15分値が正常なら, 腎機能正常と判断される.
- PSP試験の異常は, 血清のBUNやCreが上昇する前から生じるとされている.
- 尿路の通過障害があると, PSPの排泄遅延が起こる（15分値は低値だが, 30分値が正常に回復するなど）.

■病態のメカニズム
- PSPは体内で変化を受けることなく, ほぼすべてが腎から尿へ排泄される. 約6％が糸球体から濾過され, 94％が近位尿細管から排泄される.

エキスパートの臨床知

- 15分値が正常なら腎機能正常と判断されます. 逆に15分値が低値なら, その後の値が正常であっても何らかの異常がある（尿路の通過障害など）と考えられます.
- アスピリン, ペニシリンなどは, 検査結果に影響を与えるので, 事前に服用を中止しておきます.
- 高度の浮腫があると, 検査結果が不正確になります.

（須永眞司）

Ⅱ. 内分泌学的検査　間脳下垂体

甲状腺刺激ホルモン（TSH）　thyroid stimulating hormone

基準値 0.35～4.94 µU/mL

TSH は視床下部ホルモンである甲状腺刺激ホルモン放出ホルモン（TRH）により合成，分泌の制御を受けている．下垂体より分泌された TSH は甲状腺ホルモンの合成，分泌を促進する．

測定法	検体の採取，取扱い，保存
CLIA 法	血中 TSH は比較的安定であり，冷蔵でも数日間保存可能である．凍結保存の試料は数年間保存可能である．

高　値	低　値
原発性甲状腺機能低下症，甲状腺ホルモン不応症，TSH 産生腫瘍，甲状腺ホルモン抗体	Basedow 病，亜急性甲状腺炎，無痛性甲状腺炎，Plummer 病，出産後一過性甲状腺中毒症，T_4 過剰摂取

■意義・何がわかるか？

● TSH は TRH により合成，分泌の制御を受けており，甲状腺に作用し，甲状腺濾胞上皮細胞へのヨードの取り込みの増加，サイログロブリンの合成をひき起こし，甲状腺ホルモンの合成，分泌を促進する．

● TSH の合成，分泌は甲状腺ホルモンにより抑制される．

● TSH の測定は，視床下部，下垂体ならびに甲状腺の機能を評価するために最も鋭敏で重要な検査の一つである．

■病態のメカニズム

● TRH，TSH と甲状腺ホルモンには，ネガティブフィードバックの関係があるため，視床下部，下垂体，甲状腺のいずれかに異常が生じると TSH や甲状腺ホルモン値に影響を及ぼす．

エキスパートの臨床知

♣甲状腺機能亢進症の場合は身体の活動性が増し発汗も増加するので，清潔に努めるように指導するとともに，精神的にも攻撃的になることがあるので訴えに傾聴する姿勢を示すことが必要です．また，不整脈の発生やストレスによって甲状腺クリーゼに陥ることがあるので，体調が優れないときには早めの受診を促しましょう．

♣甲状腺機能低下症の場合には代謝の低下により寒がりになることから，保温に留意するとともに，皮膚が粗造となるのでスキンケアにも注意が必要です．

♣甲状腺ホルモンは妊娠の経過に影響を及ぼすことがあるので，医師の許可があるまで避妊に努めるよう説明します．

♣Basedow 病や甲状腺機能低下症では服薬が長期になることがあるので，服薬のアドヒアランスの維持に努めるように指導を行います．また，前者では無顆粒球症，後者では服薬開始直後の虚血性心疾患の発症などの副作用に十分に注意するように説明します．

（荻原貴之，村上正巳）

Ⅱ．内分泌学的検査 | 間脳下垂体

黄体形成ホルモン（LH）　　　　luteinizing hormone

基準値 巻末の付表2に掲載

下垂体前葉から分泌される性腺刺激ホルモンで，卵巣や精巣を刺激して性腺機能を維持する働きがある．女性では年齢と性周期で大きく変動する．

測定法	検体の採取，取扱い，保存
CLIA法	午前中の8〜10時に採血し，血清分離後ただちに凍結保存する．

高　値	低　値
原発性性腺機能不全症，真性思春期早発症，ゴナドトロピン産生腫瘍，閉経・男子更年期障害，多嚢胞性卵巣症候群	下垂体性性腺機能低下症，視床下部性性腺機能低下症，神経性食思不振症

■意義・何がわかるか？

●視床下部−下垂体−性腺系の機能検査の一つであり，思春期遅発症，無月経，不妊，インポテンツなど性腺機能不全が疑われる場合に測定する．卵胞刺激ホルモン（FSH）やテストステロン，エストロゲン，プロゲステロンとともに測定することやゴナドトロピン放出ホルモン（LH−RH）負荷試験と組み合わせることにより，性腺機能不全の原因部位の推定が可能となる．

■病態のメカニズム

●LHは視床下部から分泌されるLH−RHの刺激により合成，放出される．男性では精巣におけるテストステロン産生を刺激し，女性では排卵を促すとともに黄体のホルモン分泌能を維持している．また，性ホルモンは，視床下部や下垂体にネガティブフィードバックによる抑制を行っている．

●視床下部の障害によるLH−RHの分泌異常や性腺の疾患によるアンドロゲンやエストロゲンの分泌異常によって，LHは異常値を示す．

エキスパートの臨床知

♧月経異常，インポテンツ，性機能低下，不妊や思春期早発症などの患者に行われる検査であり，患者のプライバシーの保護とともに精神的なケアが重要です．

♣女性の場合は性周期によって結果の評価が変わるので，性周期と検査の日の関係や性ホルモン薬の投与の有無についての確認が必要です．

♧下垂体性性腺機能低下症や視床下部性性腺機能低下症患者の場合，他の下垂体前葉ホルモンの分泌不全を合併していることもあり，易疲労感，脱力感，嘔気，意識障害などの症状が出現することがあり注意が必要です．

♣性ホルモン補充療法や性腺抑制療法の目的やアウトカムをよく理解させ，服薬のアドヒアランスを高めるようにします．

（荻原貴之，村上正巳）

間脳下垂体　123

Ⅱ. 内分泌学的検査 | 間脳下垂体

卵胞刺激ホルモン（FSH） follicle stimulating hormone

基準値 巻末の付表3に掲載

下垂体前葉から分泌される性腺刺激ホルモンで，卵巣や精巣を刺激して性腺機能を維持する働きがある．女性では年齢と性周期で変動する．

測定法	検体の採取，取扱い，保存
CLIA法	午前中の8〜10時に採血し，血清分離後ただちに凍結保存する．

高　値	低　値
原発性性腺機能不全症，真性思春期早発症，ゴナドトロピン産生腫瘍，閉経・男子更年期障害，無精子症	下垂体性性腺機能低下症，視床下部性性腺機能低下症，神経性食思不振症

■意義・何がわかるか？
● 視床下部−下垂体−性腺系の機能検査の一つであり，思春期遅発症，無月経，不妊，インポテンツなど性腺機能不全が疑われる場合に測定する．黄体形成ホルモン（LH）やテストステロン，エストロゲン，プロゲステロンとともに測定することやゴナドトロピン放出ホルモン（LH−RH）負荷試験と組み合わせることにより，性腺機能不全の原因部位の推定が可能となる．

■病態のメカニズム
● FSHは視床下部から分泌されるLH−

RHの刺激により合成，放出され，男性では精子形成を刺激しアンドロゲン結合蛋白を産生，女性では卵胞の発育を促している．また，性ホルモンは視床下部や下垂体にネガティブフィードバックによる抑制を行っている．
● 視床下部の障害によるLH-RHの分泌異常，下垂体FSH産生腫瘍や性腺の疾患によるアンドロゲンやエストロゲン，インヒビンの分泌異常によって，FSHは異常値を示す．

エキスパートの臨床知

♧ 月経異常，インポテンツ，性機能低下，不妊や思春期早発症などの患者に行われる検査であり，患者のプライバシーの保護とともに精神的なケアが重要です．
♣ 女性の場合は性周期によって結果の評価が変わるので，性周期と検査の日の関係や性ホルモン薬の投与の有無についての確認が必要です．
♣ 下垂体性性腺機能低下症や視床下部性性腺機能低下症患者の場合，他の下垂体前葉ホルモンの分泌不全を合併していることがあり，易疲労感，脱力感，嘔気，意識障害などの症状が出現することがあり注意が必要です．
♣ 性ホルモン補充療法や性腺抑制療法の目的やアウトカムをよく理解させ，服薬のアドヒアランスを高めるようにします．

（荻原貴之，村上正巳）

II. 内分泌学的検査　　間脳下垂体

副腎皮質刺激ホルモン（ACTH）　　adernocorticotropic hormone

基準値　7.2〜63.3 pg/mL

下垂体ホルモンである ACTH は，視床下部からのコルチコトロピン放出ホルモン（CRH）の刺激により分泌が促進され，副腎皮質におけるステロイドホルモンの合成，分泌を促す．

測定法	検体の採取，取扱い，保存
CLEIA 法	ACTH は非常に不安定であるので，EDTA 入りの採血管で採血の後，直ちに採血管を氷中に入れ，なるべく早く遠心分離する．分離後の血漿は，−20℃以下で保存する．

高　値	低　値
Cushing 病，異所性 ACTH 産生腫瘍，原発性副腎不全，先天性副腎過形成 CRH 産生腫瘍	副腎性 Cushing 症候群，下垂体機能低下症，ACTH 単独欠損症，グルココルチコイド投与

■意義・何がわかるか？

● ACTH とコルチゾールを測定することにより視床下部，下垂体ならびに副腎皮質の機能を推し量ることができ，原発性および二次性の副腎皮質機能亢進症や，不全症の診断に有用である．

■病態のメカニズム

● ACTH は，CRH の他に精神的および肉体的ストレスや抗利尿ホルモン，アンギオテンシンⅡ，カテコールアミンなどの刺激により下垂体から分泌され，

副腎皮質におけるステロイドホルモンの合成，分泌を促す．また，ACTH 分泌は，グルココルチコイドによるネガティブフィードバックによる調節も受けている．

● 視床下部の障害による CRH の分泌異常や下垂体疾患による ACTH の分泌異常，副腎疾患による副腎皮質ホルモンの分泌異常によるネガティブフィードバック機構の破綻などにより，ACTH は異常値を示す．

エキスパートの臨床知

【Cushing 症候群（広義）】

♧下垂体性 Cushing 病を含めた広義の Cushing 症候群ではグルココルチコイドの分泌過剰により中心性肥満，痤瘡，皮膚線条，皮下出血，耐糖能障害などの症状が出現します．

♣痤瘡や皮下出血の悪化を防止するためのスキンケアや耐糖能障害の悪化防止のために過食を避けるような生活指導が必要です．

♧骨粗鬆症を合併する可能性が高い疾患であり，つまずいて転倒しないような生活指導も重要です．

♣著明な低カリウム血症による脱力や不整脈の発生に注意が必要です．

【副腎皮質機能低下症】

♧グルココルチコイドの分泌不全により易疲労感，脱力感，嘔気，食思不振，下痢などの症状が出現し，感染や外傷などのストレスに対しての抵抗力も低下します．手洗い，清拭や入浴などによる清潔の維持を心がけるとともに，外傷を防ぐために爪の処理やスキンケアを指導します．

♣発熱や外科的処置などのストレスへの対処法について医師とよく話し合っておくように指導します．

（荻原貴之，村上正巳）

Ⅱ. 内分泌学的検査　間脳下垂体

抗利尿ホルモン（ADH，AVP）　antidiuretic hormone（vasopressin）

基準値 0.3～4.2 pg/mL

視床下部において合成され，下垂体後葉に蓄えられるホルモンである．その分泌は血漿浸透圧により調節され，腎尿細管における水の再吸収を促進する．

測定法	検体の採取，取扱い，保存
RIA 法	採血は EDTA 加採血管を用い，採血後ただちに血漿を分離し，−20℃以下で凍結保存とする．

高　値	低　値
ADH 不適切分泌症候群，異所性 ADH 産生腫瘍，腎性尿崩症，慢性腎不全，高 Ca 血症	中枢性尿崩症，心因性多飲症

■意義・何がわかるか？
● 血症浸透圧に対する視床下部−下垂体系の ADH 分泌能を評価することにより，中枢性尿崩症や心因性多飲など，多尿を呈する疾患の診断が可能である．また，血漿浸透圧の低下による ADH の分泌抑制の判定は，ADH 不適切分泌症候群（SIADH）の診断や異所性

ADH 産生腫瘍の発見に有用である．

■病態のメカニズム
● ADH の分泌刺激で最も重要なものは，視床下部にあると考えられている浸透圧受容体に対する血漿浸透圧の変化であり，視床下部−下垂体系の障害により血漿浸透圧と ADH の産生，分泌に異常が生じる．

エキスパートの臨床知

【尿崩症】
🔹 極度の脱水によるショック，意識障害の発生に注意が必要である．脱水防止のための水分補給を指導します．
♣ 皮膚が乾燥するため保湿のためのスキンケアを指導します．
🔹 多尿による夜間の睡眠不足や疲労の緩和のためトイレに近い病室やポータブルトイレを準備します．
🔹 治療薬である DDAVP（1-deamino-8-D-arginine vasopressin）の過量投与による水中毒の発生に注意します．手のこわばりなど前兆となる症状の理解を促します．

【ADH 不適切分泌症候群】
🔹 極度の低 Na 血症による意識障害やけいれんなど，水中毒の発症に注意が必要です．
♣ 低 Na 血症の治療のための水制限を守らせる指導が必要です．
🔹 低 Na 血症の急激な補正により橋中心髄鞘崩壊症を発症することがあり，意識障害，四肢麻痺の発症に注意します．

（荻原貴之，村上正巳）

Ⅱ. 内分泌学的検査　　甲状腺

サイロキシン（チロキシン）（T₄）

thyroxine

基準値 6.1〜12.4 μg/dL

甲状腺から分泌される L-3,5,3',5'- テトラヨードチロニン．分子量 776.88．甲状腺刺激ホルモンにより調節され，全身組織（肝臓，腎臓，心臓）の代謝速度を刺激する作用がある．

測定法	検体の採取，取扱い，保存
イムノアッセイ（non-RI 法が主流）	日内変動，運動，食事の影響はない．採血時間は考慮する必要がない．測定には血清が適しているが血漿も測定可能である．−20℃以下の凍結保存で長期間安定．

高　値	低　値
甲状腺機能亢進症（Basedow 病，Plummer 病，TSH 産生腫瘍），破壊性甲状腺炎（亜急性甲状腺炎，無痛性甲状腺炎），甲状腺ホルモン（T₄）製剤の過剰投与，TBG 増加症，異常アルブミン，甲状腺ホルモン不応症（Refetoff 症候群）	甲状腺機能低下症〔橋本病，クレチン症，甲状腺摘除後，放射性ヨード治療後，下垂体性（二次性），視床下部（三次性）〕，T₃ 製剤の過剰投与，低アルブミン血症（ネフローゼ症候群，肝硬変）

■意義・何がわかるか？
- 血中 T₄ の結合型・遊離型のすべてを測定する検査である．遊離 T₄ 測定より安定的に測定できる．
- 甲状腺ホルモン結合蛋白（TBP）の異常がなければ，T₄ の増減は遊離 T₄ の増減と並行している．
- 妊娠やエストロゲン製剤の使用時，TBG が増加するので血中 T₄ は上昇するが，甲状腺機能は正常である．

■病態のメカニズム
- Basedow 病は，甲状腺刺激性抗体

（TSAb）による甲状腺機能亢進症である．
- Plummer 病や多機能性甲状腺腫は，腫瘍の自律的分泌である．
- 亜急性甲状腺炎や無痛性甲状腺炎は，甲状腺の破壊的機転により発症する．
- 甲状腺機能低下症のうち最も頻度の高い疾患は，橋本病である．次いで，甲状腺悪性腫瘍の術後や放射性ヨード照射後が多い．

エキスパートの臨床知

- 血中の遊離 T₄，蛋白結合 T₄ のすべてを測る検査です．
- T₄ 結合グロブリンなど甲状腺ホルモン結合蛋白の異常がなければ遊離 T₄ とほぼ並行して増減します．
- 妊娠時 TBG の血中半減期が長くなり，T₄ は増加するが，遊離 T₄ は増加しません．
- TSH との逆相関関係（フィードバック）が失われているときは，注意して病態の把握に努めます．
- 全身性重症疾患で，T₃ に加え T₄ も低下する場合，予後不良を示唆します．

（家入蒼生夫）

甲状腺　127

Ⅱ. 内分泌学的検査　　甲状腺

トリヨードサイロニン（トリニヨードチロニン）（T₃）triiodothyronine

基準値 0.8〜1.6 ng/mL

甲状腺より分泌されるL3,5,3'-トリヨードチロニン，分子量650.98．血中T₃のほとんどは末梢組織，主として肝臓で脱ヨード酵素の作用でT₄からヨードが一つ外れて生じ，細胞核内へ取り込まれ作用する．T₄の約4〜10倍の作用がある．

測定法	検体の採取，取扱い，保存
イムノアッセイ (non-RI法が主流)	日内変動，ストレス，運動，食事の影響はないため，採血時間は考慮する必要がない．測定には血清が適しているが血漿も測定可能である．−20℃以下の凍結保存で長期安定．

高値	低値
甲状腺機能亢進症（Basedow病，Plummer病，TSH産生腫瘍），破壊性甲状腺炎（亜急性甲状腺炎，無痛性甲状腺炎），甲状腺ホルモン（T₃）製剤の過剰投与，甲状腺ホルモン不応症（Refetoff症候群）	甲状腺機能低下症〔橋本病，クレチン症，甲状腺摘除後，放射性ヨード治療後，下垂体性（二次性），視床下部（三次性）〕，全身性重症疾患

■意義・何がわかるか？

● 血中（血清，血漿）T₃のすべてを測定し，T₃の血中濃度を知る検査である．血中T₃の99.7％は甲状腺ホルモン結合グロブリン（TBG）やアルブミンなどの甲状腺ホルモン結合蛋白に結合して存在し，残りの約0.3％が遊離型として存在する．結合T₃のすべてを遊離型にして測定する．遊離T₃測定より安定的な検査である．

● 通常T₄と並行して変動するが，重症疾患ではT₃の低下がT₄の低下より大きい場合がある（低T₃症候群）．

■病態のメカニズム

● 視床下部-下垂体-甲状腺系による調節機構は，T₄と同様である．

● 各種病態におけるメカニズムもほぼT₄と同様である．

● T₄に比べT₃が高値を示す場合は，Basedow病の一部でみられるが，多くは抗甲状腺剤治療中の経過の一部である．

● T₄に比べT₃が低値を示す場合の多くは，全身性重症疾患における脱ヨード過程の変化のためT₄からT₃への変換が低下した状態である．

エキスパートの臨床知

♧ TSHを測定し同時に評価することはT₄の場合と同様で，T₃ではさらにT₄も同時に評価するのが一般的です．

♣ 通常はT₄と並行して変動します．Basedow病の一部でT₃のみ高値を示します（T₃トキシコーシス）．

♧ 全身性重症疾患ではT₃のみ低値を示すことがあります（低T₃症候群）．

(家入蒼生夫)

Ⅱ. 内分泌学的検査 | 甲状腺

遊離サイロキシン（遊離チロキシン）（FT₄） — free thyroxine

基準値 0.9〜1.7 ng/dL

血中の自由水分画（通常は血清，血漿と同じ）に存在する T_4 と定義される．視床下-下垂体-甲状腺系により調節され，全身臓器（肝臓，腎臓，心臓）の代謝活性を高める作用がある．

測定法	検体の採取，取扱い，保存
臨床検査では non-RI のイムノアッセイ．測定法標準化における基準測定法は，平衡透析-質量分析法である．	日内変動や運動および食事の影響は小さいので，採血時間は随時でよい．測定には血清が適しているがヘパリンや EDTA 加血漿も測定可能である．−20℃以下の凍結保存で長期安定で凍結融解の影響も小さい．

高　値	低　値
甲状腺機能亢進症（Basedow 病，Plummer 病，TSH 産生腫瘍），破壊性甲状腺炎（亜急性甲状腺炎，無痛性甲状腺炎），甲状腺ホルモン（T_4）製剤の過剰投与，甲状腺ホルモン不応症（Refetoff 症候群）	甲状腺機能低下症〔橋本病，クレチン症，甲状腺摘除後，放射性ヨード治療後，下垂体性（二次性），視床下部（三次性）〕，T_3 製剤の過剰投与

■意義・何がわかるか？
● 血中自由水分画（通常，血清，血漿と同じ）に存在する T_4 の濃度を測定する検査である．
● 臨床検査では通常 non-RI のイムノアッセイで測定され，いくつかの異なる測定法が実用化されている．

■病態のメカニズム
● FT_4 高値を示す甲状腺機能亢進症のうち，Basedow 病が最も頻度が高い．
● Plummer 病や多機能性甲状腺腫は，

腫瘍による自律的分泌である．
● 亜急性甲状腺炎や無痛性甲状腺炎は，組織の破壊的機転による．
● 甲状腺機能低下症のうち最も頻度の高い疾患は，橋本病である．次いで，甲状腺悪性腫瘍の術後や放射性ヨード照射後が多い．
● TBG やアルブミンの異常が存在しても，血中 FT_4 濃度への影響は，総 T_4 に比較してはるかに小さい．

エキスパートの臨床知
♣ 血中 TSH と血中遊離型 T_4 を同時測定し，評価するのが通常です．
♣ 甲状腺機能異常のスクリーニングにおけるシングル・ベストの項目は TSH ですが，FT_4 濃度は，機能異常の重症度を示すと考えられます．
♣ 妊娠後期には，基準範囲下限よりわずかに低下する例があります．

（家入蒼生夫）

甲状腺　129

Ⅱ. 内分泌学的検査　｜　甲状腺

遊離トリヨードサイロニン（遊離トリニヨードチロニン）（FT₃）

free triiodothyronine

基準値 2.0～4.0 pg/mL

血中の自由水分画（通常は血清，血漿と同じ）に存在する T_3 と定義される．FT_3 のほとんどは末梢組織で脱ヨード酵素の作用で T_4 から変換されたものである．作用は FT_4 の約4～10倍あり，活性型甲状腺ホルモンといえる．

測定法	検体の採取，取扱い，保存
臨床検査では，non-RI のイムノアッセイ．	日内変動や運動および食事の影響が少ないので，採血時間は随時でよい．測定には血清が適しているが，ヘパリンや EDTA 加血漿も測定可能である．−20℃以下の凍結保存で長期安定で凍結融解の影響も少ない．

高 値	低 値
甲状腺機能亢進症（Basedow 病，Plummer 病，TSH 産生腫瘍），破壊性甲状腺炎（亜急性甲状腺炎，無痛性甲状腺炎），甲状腺ホルモン（T₃）製剤の過剰投与，甲状腺ホルモン不応症（Refetoff 症候群）	甲状腺機能低下症〔橋本病，クレチン症，甲状腺摘除後，放射性ヨード治療後，下垂体性（二次性），視床下部（三次性）〕，全身性重症疾患

■意義・何がわかるか？
- 血中自由水分画（通常は血清，血漿と同じ）に存在する FT_3 の濃度を測定する検査である．
- 臨床検査では通常 non-RI のイムノアッセイで測定され，いくつかの異なった測定法がある．

■病態のメカニズム
- FT_3 高値を示す甲状腺機能亢進症のうち，Basedow 病が最も頻度が高い．
- Plummer 病や多機能性甲状腺腫は，腫瘍による自律的分泌である．
- 亜急性甲状腺炎や無痛性甲状腺炎は，組織の破壊的機転による．
- 甲状腺機能低下症のうち最も頻度の高い疾患は，橋本病である．次いで，甲状腺悪性腫瘍の術後や放射性ヨード照射後が多い．
- TBG やアルブミンの異常が存在しても，血中 FT_3 濃度への影響は，総 T_3 に比較してはるかに小さい．

エキスパートの臨床知

- ♧甲状腺機能亢進症を示す疾患のうち，Basedow 病では FT_3/FT_4 比が比較的大きく，亜急性甲状腺や無痛性甲状腺炎では比較的小さいです．
- ♣ヨード欠乏症では，FT_3/FT_4 は大きいです．
- ♧全身性重症疾患（非甲状腺疾患）では，FT_3 の低下が他の甲状腺ホルモンに先立って低下します（低 T_3 症候群，euthyroid sick syndrome）．
- ♣加齢による低下が他の甲状腺ホルモンに比べ大きいです．

（家入蒼生夫）

II. 内分泌学的検査 — 甲状腺

TSH受容体抗体 (TRAb) thyroid stimulating hormone receptor antibody
(TSH結合阻害免疫グロブリン) (TBII) TSH-binding inhibiting immunoglobulin

基準値 1.0 IU/mL 未満（健常者），2.0 IU/mL（Basedow病のカットオフ値）

TSH（甲状腺刺激ホルモン）受容体に対する自己抗体のことで，TSHがTSH受容体に結合するのを阻害することからTBIIとよばれる．TBIIのほとんどは，甲状腺刺激抗体であり，刺激作用のないものがTSH結合阻害抗体である．

測定法	検体の採取，取扱い，保存
競合法レセプター結合アッセイ，表示単位に2種類あり，IU/mL（ヒトモノクローナル抗体M22を用い，NIBSC 90/672で較正）と結合阻害率（%）とがある．	随時採血された血清でよい．−20℃以下の凍結保存で長期安定である．

高 値
Basedow病，Basedow病眼症，特発性粘液腫腫

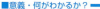

■意義・何がわかるか？
- 未治療Basedow病の約98%が陽性を示す．
- TRAb高値のBasedow病は寛解に至りにくく，低値の例の多くは，寛解する．
- しかし，TRAb値による予後の判定は，必ずしも確実ではない．
- 亜急性甲状腺炎や無痛性甲状腺炎では，陽性率が低く，かつ測定値が低い．
- 甲状腺機能低下症を示す症例でTRAbが高値を示す場合があり，TSBAbが高値であることがある．
- TRAbはIgG抗体であり，胎盤通過性がある．胎児・新生児甲状腺機能亢進症の診断・発症予測に有用である．
- Basedow病特有の眼症状を有し，眼窩内腫瘍が否定できるなら，甲状腺機能にかかわらず甲状腺眼症 (euthyroid Graves' disease) と診断できる．

■病態のメカニズム
- TRAbの出現には，免疫系のTh1/Th2のバランスでTh2が優位，かつ環境因子など増悪因子が関与している．
- TRAbが出現し，甲状腺機能亢進症が発症するには，甲状腺の感受性も関与している．

エキスパートの臨床知

- ♧ TRAb 1.0〜2.0 IU/mLで臨床症状からBasedow病が疑われるなら，TSAbや放射性ヨード摂取率などの結果から鑑別します．
- ♣ 基準値とは，健常者（基準個体）数100人の測定値の中央95%が示す値のことで，TRAbの基準値は1.0 IU/mLとなり，個々の疾患に対するカット・オフ値は，例えばBasedow病では2.0 IU/mLとなります．
- ♧ 測定試料に血漿を用いた場合は，低値を示すことがあります．
- ♣ 測定キットの特性により，基準値，カット・オフ値が異なります．

（家入蒼生夫）

Ⅱ. 内分泌学的検査　副甲状腺

副甲状腺ホルモンインタクト（PTH-intact）

parathyroid hormone intact

| 基準値 | 10〜65 pg/mL |

骨と腎を主な標的臓器とし，血中 Ca 濃度を上昇させ，リン濃度を低下させるホルモンである．

測定法	検体の採取，取扱い，保存
ECLIA	必ず血清 Ca を同時に評価する．

高 値	低 値
原発性副甲状腺機能亢進症，家族性低 Ca 尿性高 Ca 血症，異所性 PTH 産生腫瘍，PTH 分泌低下以外の原因による低 Ca 血症（二次性副甲状腺機能亢進症）	PTH 分泌不全による副甲状腺機能低下症，悪性腫瘍に伴う高 Ca 血症などの高 Ca 血症

■意義・何がわかるか？

● 血中 Ca 濃度と PTH 分泌の間には，ネガティブフィードバックが存在する．血中 Ca の上昇は PTH 分泌の抑制を，逆に Ca 濃度の低下は PTH 分泌の促進を惹起する．

● PTH は，84 個のアミノ酸からなるペプチドホルモンである．血中には，この活性を有する全長 PTH に加え，種々の PTH フラグメントが存在する．本法は，2 種類の抗体を用い，全長 PTH と，ほぼ全長 PTH のみを測定するアッセイである．

■病態のメカニズム

● 高 Ca 血症下で PTH が高値を示すことは，過剰な PTH 活性による高 Ca 血症であることを示している．このよ

うな疾患には，原発性副甲状腺機能亢進症，Ca 感知受容体遺伝子不活性型変異などによる家族性低 Ca 尿性高 Ca 血症，および異所性 PTH 産生腫瘍がある．

● 慢性腎臓病やビタミン D 欠乏，偽性副甲状腺機能低下症などの，PTH 分泌不全以外の原因による低 Ca 血症では，PTH 分泌の亢進から血中 PTH は高値を示す．

● 低 Ca 血症下で PTH が低値であることは，PTH 分泌不全による副甲状腺機能低下症であることを示している．

● 悪性腫瘍に伴う高 Ca 血症などの，過剰な PTH 活性以外の原因による高 Ca 血症では，PTH は低値を示す．

エキスパートの臨床知

♣ PTH の測定は，血中 Ca 濃度の異常がある場合の病因の検討，あるいは慢性腎臓病に伴う骨・ミネラル代謝異常の管理のために行われることが多いです．

♣ PTH の測定法には，いくつかのものが存在します．このうち，活性を有する全長 PTH を反映する PTH-intact，あるいは Whole PTH が頻用されています．

♣ 一般に Whole PTH による測定値は，PTH-intact の値より低値となります．

♣ 慢性腎臓病に伴う骨ミネラル代謝異常の診療ガイドラインでは，透析患者の PTH-intact は 60〜240 pg/mL の範囲に維持することが勧められています．

（福本誠二）

Ⅱ. 内分泌学的検査　副腎皮質

アルドステロン〔(血漿アルドステロン濃度)(PAC)〕　aldosterone

基準値　安静臥位：30〜159 pg/mL，立位：39〜307 pg/mL

副腎皮質から分泌されるミネラルコルチコイドで，主にレニンアンジオテンシン系（RAS），K，ACTH により分泌調節される．血圧，電解質，循環血漿量の恒常性の維持にかかわる．

測定法	検体の採取，取扱い，保存
RIA 固相法	採血時の体位や食塩摂取量に影響される．原則は早朝空腹時 30 分安静後，臥位で採血する．検体は凍結保存．

高 値	低 値
レニン高値か正常値：続発性アルドステロン症（肝硬変，心不全，ネフローゼ症候群など），腎血管性高血圧，レニン産生腫瘍，Bartter 症候群 レニン低値：原発性アルドステロン症	レニン高値：アジソン病，21-水酸化酵素欠損症（塩類喪失型） レニン低値：低レニン性低アルドステロン症，偽性アルドステロン症（グリチルリチン摂取），リドル症候群，11β-水酸化酵素欠損症，17α-水酸化酵素欠損症

■意義・何がわかるか？
● アルドステロン過剰状態では，腎尿細管での Na，HCO_3^- の再吸収および K，H^+ の排泄促進のため，低 K 血症や代謝性アルカローシスを発作する．
● 血清電解質（Na，K）の異常，高血圧，浮腫が認められる場合，アルドステロン（できればレニンも）測定する．

■病態のメカニズム
● アルドステロンの分泌調節に最も重要な因子は RAS である．アルドステロン測定の際は，必ず血漿レニン活性（PRA）または活性レニン濃度（ARC）を同時に測定する．

エキスパートの臨床知
♧ 採血にあたり，食事の塩分量（減塩で増加，高塩で減少），姿勢（座位，立位で増加），年齢（小児で増加，高齢者で低下），性（女性の排卵期で低下，黄体期や妊娠で増加）に留意します．
♣ 降圧薬によって大きく影響を受けるので服薬内容を確認します．特に RAS 阻害薬では低下，アルドステロン拮抗薬では増加するので休薬して再検査します．
♧ 原発性アルドステロン症のスクリーニングにはアルドステロン・レニン比（ARR > 200）が汎用されます．

（平田結喜緒）

副腎皮質　133

Ⅱ. 内分泌学的検査　　副腎皮質

コルチゾール

cortisol

基準値	RIA：4.0〜18.3μg/dL，　EIA：6.4〜21.0μg/dL， CLEIA：4.0〜19.3μg/dL

副腎皮質束状層から分泌され，糖・蛋白・脂質・電解質代謝，血圧調節，抗炎症，免疫抑制などの広範な作用があり，生命維持に不可欠なホルモンである．

測定法	検体の採取，取扱い，保存
RIA，EIA，CLIEA	早朝，空腹時に30分安静臥床後に採血，日内変動をみる場合，午後，深夜にも採血する．

高　値	低　値
ACTH高値が正常値：Cushing病（下垂体腺腫），異所性ACTH産生腫瘍 ACTH低値：Cushing症候群（副腎性）	ACTH高値：原発性副腎機能低下症（Addison病，先天性副腎皮質酵素欠損症など） ACTH低値：続発性副腎機能低下症（下垂体機能低下症，ACTH単独欠損症，医原性など）

■意義・何がわかるか？
● コルチゾールは1日約20〜30mg分泌される．コルチゾールの分泌は，日内変動（早朝高く，深夜に低い），ストレス，ネガティブフィードバック機構により調節されている．コルチゾールとACTHを同時に測定し評価する．

● 副腎皮質機能が判断できる．

■病態のメカニズム
● コルチゾール分泌が過剰な病態はCushing症候群（Cushing病，副腎性，異所性ACTH症候群など），低下の病態は副腎皮質機能低下症（原発性，続発性）に大別される．

エキスパートの臨床知

♣ ストレス（精神的，感染，外傷，手術など）で上昇するので，安静臥床で採血するのが原則です．

♣ 糖質ステロイド（プレドニゾロンなど）治療中には，見かけ上増加するので服薬の有無を確認します．

♣ 抗けいれん薬や抗結核薬投与では低下，うつ病やアルコール多飲者では増加するので病歴を詳しくとります．

♣ Cushing症候群の鑑別診断にはデキサメタゾン抑制試験やCRH刺激試験，副腎機能低下症にはACTH刺激試験が実施されます．

（平田結喜緒）

| Ⅱ. 内分泌学的検査 | 副腎皮質・交感神経 |

セロトニン（5-ヒドロキシトリプタン（5-HT））

serotonin（5-hydroxytryptamine）

| 基準値 | 全血：57～230 ng/mL，多血小板血漿：170～620 ng/mL
髄液：13 ng/mL 以下 |

セロトニン（5HT）は，必須アミノ酸であるトリプトファンから生成される生体内アミノ酸の1種で，血管収縮作用，消化管機能の調節作用，血小板凝集促進作用を示す他，中枢神経系では神経伝達物質として働く．

測定法	検体の採取，取扱い，保存
HPLC	セロトニン(5-HT) は不安定であり，採血は EDTA を加えたプラスチック容器を用い4℃に保存．分離後の保存は-20℃で凍結保存する．カルチノイド症候群を疑うときは，発作中に採血することが望ましい．

高　値	低　値
カルチノイド症候群，ダンピング症候群，片頭痛発作前，脳性麻痺，認知症，先天性風疹症候群	膠原病，統合失調症，片頭痛発作時，躁うつ病，フェニルケトン尿症

■意義・何がわかるか？

●5-HT の 90％は消化管のクロム親和性細胞，8％が血小板，1～2％が中枢神経系から放出される．クロム親和性細胞から放出された5-HT は門脈血中に入り，そのほとんどが能動輸送によって血小板に取り込まれる．したがって，全血中の 5-HT の大部分は血小板由来である．5-HT は脳血液関門を通過しないため，中枢神経の影響はない．このため中枢神経系における動態を知るには髄液中の 5-HT を測定する必要がある．

■病態のメカニズム

●5-HT がしばしば上昇するのは，5-HT を産生するカルチノイド症候群や胃切除後に起こる血管運動神経症状と消化器症状を呈するダンピング症候群である．後者では摂取した食物が小腸内に急速に流入し，クロム親和性細胞からの 5-HT 分泌を促進するためと考えられている．また，膠原病患者においては，病気の活動期に血小板中 5-HT が減少することが報告されている．片頭痛患者でも発作時に 5-HT が減少する．髄液中の 5-HT は，神経性食思不振症やうつ病，Parkinson 病などで低下が認められる．

エキスパートの臨床知

♣ 臨床的に重要で診断の根拠となるのは，カルチノイドに代表される内分泌細胞腫瘍です．著明な高値例では，基準値上限の 10 倍に達することがあり，その代謝物である 5-HIAA（5-ヒドロキシインドール酢酸）を尿中で測定すると，高値を示します．他疾患での上昇率は 2～3 倍程度です．

♣ ダンピング症候群でも顔面紅潮，動悸，発汗などを訴える例では血中 5-HT 濃度が上昇したためと考えられます．

♣ 近年，抗うつ薬としてよく投与される SSRI（選択的セロトニン再摂取阻害薬）では血中 5-HT 濃度は上昇します．

（平田恭信，齋藤　幹）

II. 内分泌学的検査　副腎皮質・交感神経

カテコールアミン（CA）

catecholamine

基準値	アドレナリン（AD） ノルアドレナリン（NA） ドーパミン（DA）	血中	100 pg/mL 以下 100～450 pg/mL 20 pg/mL 以下	尿中	3～15 μg/日 26～121 μg/日 190～740 μg/日

カテコールアミン（CA）は，ドーパミン（DA），ノルアドレナリン（NA），アドレナリン（AD）の総称で，主に交感神経，副腎髄質，脳などに分布し重要な役割を果たす．

測定法	検体の採取，取扱い，保存
HPLC	尿は24時間塩酸蓄尿とする．血漿は分離後ただちに凍結し，−20℃で保存する．

高　値	低　値
褐色細胞腫，神経芽細胞腫，高血圧，甲状腺機能低下症，うつ病	Addison病，下垂体機能低下症，起立性低血圧，家族性自律神経失調症

■意義・何がわかるか？

●CAの分泌は，低血糖，出血，酸素欠乏その他さまざまなストレスによって起こる．交感神経から分泌されたNAは近傍の作用臓器に取り込まれ作用を及ぼす．副腎髄質から分泌されるAD，NAは循環血中に乗り，遠隔の作用臓器に作用を及ぼす．正常ではNAの測定は交感神経機能を反映し，ADは副腎髄質機能を反映する．

●検査としてCAの測定が有用なのは，CAが過剰に産生・分泌される疾患である褐色細胞腫と神経芽細胞腫を疑った場合である．

■病態のメカニズム

●DAはNAの前駆物質でもあり，中枢

神経，腎，循環器，消化器に対して特有の作用を有しているが，その測定自体は臨床的にあまり有用ではない．血中CAの低値はあまり問題にならず，高値が問題であってADとNAの測定は，褐色細胞腫と神経芽細胞腫の診断に用いられる．ADは副腎髄質のみで産生されるので，AD高値は副腎原発の褐色細胞腫であることを示しており，副腎外性の褐色細胞腫ではNAが高い．神経芽細胞腫の場合，NAおよびDAが上昇するが，ADは正常域にあることが多い．

エキスパートの臨床知

♣交感神経機能を反映するので，血中カテコールアミン濃度は容易に変化します．
♣例えば臥位から立位になるだけでも，あるいは暗算試験でも2倍以上に上昇します．
♣また採血の刺激でも増加するので，何度も刺し損なった場合はしばらく安静後に再度採血をするのがよいでしょう．
♣臨床的に最も役に立つのは褐色細胞腫の診断で，ノルアドレナリンとアドレナリンの総和が血中で2,000 pg/mL，尿中で250 μg/日を超える場合には褐色細胞腫を強く疑います．
♣採血前30分は安静臥床とし呼吸位で採血します．
♣尿中カテコールアミンを測定する場合は塩酸蓄尿しないと分解されてしまいます．

（平田恭信，齋藤　幹）

II. 内分泌学的検査 | 副腎皮質・交感神経

バニルマンデル酸（VMA）
vanillylmandelic acid

基準値 血中：3～9 ng/mL，尿中：1.3～5.1 mg/日

VMA は，ノルアドレナリン（NA）ならびにアドレナリン（AD）の最終代謝産物であり，その血液，髄液ならびに尿中濃度は，生体のカテコールアミン（CA）合成能を反映すると考えられる．

測定法	検体の採取，取扱い，保存
HPLC	尿は塩酸蓄尿，採血は早朝空腹時に 30 分以上安静臥床後に採血し，遠心後血漿を分離し，－20℃で凍結保存する．乳幼児では，尿をしみこませた濾紙を乾燥させて測定する．

高 値	低 値
褐色細胞腫，神経芽細胞腫，神経節細胞腫	家族性自律神経失調症，Shy-Drager 症候群

■意義・何がわかるか？
● VMA は，CA の最終代謝産物である．副腎髄質あるいは神経堤由来の腫瘍（褐色細胞腫，神経芽細胞腫）の多くは CA 産生能を有する．したがって尿中 VMA は，副腎髄質あるいは神経堤由来の腫瘍の腫瘍マーカーとして用いられる．

■病態のメカニズム
● 血中に放出された CA の代謝は非常に早く，数分以内にその作用が消失する．尿中に排出される CA の割合は全分泌量の 2～5％程度とされている．尿中の VMA は化学的に安定で多量に存在するため，生体内の CA の分泌・合成の指標となる．CA 産生腫瘍では血中・尿中の VMA 濃度が高い．臨床症状から褐色細胞腫を疑ったときは NA，DA（ドーパミン），AD とともに 24 時間尿を採取し診断する．

エキスパートの臨床知

♧ VMA はノルアドレナリンやアドレナリンの安定した最終代謝産物でありかつ安定です．代謝され尿中に排出されるノルアドレナリンやアドレナリンの 40～50％を占めることからスクリーニング検査としては有用です．

♣ しかし，尿中の VMA のみではアドレナリンのみを産生する褐色細胞腫の診断においては感度に劣り，本態性高血圧患者と褐色細胞腫の間でオーバーラップも認められ特異度も十分ではありません．

♧ しかし簡便なので，治療効果，再発の有無の判定などには有用です．

♣ カテコールアミン関連項目全般にいえることですが，測定法によってはバナナ，バニラ，コーヒーなどで偽陽性を示すことがあり，最近は使用頻度が減っているものの交感神経抑制薬（レセルピン，クロニジン）などの影響も大きいです．

（平田恭信，齋藤　幹）

副腎皮質・交感神経　　137

Ⅱ. 内分泌学的検査　副腎皮質・交感神経

ホモバニリン酸（HVA）　homovanillic acid

基準値	血中：4〜15 ng/mL，尿中：1.5〜6.6 mg/ 日

HVA は，ドーパおよびドーパミンの最終代謝産物である．ドーパはカテコールアミン（CA）およびメラニンの前駆物質であり，ドーパミンはクロム親和性細胞内でノルアドレナリン（NA）やアドレナリン（AD）に転換して交感神経活性の調節や中枢神経において，神経伝達物質として作用する．

測定法	検体の採取，取扱い，保存
HPLC	尿は塩酸蓄尿．採血は早朝空腹時に 30 分以上安静臥床後に採血し，遠心後血漿を分離し−20℃で凍結保存する．乳幼児では，尿をしみこませた濾紙を乾燥させて測定する．

高　値	低　値
褐色細胞腫，神経芽細胞腫，悪性黒色腫	Parkinson 症候群，Alzheimer 病，Down 症，Shy-Drager 症候群

■意義・何がわかるか？

● HVA は，生体におけるドーパ，ドーパミンの産生を反映し，中枢および末梢の交感神経機能を推測できる．血漿および尿中の HVA の約 60 ％は，副腎などの末梢臓器に由来する．クロム親和性細胞腫のうち，ドーパミンを過剰に産生する神経芽細胞腫や，ドーパを多量に産生する悪性黒色腫では，HVA が高値を示すので，その診断や治療効果の指標として用いられる．

■病態のメカニズム

● CA 産生腫瘍や悪性黒色腫の生化学的診断に用いられるが，これまで乳幼児にみられる神経芽細胞腫のマススクリーニングとして広く用いられてきた．乳幼児マススクリーニングの成績から，神経芽細胞腫の診断において HVA のみの診断感度は 88.2 ％であるが，VMA と組み合わせると 96 ％と，きわめて高感度の生化学的診断が可能とされてきた．

エキスパートの臨床知

♣血中の HVA は大部分が末梢各臓器に由来し腎より排出されるので，血中や尿中の HVA は中枢より全身の末梢交感神経活性を反映した指標といえます．

♣一方 CA 産生腫瘍である神経芽細胞腫，メラニン産生腫瘍である悪性黒色腫（メラノーマ）では HVA が過剰に産生されるので，腫瘍の診断および治療の効果判定には血中，尿中 HVA の測定は有用です．

♣一般に乳幼児の尿中 HVA 排泄が 30 μg/mg Cr（クレアチニン）以上の場合は交感神経芽細胞腫を疑います．

♣しかし神経芽細胞腫でも基準値にとどまるものもあります．

♣神経性食思不振症でも高値を示します．

♣褐色細胞腫で尿中 HVA が異常高値を示す頻度は高くありません．

♣バナナ，柑橘類，バニラなどを含む食品で HVA の産生が亢進することがあります．

（平田恭信，齋藤　幹）

138　　Ⅱ. 内分泌学的検査

II. 内分泌学的検査 性腺・胎盤

妊娠反応

pregnancy test

基準値	尿中 hCG 定性（妊娠診断キット）25 IU/L 以上

尿中のヒト絨毛性性腺刺激ホルモン〔human chorionic gonadotropin (hCG)〕を定性検査で測定することを，妊娠反応とよぶ．

測定法	検体の採取，取扱い，保存
コロイド粒子免疫反応（妊娠診断キット）	早朝尿による検査が原則．また，尿は日によって濃縮の程度に差があるので注意が必要．

高 値	低 値
妊娠（異所性妊娠を含む），胎盤遺残，胞状奇胎，絨毛性腫瘍（侵入性奇胎，絨毛癌など），hCG 産生腫瘍，悪性腫瘍	非妊娠，完全流産，生化学的妊娠

■意義・何がわかるか？
● 健康男性，健康非妊娠女性では，体内で hCG は産生されないので，妊娠反応が陽性であるということは，体内に hCG を産生する組織，すなわち絨毛組織，胞状奇胎，絨毛性腫瘍，hCG 産生腫瘍，悪性腫瘍などが存在することを意味する．

■病態のメカニズム
● 妊娠すると，胚の栄養膜細胞から発生した絨毛組織は hCG を産生する．hCG は血中に分泌され，尿中に排泄

される．血中 hCG は胚着床の時期に一致して，排卵後 7 日ごろより検出可能となる．尿中 hCG は排卵後 10 日ごろで上昇し始め，排卵後 14 日で約 50 IU/L となり，その後急速に上昇する．妊娠 8〜10 週でピーク（100,000〜500,000 IU/L）に達した後減少し，妊娠末期まで低濃度で推移する．分娩後 2 週間で検出不能となる．また，非妊娠時でも，絨毛性腫瘍や悪性腫瘍など，hCG 産生疾患が存在すれば，妊娠反応は陽性となる．

エキスパートの臨床知

♧ 多くの妊娠反応キットでは，妊娠 4 週 0 日（受精 2 週間後）ごろから，陽性を示します．

♣ 妊娠反応は，「妊娠」の診断ではなく，尿中に排出された hCG を検出する検査であることを常に念頭におきます．妊娠でなくても，hCG 産生性疾患であれば陽性を示すので，妊娠反応のみで妊娠の診断をしてはなりません．妊娠の診断には，問診や超音波検査が必要です．

♧ 妊娠反応が陽性なのに，超音波検査で子宮内の胎嚢が検出されない場合は，①正常妊娠だが妊娠週数が早い，②異所性妊娠，③流産，④ hCG 産生性疾患の，4 つを鑑別しなければなりません．

♣ 妊娠反応は，細菌尿，結晶尿，血尿，蛋白尿，pH の変化などにより影響を受けます．また，hCG 濃度が高すぎると偽陰性を示すことがあります．

♧ キットに示された反応時間を大きく超えると，偽陽性を示すことがあるので，反応終了時間を順守します．

（藤井知行）

性腺・胎盤 139

Ⅱ. 内分泌学的検査　　性腺・胎盤

エストラジオール（E₂） estradiol, 1, 3, 5 (10)-estratriene-3, 17β-diol

基準値 巻末の付表4に掲載

主に卵巣でコレステロールから合成されるエストロゲンのうち，活性の最も強い物質がエストラジオールであり，女性の生殖活動に欠かせないホルモンである．

測定法	検体の採取，取扱い，保存
RIA	日内変動はほとんどないが，女性では月経周期・妊娠週数により変動する．採血後はできるだけ早く血清分離を行い，−20℃で保存する．

高 値	低 値
エストロゲン産生卵巣腫瘍，思春期早発症，卵巣過剰刺激症候群，先天性副腎皮質過形成，肝疾患，妊娠（特に多胎）	卵巣機能不全，低ゴナドトロピン性無月経，早発卵巣不全，閉経後

■意義・何がわかるか？
● エストラジオールは，視床下部（GnRH）-下垂体（ゴナドトロピン）-卵巣（エストロゲン）の間に存在する生殖調節系においてその末梢臓器である卵巣から分泌されるが，上位中枢に対してフィードバックによる抑制または刺激作用も有する．

● 卵胞期には，卵巣の莢膜細胞で合成されたテストステロンが顆粒膜細胞に移動し，エストラジオールに変換される．黄体期には黄体細胞でエストラジオールへと合成される．

● 思春期前には，顆粒膜細胞を刺激するFSH，莢膜細胞を刺激するLHとも低値であり，したがってエストラジオールも低値である．

● 月経周期におけるFSH，LHの変動により血中エストラジオール値も変動し，卵胞期後期と黄体期中期に上昇する．

● エストラジオールは，脂肪組織でもアンドロゲンの変換により産生される．

● エストラジオールは主として肝臓で代謝されるため，肝疾患の存在により血中の濃度が高値となる．

■病態のメカニズム
● エストラジオールは，視床下部と下垂体に対するフィードバック作用を有するので，性機能の把握には，ゴナドトロピン値（FSH，LH）も検討しなければならない．

● 不妊症例などに対し排卵誘発を行っている場合は，卵胞数に応じてエストラジオールも上昇することが多い．

エキスパートの臨床知

♧ 月経周期のどの時点における採血であるかを見きわめます．このため，普段の月経周期と最終月経の日付を聞くことは必須です．

♣ 閉経後の女性ではエストラジオールは低値となりますが，閉経前女性の卵胞期早期との鑑別が困難なこともあるので，閉経や更年期を診断するのにエストラジオール値だけを用いることはせず，血中FSH値も参照して診断します．

♧ 異常な高値を示す場合には，エストロゲン産生腫瘍を疑い，腟分泌物の増加など高エストロゲン症状を呈していないか，確かめます．

（久具宏司）

II. 内分泌学的検査　｜　性腺・胎盤

尿中エストリオール（E_3）　　　urinary estriol

基準値	妊娠 29〜32 週：9,450〜33,400 μg/ 日，妊娠 33〜36 週：11,500〜74,200 μg/ 日，妊娠 37〜40 週：17,400〜87,300 μg/ 日

胎盤と胎児の副腎，肝臓の協調作用で産生されるエストロゲンである．胎盤，胎児両者の機能を反映する．

測定法	検体の採取，取扱い，保存
RIA	日内変動があり，また母体飲水量などに影響されるため，24 時間蓄尿で 1 日当たりの尿中排泄量を測定する．

高　値	低　値
多胎妊娠，エストロゲン産生卵巣腫瘍，母体へのオキシトシン投与	胎盤機能不全，胎児発育不全，重症妊娠高血圧症候群，子宮内胎児死亡，無脳児，胎盤 sulfatase 欠損症，胎盤 aromatase 欠損症

■意義・何がわかるか？

●妊娠中増加した母体血中コレステロールから胎盤で生成された pregnenolone は，胎児副腎で dehydro-epiandrosterone sulfate（DHA-S）に変換され，さらに胎児肝臓で 16 α-OH-DHA-S になった後再び胎盤で E_3 に変化し，母体尿中に排泄される．したがって，胎盤あるいは胎児の副腎，肝臓の機能低下があると，母体尿中 E_3 も低下し，これを測定することにより，胎盤，胎児両者の機能を把握することができる．

■病態のメカニズム

●E_3 は妊娠時の胎児・胎盤系の機能を反映している．胎盤機能不全，胎児発育不全，重症妊娠高血圧症候群，子宮内胎児死亡では，そのいずれかに障害が起こっているため，尿中 E_3 は低くなる．無脳児では，胎児副腎皮質の胎児層が欠如し，胎盤での E_3 産生が極端に低下する．胎盤の E_3 産生に必要な sulfatase や aromatase の欠損でも E_3 産生が著しく低下する．多胎妊娠では，胎児と胎盤が複数あるため，E_3 産生が多い．母体への薬物投与では，dexamethazone，betamethazone，ampicillin，aspirin，phenobarbital で低値を，oxytocin で高値を示す．

エキスパートの臨床知

❖臨床では，ラテックス凝集阻止反応を用いた尿中 E_3 キット（Neoest®，Quick E_3 test®など）が多く利用されます．

♣なるべく 24 時間尿中排泄量で，胎児・胎盤機能を判定します．

♣日によって，変動が大きいので，1 回の検査で判定せず，経日的に観察して判定します．

♣最近では，もっと鋭敏に胎児の状態を判定できる胎児心拍数モニターや超音波検査（カラードプラー検査を含む）が，胎児・胎盤の機能評価に利用されるようになり，尿中エストリオール検査が実施されることはほとんどなくなっています．実施する場合は補助的な検査として利用されています．

（藤井知行）

II. 内分泌学的検査　　性腺・胎盤

プロゲステロン（P₄）

progesterone, 4-pregnene-3, 20-dion

基準値 巻末の付表5に掲載

受精卵が着床し，妊娠が維持されるために必要なステロイドホルモンであり，卵巣，胎盤，および副腎皮質で産生，分泌され，卵巣では卵胞が排卵した後の黄体での分泌が主である．

測定法	検体の採取，取扱い，保存
RIA 固相法	日内変動はほとんどないが，女性では月経周期・妊娠週数により変動する．採血後はできるだけ早く血清分離を行い，−20℃で保存する．

高　値	低　値
先天性副腎皮質過形成，Cushing症候群，妊娠	Addison病，黄体機能不全，異常妊娠（流産，胎盤機能不全）

■意義・何がわかるか？

● 女性の血中プロゲステロン濃度測定により，黄体機能を臨床的に評価することが可能となる．黄体期に高濃度を示すプロゲステロンは，受精卵の着床および初期の妊娠維持に重要である．

■病態のメカニズム

● 卵巣におけるプロゲステロン合成は，主として排卵後の黄体で，プレグネノロンからプロゲステロンへの経路を経て行われる．卵胞期には，この経路は作動せず，ステロイド代謝系はエスト

ロゲン合成へと進行するため，プロゲステロンはほとんど産生されない．妊娠が成立しないと，黄体は自然に退縮し，同時にプロゲステロン分泌も急速に下降し，卵胞期のレベルに戻る．妊娠が成立すると，プロゲステロン分泌はさらに上昇するが，黄体からのプロゲステロン分泌は妊娠10週頃がピークであり，その後は胎盤がプロゲステロン分泌の主体となる．妊娠成立後にプロゲステロンが低値であると妊娠維持が障害を受け，流産の原因となりうる．

エキスパートの臨床知

♧ 黄体機能評価には，基礎体温の上昇，または超音波診断により排卵を確認し，黄体期になっていることが確実と思われる時期に測定する必要があります．基礎体温における高温相の持続期間は11〜15日が正常であり，この期間の中期でのプロゲステロン値は10ng/mL以上あるのが正常です．黄体期に測定したプロゲステロン値が10ng/mL未満でも，最高値を呈する時期とずれていることもあるので，複数回の測定を行ってみるとよいです．

♣ 流産のときにプロゲステロン値が下降を示すことが多い．しかし，プロゲステロン値が下降傾向であっても流産でないことも少なくありません．流産の診断は，臨床症状と超音波診断により行うのが通例であり，血中プロゲステロン値は参考にとどめておき，プロゲステロン値が低めであっても他に異常がなければ，流産と結びつけるような発言をすべきではありません．

（久具宏司）

II. 内分泌学的検査 　性腺・胎盤

テストステロン

testosteron

基準値　男性：1.31〜8.71 ng/mL，女性：0.11〜0.47 ng/mL

男性ホルモンは，C19 ステロイドホルモンの総称で，テストステロンはその代表で最も強い男性ホルモン作用を有する．

測定法	検体の採取，取扱い，保存
ECLIA	採血後，速やかに血清を分離して凍結保存するのが望ましい．

高　値	低　値
精巣腫瘍（Leydig 腫瘍），先天性副腎過形成，Cushing 症候群，卵巣腫瘍，多嚢胞卵巣症候群，甲状腺機能亢進症など	性腺機能低下症，下垂体機能低下症，甲状腺機能低下症，Klinefelter 症候群，17 αハイドロキシラーゼ欠損症，肝硬変など

■意義・何がわかるか？

● 精巣の Leydig 細胞由来のテストステロンは，LH の刺激により産生され，性腺の男性型分化誘導や二次性徴の促進作用を示す．女性では，副腎と卵巣起源のアンドロステンジオンからの変換物として重要である．

● 血中テストステロンの約 98 ％は，肝臓で合成される性ホルモン結合グロブリン（sex hormone-binding globulin：SHBG）などと結合する．標的器官で作用発現するのは遊離テストステロンであるが，成人男性では血中テストステロンと遊離テストステロンはよい相関があり，通常は血中テストステロン

値の測定で十分である．

● 男性では，性腺機能不全症，性早熟症など性の成熟過程や機能に障害がある場合に，女性では男性化をきたすような疾患で調べる．

■病態のメカニズム

● 男性で低値の場合は，性腺刺激ホルモン（ゴナドトロピン）である LH，FSH の測定により，原発性と視床下部−下垂体系の異常による二次性との鑑別をする．

● 女性で男性化症状をきたきたす副腎性の男性ホルモン過剰では，テストステロンの他にアンドロステンジオンや DHEA-S，尿中 17-KS の増加もみられる．

エキスパートの臨床知

♧ 年齢によって変動し，生後 1〜4 ヵ月に一過性の上昇を示した後，急激に低下します．思春期になり LH，FSH の増加とともに上昇し，成人レベルに達します．その後加齢とともになだらかに減少し，60 歳以降になり明らかに低下します．

♣ 通常はゴナドトロピンの LH や FSH と同時に測定して，男性では性腺機能不全症，性早熟症など性の成熟過程や機能に障害がある場合に，女性では男性化をきたすような疾患で調べます．

♧ 一度の測定では精巣機能を把握するのが難しい場合があるので，その際には hCG 負荷試験との組み合わせによりテストステロンが増加するかどうか，精巣の Leydig 細胞の予備能や精巣組織が体内に存在するかを評価します．

（皆川晃伸，片山茂裕）

性腺・胎盤　143

Ⅱ. 内分泌学的検査　生理活性物質

心房性ナトリウム利尿ペプチド（ANP）　atrial natriuretic peptide

基準値 20〜40 pg/mL

心房で合成，貯蔵されるペプチドである．体液量のマーカーとして用いられる他，ペプチドそのものが心不全治療薬として臨床応用されている．

測定法	検体の採取，取扱い，保存
RIA，EIA	血漿 EDTA＋アプロチニン添加

高　値	低　値
心不全　慢性腎不全，ネフローゼ症候群，肝硬変，妊娠中毒症，Cushing症候群，甲状腺機能亢進症	脱水

■意義と病態のメカニズム
● 心房への圧，容量負荷によりホメオスタシスの維持のために代償的に増加する．体液量を知るうえで BNP とならび用いられる．

エキスパートの臨床知

♧ 心不全患者の息切れなどの自覚症状，肺雑音，浮腫，頸静脈怒張，心拍数，尿量，中心静脈圧などの他覚症状に加え ANP の変化は病状の把握に役立ちます．
♣ 心不全以外の病態でも体液量の増加の指標として前回値との比較が有効です．
♧ 透析患者では除水量を決めるうえで補助的に用いられます．

（下澤達雄）

Ⅱ. 内分泌学的検査 　生理活性物質

脳性ナトリウム利尿ペプチド（BNP）　brain natriuretic peptide

基準値 18.4 pg/mL 以下

心筋ストレスによって増加する proBNP に由来するペプチド．これが蛋白分解酵素により，ヒト心臓中で生理活性をもつ BNP が放出された後，クリアランス受容体で代謝分解される．半減期は約 20 分．

測定法	検体の採取，取扱い，保存
イムノクロマトーケミルミネッセンス，RIA など	血漿（EDTA）

高　値
心不全

■意義・何がわかるか？
● 心不全の重症度の判定に用いられる．BNP<100 pg/mL では心不全を除外することができる．

● 肥満により低下することに留意する．
■病態のメカニズム
● 心室筋に対する圧，進展負荷により産生，放出される．

エキスパートの臨床知
♧ ANP と同様心不全の病態把握に有用です．
♣ 検体はペプチドの分解を防ぐために EDTA- アプロチニン入りの採血管を用いて採取します．
♧ NT-proBNP は血清で測定可能なので注意が必要です．
♣ BNP が漸増する場合は投薬内容のチェック，水分の貯留を調べるために，毎朝同じ条件のもとで体重を測定する．塩分制限の確認を行います．
♧ 足のむくみがある場合は，むくみを減らすために足を心臓より高くしないこと．高くすることにより，心臓へかえる血液量が増えるので心臓の負担が大きくなります．
♧ むくんだ足は，冷たく知覚が鈍くなっているので，低温やけどに留意します．

（下澤達雄）

生理活性物質　　145

Ⅲ．血液・凝固・線溶系検査 ／ 血球検査 ／ 血球計数

赤血球数（RBC），血色素量（Hb），ヘマトクリット（Ht）
red blood cell count, hemoglobin, hematocrit

基準値 巻末の付表6に掲載

血球数検査（血算）の一つ．赤血球中のヘモグロビンが酸素を結合し，酸素を全身に運ぶ働きをする．ヘマトクリットは，全血液に占める赤血球容積の比率を示す．

測定法（自動血球分析装置）	検体の採取，取扱い，保存
RBC：電気抵抗検出法 Hb：SLSヘモグロビン法 Ht：赤血球パルス波高値検出法	日内変動は少ない．検体が凝固しないように，採血後，採血管をよく攪拌する．

高　値	低　値
真性赤血球増加症，ストレス多血症，慢性的低酸素血症，エリスロポエチン産生腫瘍	鉄欠乏性貧血，巨赤芽球性貧血，溶血性貧血，再生不良性貧血，骨髄異形成症候群，急性白血病

■意義・何がわかるか？

● 赤血球数，ヘモグロビン，ヘマトクリットは互いに連動している．赤血球の減少を貧血，赤血球の増加を多血症という．

● 実際には，貧血はヘモグロビンの減少の程度，多血症はヘマトクリットの上昇の程度で評価されることが多い．

● 赤血球恒数として，平均赤血球容積（MCV＝Ht/RBC），平均赤血球ヘモグロビン（MCH＝Hb/RBC），平均赤血球ヘモグロビン濃度（MCHC＝Hb/Ht）も同時に算出される．これらは貧血を鑑別する際に有用である．

● 貧血や多血症を起こす疾患は多数ある．血算は，造血器疾患の検査として行われるだけでなく，スクリーニング検査としても広く施行される．

■病態のメカニズム

● 赤血球は，骨髄で造血幹細胞から産生され，約120日間の寿命の後，脾臓で処理される．

● 生理的には，貧血によって血液中の酸素分圧が低下すると，腎臓からのエリスロポエチン分泌が増加，赤血球造血が亢進して赤血球数が一定に保たれる．

● 上記の過程のどこかに異常が生じると貧血または多血症になる．

● 貧血は骨髄での産生低下，もしくは破壊の亢進（溶血）によって生じる．

● 多血症は骨髄での腫瘍性産生亢進，エリスロポエチン過剰，低酸素血症に対する代償などにより生じる．

エキスパートの臨床知

♧貧血や多血症は，最終的な診断名ではありません．貧血や多血症を生じさせる原因疾患をつきとめることが重要です．

♣貧血の患者では，労作時の息切れや動悸などを起こしやすくなります．高齢者では認知症が顕著となる場合があります．

♧多血症の患者においては，血栓症（脳梗塞，深部静脈血栓症など）の合併に注意する必要があります．

（須永眞司）

146　Ⅲ．血液・凝固・線溶系検査

Ⅲ. 血液・凝固・線溶系検査 | 血球検査 | 血球計数

網赤血球数 (Ret)

reticulocyte count

基準値 0.8〜2.0 %

幼若な赤血球．専用の染色液で血液塗抹標本を染色すると，赤血球中に網目状の模様がみえるので，この名前でよばれる．自動血液分析装置でも測定可能．

測定法	検体の採取，取扱い，保存
光学顕微鏡による目視／フローサイトメトリー（自動血液分析装置）	日内変動は少ない．検体が凝固しないように，採血後，採血管をよく撹拌する．

高 値	低 値
溶血性貧血，骨髄抑制からの回復期	再生不良性貧血，鉄欠乏性貧血，巨赤芽球性貧血

■意義・何がわかるか？

- 骨髄での赤血球産生が亢進しているときに，網赤血球は増加する．逆に，骨髄での赤血球産生が低下しているときに，網赤血球は減少する．
- 貧血があるときに，その原因を鑑別するために網赤血球を検査する．網赤血球が増加していれば，溶血性貧血（赤血球の破壊の亢進）が疑われる．網赤血球が減少していれば，骨髄での産生低下が疑われる．
- 貧血がなくても網赤血球が増加していれば，潜在的な溶血が存在していることが疑われる（骨髄での赤血球産生が増加して溶血を代償しているため，貧血にはならない）．
- 造血障害からの回復期にも，網赤血球

は増加する．例えば，鉄欠乏性貧血の患者に鉄剤を投与すると，まず網赤血球が増加する．それに引き続いて貧血が回復する．

■病態のメカニズム

- 網赤血球は，赤芽球が脱核した直後の幼若な赤血球である．赤血球細胞質に遺残した RNA が，特殊な染色法をすると網目状に見える．
- 造血幹細胞は，前赤芽球→赤芽球→網赤血球→赤血球の順に骨髄で分化し，網赤血球以降が末梢血に現れる．何らかの理由で赤血球造血が亢進すると，赤芽球の増加に引き続いて網赤血球も増加する．網赤血球は，赤血球造血能を示す簡便な指標となる．

エキスパートの臨床知

- 網赤血球は，貧血患者の原因を調べる目的や，治療の効果を判定する目的で検査されます．
- 網赤血球比率は，％（1/100）で表示される場合と，‰（1/1,000）で表示される場合があるので，単位を間違えないように，よく確認する必要があります．
- 貧血の改善に先立って，まず網赤血球が増加します．言い換えると，貧血があるのに網赤血球が増加していない場合は，すぐには貧血は改善しないと予想されます．

（須永眞司）

Ⅲ. 血液・凝固・線溶系検査 | 血球検査 | 血球計数

白血球数（WBC）

white blood cell count

基準値 3,500～9,200/μL

血球数検査（血算）の一つ. 白血球は微生物から身体を守る働きをする（免疫機能）. 炎症や腫瘍, 造血器疾患など種々の疾患の際に増減する.

測定法	検体の採取, 取扱い, 保存
電気抵抗検出法（自動血球分析装置）	日内変動は少ない. 検体が凝固しないように, 採血後, 採血管をよく撹拌する.

高 値	低 値
細菌感染症, 白血病の一部, 骨髄増殖性腫瘍, 自己免疫疾患の一部, 悪性腫瘍の一部	再生不良性貧血, 骨髄異形成症候群, 急性白血病の一部, 巨赤芽球性貧血, ウイルス感染症の一部, 脾腫

■意義・何がわかるか？

●白血球は, 血液中の有核細胞の総称で, 微生物などから身体を守る働きをする（免疫機能）. その形態と機能から, 好中球, 好酸球, 好塩基球, 単球, リンパ球に分類される.

●白血球増加は, その原因が何であれ, 体内に何らかの異常（炎症や腫瘍など）が生じたことを示している.

●白血球減少は, 免疫力の低下を意味し, その原因によらず, 緊急的な対応が必要となる場合がある.

●白血球数の異常を起こす疾患は多数ある. 血算は, 造血器疾患に対する検査として行われるだけでなく, スクリーニング検査としても広く施行される.

■病態のメカニズム

●白血球は, 骨髄で造血幹細胞から作られる. 寿命は細胞の種類によりさまざまである.

●白血球は, 腫瘍性に増加する場合（主に白血病）と, 反応性に増加する場合（主に感染症）とがある.

●白血球減少は, 骨髄での産生低下（再生不良性貧血や骨髄異形成症候群など）, もしくは破壊の亢進（脾腫など）によって生じる.

エキスパートの臨床知

♣白血球数が変化（増加または減少）しているときには, 必ず白血球分画（白血球像）をみて, 白血球の中のどの細胞が増加・減少しているかを調べる必要があります.

♣白血球が極端に減少している患者に接する場合, マスクを着用するなど感染症を予防する対策が必要になることがあります.

♣白血球が多い, というだけですぐに身体に害がおよぶことはありません. ただし, 白血球の中で芽球が著増している場合には, 緊急的な対応が必要になる場合があります.

（須永眞司）

Ⅲ. 血液・凝固・線溶系検査 | 血球検査 | 血球計数

血小板数（Plt）

platelet count

基準値 15.5～36.5万／μL

血球数検査（血算）の一つ．血小板は，出血を止める働きをする．出血性疾患，血栓性疾患を鑑別する際に役立つ．

測定法	検体の採取，取扱い，保存
電気抵抗検出法（自動血球分析装置）	日内変動は少ない．検体が凝固しないように，採血後，採血管をよく撹拌する．

高 値	低 値
本態性血小板血症，慢性骨髄性白血病，慢性炎症性疾患，悪性腫瘍の一部	特発性血小板減少性紫斑病，再生不良性貧血，骨髄異形成症候群，肝硬変，播種性血管内凝固症

■意義・何がわかるか？

● 血小板は，出血を止める働きをする．
● 血小板が減少すると出血傾向を呈する．一方，血小板が増加しても必ずしも血栓傾向を呈するわけではなく，逆に出血傾向を生じることもある．
● 出血傾向や血栓傾向を認めた場合，スクリーニング検査として施行する．
● 症状がなくても，手術や侵襲的処置の術前検査として施行される．

■病態のメカニズム

● 血小板は，骨髄で造血幹細胞から産生され，約8～10日間の寿命の後，脾臓で処理される．
● トロンボポエチン（TPO）は，主に

肝臓で産生され，血小板造血を刺激する液性因子である．血小板が減少すると，血小板表面に吸着されるTPOが減り，相対的に血中のTPOが増加する．その結果，血小板造血が刺激され，血小板数は一定に保たれる．
● 血小板減少は，骨髄での産生低下（再生不良性貧血や骨髄異形成症候群など），もしくは破壊の亢進（血小板に対する自己抗体，脾腫など）によって生じる．
● 血小板は，腫瘍性に増加する場合（本態性血小板血症や慢性骨髄性白血病など）と，反応性に増加する場合（主に慢性炎症）とがある．

エキスパートの臨床知

♧実際の血小板数は正常なのに，検査上，血小板数が低値となる病態があります．EDTA採血管の中で血小板が凝集することが原因なので，採血後すぐ測定するか，抗凝固薬をEDTA以外のもの（ヘパリンなど）に換えて測定をする必要があります．
♣血小板数が極端に減少したときには，重篤な臓器出血を予防するために，血小板輸血が必要になる場合があります．

（須永眞司）

血球検査　**149**

Ⅲ. 血液・凝固・線溶系検査 | 血球検査 | 血球計数

白血球像，白血球分画

white blood cell morphology, differential count of leukocyte

基準値 巻末の付表 7 に掲載

光学顕微鏡で観察した白血球の形態．疾患によって増減する血球の種類が異なるので，病態診断の手がかりになる．白血球分画は自動血球分析装置でも検査可能．

測定法	検体の採取，取扱い，保存
光学顕微鏡による目視 フローサイトメトリー法（自動血球分析装置）	血算と同一検体を用いる．採血後，塗抹標本を作製するまで時間がかかると，血球形態が変化することがある．

異常を示す疾患・病態

白血病，骨髄異形成症候群，再生不良性貧血，感染性単核球増加症，細菌感染症，アレルギー性疾患

■意義・何がわかるか？

● 白血球はその形態から，好中球，好酸球，好塩基球，単球，リンパ球に分類され（白血球分画），各々機能も異なる．

● 疾患によって増加・減少する血球の種類が異なり，それが病態診断の手がかりになる．

● 好中球増加は，細菌感染症や慢性骨髄性白血病などでみられる．好中球減少は，再生不良性貧血や骨髄異形成症候群などでみられる．

● 好酸球増加は，アレルギー性疾患や寄生虫症，血管炎の一部などでみられる．好酸球減少は，副腎皮質ホルモン過剰の際などに認められる．

● 好塩基球はもともと数が少なく，増加する病態は，慢性骨髄性白血病などの腫瘍性疾患にほぼ限られる．

● 単球増加は，ある種の感染症のときや骨髄抑制からの回復期，慢性骨髄単球性白血病などでみられる．骨髄抑制時には，好中球減少に先立って単球が減少する．

● リンパ球増加は，ウイルス感染症の一部やリンパ増殖性疾患（慢性リンパ性白血病など）の際にみられる．HIV感染症や悪性腫瘍の末期には，リンパ球が減少する．

● 異型リンパ球は，EB ウイルス感染など，ある種のウイルス感染症の際に増加する．

■病態のメカニズム

● 造血幹細胞が種々の造血因子やサイトカインの相互作用で分化増殖し，白血球が産生される．

● 複雑なサイトカインネットワークが造血に関与するため，種々の病態が白血球の異常を起こしうる．

エキスパートの臨床知

♣ 白血球数が変化（増加または減少）しているときには，必ず白血球分画（白血球像）をみて，白血球の中のどの細胞が増加・減少しているのかを調べる必要があります．

♣ 白血球分画は，比率（％）で結果が表示されますが，実際には血球実数（白血球数×血球比率）の増減が重要なので，血球数を計算して評価する必要があります．例えば，白血球数が 4,000 /μL で好中球が 20％の場合，好中球数は 4,000 /μL×20％=800 /μL となります．

♣ 好中球数＜ 500 /μL の状態を「無顆粒球症」とよびます．無顆粒球症の患者には，感染症を予防する対策を講じる必要があります．

（須永眞司）

Ⅲ．血液・凝固・線溶系検査 | 血球検査 | 血球計数

赤血球像 — red blood cell morphology

基準値 奇形や大小不同なし

光学顕微鏡で観察した赤血球の形態．赤血球形態は，細胞膜やヘモグロビンの異常などが原因で変化する．溶血性貧血の鑑別をする際に有用である．

測定法	検体の採取，取扱い，保存
光学顕微鏡による目視	血算と同一検体を用いる．採血後，塗抹標本を作製するまで時間がかかると，血球形態が変化することがある．

異常を示す疾患・病態

鉄欠乏性貧血（非薄赤血球，大小不同），先天性球状赤血球症（球状赤血球），血栓性血小板減少性紫斑病（破砕赤血球），骨髄線維症（涙滴赤血球），脾臓摘出術後（Howell-Jolly 小体），多発性骨髄腫（連銭形成）

■意義・何がわかるか？

● 赤血球は真の球形ではなく，真中がくぼんだ円盤形をしている．

● 疾患によっては，赤血球の形態が変化し，特徴的な赤血球像を呈する．特に溶血性貧血の鑑別をする際に有用なことがある．

● 鉄欠乏性貧血では，赤血球中央部のくぼみが広くなる（非薄赤血球）．赤血球は小球性になり大小不同も目立つ．

● 破砕赤血球は，血栓性血小板減少性紫斑病や播種性血管内凝固症，細小血管障害性溶血性貧血の際に認められる．

● 球状赤血球は，中央部のくぼみがなくなった球形の赤血球である．遺伝性球状赤血球症のときだけではなく，自己免疫性溶血性貧血の際などにも認められる．

● その他，楕円赤血球，有口赤血球，標的赤血球，有棘赤血球などが種々の病態のときに出現する．

● Howell-Jolly 小体は，赤血球内の核の遺残物で，脾臓摘出後などにみられる．

■病態のメカニズム

● 赤血球の細胞膜中には，その形態を支える蛋白が埋め込まれている．その骨格蛋白の先天的異常により，赤血球の形態が変化する（遺伝性球状赤血球症など）．

● 赤血球酵素の異常やヘモグロビンの異常によっても，赤血球内の代謝異常が生じ，形態が変化する．

● 細胞膜中の脂質の異常によっても，赤血球形態は変化する．

● 血管内皮の異常や赤血球への物理的な刺激で，赤血球が破砕されることがある．

エキスパートの臨床知

✧ 赤血球像の検査は，貧血の原因を検索するときに行います．

♣ 溶血性貧血では，赤血球の形態が異常になる場合があり，この形態異常が手がかりとなって，溶血の原因が診断される場合があります．

（須永眞司）

血球検査 — 151

Ⅲ. 血液・凝固・線溶系検査 | 血球検査

骨髄像

myelogram

基準値 芽球5％未満，M/E比1〜2，異常・異型細胞なし．

光学顕微鏡で観察した骨髄細胞の形態．骨髄細胞を形態学的に分類して百分率で示し，異常・異型細胞の有無を検索する．造血器疾患の診断をするうえでカギとなる．

測定法	検体の採取，取扱い，保存
光学顕微鏡による目視	骨髄液採取後，塗抹標本を作製するまで時間がかかると，血球形態が変化することがある．

異常を示す疾患・病態

白血病，再生不良性貧血，骨髄異形成症候群，巨赤芽球性貧血，多発性骨髄腫

■意義・何がわかるか？

● 血球数の異常（貧血，白血球減少，血小板減少など）が，骨髄における血球産生の異常によると考えられる場合に，骨髄検査を行う．

● 骨髄検査の方法としては，骨髄穿刺と骨髄生検がある．骨髄穿刺では，吸引した骨髄液の塗抹標本を作製し骨髄像をみる他，染色体分析，表面抗原検査（フローサイトメトリー法），病理学的な検査などを行い，総合的に異常の原因を検索する．

● 骨髄の有核細胞を骨髄球系細胞（顆粒球＝好中球，好酸球，好塩基球の前駆細胞），赤芽球系細胞（赤血球の前駆細胞），リンパ球，巨核球に分類し，それらをさらに血球の分化段階に応じて形態学的に細分類し，百分率で示す．

● 急性白血病では，芽球（未分化な細胞）が有核細胞の20％以上を占める．

● 骨髄異形成症候群では，芽球比率が20％を超えず，血球の形態異常（異形成）を認めるのが特徴である．

● 再生不良性貧血では，骨髄の細胞密度が低下し，血球の異形成は認められない．

● 固形がんの骨髄転移など，本来骨髄には存在しない細胞が認められれば，それだけで診断的価値がある．

■病態のメカニズム

● 骨髄中の造血幹細胞が分化して，赤血球，白血球，血小板になる．造血細胞の量的，質的な異常が骨髄像に反映される．

エキスパートの臨床知

♣ 骨髄を検査する方法には，骨髄穿刺と骨髄生検がありますが，一般的には骨髄穿刺が行われます．それぞれ，検査に用いる針（骨髄穿刺針と骨髄生検針）が異なります．

♣ 骨髄穿刺検査前の食止めは不要です．腸骨（骨盤の骨）から骨髄液を採取する場合が多く，患者を腹臥位として，穿刺部を消毒，局所麻酔をして，骨髄穿刺針で腸骨を穿刺します．注射器で骨髄液を吸引します．検査後は30分程度の安静が必要です．

♣ 骨髄穿刺は，別名「マルク」ともよばれます．ドイツ語で「骨髄」を意味する「Knochenmark：クノッヘンマルク」に由来しています．

（須永眞司）

152　Ⅲ．血液・凝固・線溶系検査

Ⅲ．血液・凝固・線溶系検査 | 血球検査

直接クームス（直接抗グロブリン）試験

direct coombs'（direct antiglobulin）test

基準値	陰性

赤血球表面に付着している免疫グロブリンや補体を検出する検査である．

測定法	検体の採取，取扱い，保存
赤血球凝集反応	EDTA 加末梢血

陽　性

自己免疫性溶血性貧血（温式抗体による），同種免疫性溶血性貧血（不適合輸血，新生児溶血性疾患），薬物誘発性免疫性溶血性貧血

■意義・何がわかるか？

● 赤血球に不規則抗体や補体が付着していても，その状態では物理的に赤血球は凝集できない．ヒト IgG に対する抗体（クームス試薬）を作製し，不規則抗体の付着している赤血球と混和すると凝集が起こる．最近はヒト IgG だけでなく，補体に対する抗体を含んだ広域クームス試薬が使用されている．

● 当該検査陽性には，自己免疫性溶血性貧血，血液型不適合妊娠による新生児溶血性疾患や血液型不適合輸血などがある．また，悪性リンパ腫や SLE など，自己免疫性疾患などによっても陽性を呈する．

■病態のメカニズム

● 何らかの原因で赤血球膜抗原に対する抗体が産生され，生体内で赤血球と抗原抗体反応を起こす．赤血球表面側に抗体の Fab 部分が付着するため，抗体の Fc 部分は外側となる．この Fc 部分を脾臓のマクロファージ（膜上に Fc レセプター存在）が捉え処理する血管外溶血が起こる．そのために脾腫がみられる．

● 温式の場合は，抗体が IgG であるが，冷式の場合は IgM である．

エキスパートの臨床知

♧ 本試験が陽性とは赤血球に自己抗体が付着していることを示しています．

♣ 本試験陽性の場合，体温付近（37℃）で溶血発作を起こす病態（温式自己抗体）と低温（4℃）付近で溶血発作を起こす病態（冷式自己抗体）があります．本試験陽性では温式が多くみられます．

♧ 寒冷凝集素などが高値になる冷式抗体の場合，寒冷曝露で溶血が悪化し，末梢循環障害を伴うので寒冷にさらされないよう指導します．

♣ 本陽性例で右季肋部痛の場合はビリルビンの胆石による胆嚢炎が疑われます．

♧ 長期で慢性の病態となることをよく説明し，薬を飲み忘れないよう服薬指導を行います．

（東　克巳）

Ⅲ. 血液・凝固・線溶系検査 | 血球検査

間接クームス（間接抗グロブリン）試験

indirect coombs' (indirect antiglobulin) test

基準値 陰性

血清中に存在する不規則性抗体を検出する検査である.

測定法	検体の採取，取扱い，保存
赤血球凝集反応	血清

陽 性

温式抗体による自己免疫性溶血性貧血，不適合輸血，不適合妊娠，発作性寒冷血色素尿症など

■意義・何がわかるか？

● 血清中に赤血球に対する抗体が存在していることがわかる. 抗体は自己抗体のことや不規則抗体のことがある. 自己抗体の場合は，自己赤血球に結合するよりも多く産生された場合に血清中に存在する. 不規則抗体は輸血や妊娠後に産生されていることが多い.

■病態のメカニズム

● 不規則抗体は，ABO以外の血液型の抗体のすべてで免疫抗体と自然抗体が存在する. 免疫抗体は，温式抗体で輸血や妊娠後に産生され，再び対応する抗原をもつ赤血球が輸血されれば，溶血副作用が生じる. 自然抗体は冷式抗体であるが，溶血副作用を生じるものがある.

エキスパートの臨床知

♧ 本試験が陽性とは血清中に自己抗体が浮遊していることを示しています.

♣ 本試験陽性の場合，免疫抗体と自然抗体があります. 免疫抗体は，輸血後や妊娠後に産生されることが多いので医療面接（病歴聴取）を丁寧に行うことが重要です.

♧ 自然抗体は冷式抗体のことが多いので寒冷曝露で溶血が悪化し，末梢循環障害を伴うので寒冷にさらされないよう指導します.

♣ 本陽性で右季肋部痛の場合はビリルビンの胆石による胆嚢炎が疑われます.

♧ 長期で慢性の病態となることをよく説明し，薬を飲み忘れないよう服薬指導を行います.

（東　克巳）

Ⅲ. 血液・凝固・線溶系検査 血球検査

血液比重

gravity, blood

基準値 男性：1.055〜1.063，女性：1.052〜1.060

一定間隔の比重の硫酸銅溶液の系列を作製し，血液1滴を溶液の1cm上から自然落下させる．落下した血液は液面から2〜3cmくらいで止まり，その後の血液滴の動体を観察する．血液が浮いてきた場合は，その硫酸銅溶液の比重より小さく，止まればその比重であり，沈んだ場合は大きいと判断する．

測定法	検体の採取，取扱い，保存
硫酸銅法	注射針から1滴滴下．

高 値 ⬆	低 値 ⬇
赤血球増加症，脱水	各種貧血，水血症

■意義・何がわかるか？

● 血液のヘモグロビン濃度と相関する．全血比重は血液のヘモグロビン濃度と相関するために，輸血供血者のスクリーニングに使用されていた．硫酸銅溶液比重の1.052が末梢血ヘモグロビン12g/dL相当と判断できるため利用されていた．

エキスパートの臨床知

♣ 本検査は間接的ではありますがヘモグロビン濃度と相関します．また，過去には献血方法の基準として使用されていた経緯があります．全血比重の1.052以上が献血供血者の条件です．

♣ 採血のときに1分以上うっ血状態が続くと比重が高くなるのでスムーズな採血を心がけることが重要です．

♣ 抗凝固薬を使用しないで実施するのが普通ですが，抗凝固薬を使用する場合は，粉末のヘパリン採血とします．

♣ 採血して直接血液を滴下するときは血液に気泡が混入していると沈降しないで浮き上がってくるので気泡を抜いて滴下することが重要となります．

（東 克巳）

血球検査 155

Ⅲ. 血液・凝固・線溶系検査 凝固・線溶系検査

出血時間

bleeding time

| 基準値 | Duke 法：1〜5 分（山中），Ivy 法：2〜5 分（Ivy），template Ivy 法：4〜8 分（新倉） |

血小板が関与する一次止血のスクリーニング検査であり，理論的には血小板減少や血小板機能の低下をチェックできるが，検査精度の点で問題がある．

測定法	検体の採取，取扱い，保存
Duke 法，Ivy 法，template Ivy 法	穿刺後の最初の血斑は直径 1cm 位にする．また傷口に濾紙を触れないようにする．

延　長	短　縮
血小板減少症，血小板機能異常症（von Willebrand 病，血小板無力症，Bernard-Soulier 症候群，放出異常症など），抗血小板剤の服用（アスピリン，チクロピジンなど）	穿刺の際の創傷が小さすぎた場合に多くみられ，臨床的な意義は少ない．

■意義・何がわかるか？

● 血管が破綻して出血が起こると，血小板は露出した内皮下のコラーゲン線維に速やかに粘着し，活性化が起こって血小板内に含有する ADP やセロトニンなどの生理活性物質を放出する．これによって血小板同士が凝集し合って血小板血栓（血小板凝集塊）を形成して一次止血が完了する．出血時間は，この血小板の機能が関与する一次止血をトータルに観察することができる．

● 血小板数が正常にもかかわらず出血時間が延長しているときには，血小板の粘着・凝集・放出の機能低下が考えられる．

■病態のメカニズム

● 出血の際，血小板は露出したコラーゲン線維に血漿中の von Willebrand 因子（vWF）を介して結合する．その際に血小板膜蛋白 GPⅠb が vWF の受容体として働く．活性化した血小板膜蛋白の GPⅡb と GPⅢa は複合体（GPⅡb/Ⅲa）を形成し，そこに Ca^{2+} の存在下でフィブリノゲンが結合することで血小板凝集が起こる．

エキスパートの臨床知

✿ 検査の精度が低いため，血小板機能異常の診断の補助に用いられます．
♣ 著しい血小板減少や著明な血小板機能異常では，時に出血時間測定後も穿刺部位の止血が困難な場合がありますので，少し長めの圧迫止血が有効です．

（松野一彦）

Ⅲ. 血液・凝固・線溶系検査 凝固・線溶系検査

全血凝固時間

（whole blood）clotting time

基準値 5〜15分

採血した静脈血が，ガラスの試験管に接触して第Ⅻ因子が活性化され，内因系凝固が働いてフィブリンが形成されるまでの時間を測定するもので，内因系凝固のスクリーニング検査として用いられる．

測定法	検体の採取，取扱い，保存
Lee-White法	試薬がいらない極めて簡便な検査であるが，精度は低く，解釈は慎重に行う必要がある．

延　長	短　縮
血友病A・B（中等〜重症），先天性無フィブリノゲン血症，その他内因系凝固因子欠乏，播種性血管内凝固症候群（DIC）	採血不良などによることが多く，臨床的意義は低い．

■意義・何がわかるか？
● 試薬や凝固測定機器が不十分であった以前に，内因系凝固系のスクリーニング検査として用いられていた．しかし軽症の血友病などでは正常となることがあるなど精度が低いため，現在では試薬が入手困難などの限られた状況でのみ用いられる検査である．

■病態のメカニズム
● 採血後，ガラスの注射器内に入った血液中の第Ⅻ因子がガラスに接触することで内因系凝固機序が始動し，2本の試験管に1mLずつ血液を分注して37℃の水浴に入れ，2本目の試験管でフィブリンが形成され血液が流動性を失うまでの時間を測定する．凝固の完了を血液の流動性の停止で捉えるために，検査精度が低い．

エキスパートの臨床知

♣ 何らかの理由で全血凝固時間の測定が行われ，延長しているようであれば活性化部分トロンボプラスチン時間（APTT）の測定が必要です．

（松野一彦）

凝固・線溶系検査　157

Ⅲ. 血液・凝固・線溶系検査　｜　凝固・線溶系検査

毛細血管抵抗試験　　cappilary resistance test

基準値　（陽圧法）点状出血：4個以下，（陰圧法）佐藤紫斑計法　紫斑：30個以下

毛細血管に一定の陽圧あるいは陰圧をかけることにより，赤血球が血管外に漏れやすいかどうかをみることにより，毛細血管の脆弱性を判定するものである．

測定法	検体の採取，取扱い，保存
陽圧法：Rumpel-Leede 法 陰圧法：佐藤紫斑計法，加藤−上林法	測定前 20〜30 分間患者を安静にした後で検査する．

延　長	短　縮
血小板減少症，血小板機能異常症，Schönlein-Henoch 紫斑病，遺伝性出血性網細血管拡張症（Osler病），単純性紫斑病	毛細血管抵抗が亢進する病態は知られていない．

■意義・何がわかるか？

●毛細血管抵抗の減弱は，血小板の異常と各種の血管性紫斑病でみられることが多い．特発性血小板減少性紫斑病（ITP）などの血小板減少症でも血小板数が $50 \times 10^3/\mu l$ 以下となると毛細血管抵抗の減弱がみられる．また各種の血小板機能異常症でも減弱がみられるとされる．さらに Schönlein-Henoch 紫斑病などのアレルギー性紫斑病や遺伝性出血性網細血管拡張症（Osler病）でも一部の症例で減弱が認められる．また，若年女性の皮膚に限局性の点状出血がみられる単純性紫斑病では，毛細血管抵抗の減弱が唯一の異常所見であることが多い．さらに線溶亢進，

血漿蛋白の異常，ビタミンC欠乏，ステロイドの長期投与や加齢（老人性紫斑）も毛細血管抵抗の減弱の原因となりうるとされている．

■病態のメカニズム

●毛細血管抵抗のメカニズムは必ずしも解明されてはいない．血小板小凝集塊の持続的な形成が毛細血管抵抗に関与すると想像されており，したがって著しい血小板減少症や血小板機能異常症で毛細血管抵抗の低下がみられると考えられている．また若い女性に多い単純性紫斑病では，毛細血管の脆弱性に起因して紫斑が出現すると考えられている．

エキスパートの臨床知

♣陽圧法である Rumpel-Leede 法では，血圧測定用のマンシェットを上腕に巻いてかなり強い圧（最高血圧と最低血圧の中間値）を 5 分間かけるので，腕がしびれるなどの不快感を感じることがあるため，話しかけて良いさせると良いです．

♣検査後，陽性の場合多数の紫斑が生ずるが，時間がたてば必ず消失することを話して安心させます．

（松野一彦）

Ⅲ. 血液・凝固・線溶系検査　　凝固・線溶系検査

プロトロンビン時間（PT）

prothrombin time

基準値 巻末の付表 8 に掲載

外因系凝固に異常があるかどうかのスクリーニング検査として広く用いられる他，ワルファリン療法のモニタリングにも用いられる．

測定法	検体の採取，取扱い，保存
凝固一段法	クエン酸 Na 1 対血液 9 の比率で採血し，3,000 回転で 10 分間（ないし 15 分間）遠心して作製した血漿を検体とする．採血時に組織液の混入がないように注意が必要である．できるだけ速やかに測定するが，保存の場合は−40℃以下で凍結する．

延長	短縮
先天性第Ⅱ・Ⅴ・Ⅶ・Ⅹ因子欠乏／異常症，先天性無フィブリノゲン欠乏症，肝硬変症，劇症肝炎，播種性血管内凝固症候群（DIC），ビタミン K 欠乏症，ワルファリン投与時，経口 Xa 阻害薬	凝固亢進の可能性はあるが，採血不良のため組織トロンボプラスチン（組織因子）の混入による短縮の可能性が高く，臨床的意義は低い．

■意義・何がわかるか？

●組織因子による第Ⅶ因子活性化に始まりフィブリンが形成されるまでの外因系凝固のスクリーニング検査である．延長があれば第Ⅱ・Ⅴ・Ⅶ・Ⅹ因子およびフィブリノゲンの低下ないし異常が疑われる．先天性異常の他，肝硬変症などの肝疾患による凝固異常，ビタミン K 欠乏，播種性血管内凝固症候群（DIC）などの可能性がある．抗凝固療法でのワルファリン投与時のモニタリング検査としても用いられる．この際，試薬間差，施設間差をなくするために試薬ごとの国際感度指数（International Sensitivity Index：ISI）を用いて，以下の式によって換算される国際標準化比 PT-INR（International Normalized Ratio）表示が推奨されている．

●$PT＝[患者 PT（秒）／コントロール（秒）]^{ISI}$

●一部経口 Xa 阻害薬のモニタリングにも用いられる．

■病態のメカニズム

●結果は秒表示の他，コントロールとの比による表示，コントロール血漿で作製した検量線から求めた％表示，PT-INR 表示などが用いられる．

エキスパートの臨床知

♧採血ではできるだけスムーズに，クエン酸 Na 1 対血液 9 の割合を正確に守って行う必要があります．複数の採血管に真空採血を行う場合には，組織液の混入を避けるために 2 本目以降に採血します．

♣明らかな異常値を示した場合には，DIC などの緊急を要する病態も考えられるので，至急に医師と連携して対応します．

(松野一彦)

凝固・線溶系検査

Ⅲ. 血液・凝固・線溶系検査 〉 凝固・線溶系検査

活性化部分トロンボプラスチン時間（APTT）

actvated partial thromboplastin time

基準値	測定方法，使用する機器，試薬などにより結果は異なるので，施設ごとに基準範囲を設定する必要がある．一例を掲げる．〔24.6〜32.0 秒〕

内因系凝固経路のスクリーニング検査として用いられる他，ループスアンチコアグラントの検出やヘパリン療法のモニタリングに用いられる．

測定法	検体の採取，取扱い，保存
凝固時間法	クエン酸 Na1 対血液 9 の比率で採血し，3,000 回転で 10〜15 分間遠心して作製した血漿を検体とする．

延　　長	短　　縮
血友病 A・B，先天性第Ⅻ，Ⅺ，Ⅸ，Ⅷ，Ⅹ，Ⅴ，Ⅱ因子欠乏症／異常症，先天性無フィブリノゲン血症，異常フィブリノゲン血症，循環抗凝血素（Ⅻ，Ⅺ，Ⅸ，Ⅷ，Ⅹ，Ⅴ，Ⅱ因子に対する凝固インヒビター），ループスアンチコアグラント，ヘパリン治療，ダビガトラン治療，播種性血管内凝固症候群（DIC）	採血不良による組織トロンボプラスチン混入による可能性が高く，臨床的意義は低い．

■意義・何がわかるか？
●内因系凝固のスクリーニング検査として用いられる．高分子キニノゲン，プレカリクレイン，第Ⅻ・Ⅺ・Ⅸ・Ⅷ・Ⅹ・Ⅴ・Ⅱ因子，フィブリノゲンの活性低下があると延長がみられる．またループスアンチコアグラントや内因系凝固に関与する凝固インヒビターによっても延長をきたす．経口抗トロンビン薬であるダビガトランのモニタリングにも用いられる．

■病態のメカニズム
●37℃にてクエン酸化血漿に活性化剤とリン脂質からなる APTT 試薬を加え 5 分間反応させ，次いで 0.025 mol/L 塩化カルシウムを添加し，フィブリンが析出するまでの時間を秒で表示する．

エキスパートの臨床知

♧採血ではできるだけスムーズに，クエン酸 Na1 対血液 9 の割合を正確に守って行う必要があります．複数の採血管に真空採血を行う場合には，組織液の混入を避けるために 2 本目以降に採血します．

♣明らかな異常値を示した場合には，DIC などの緊急を要する病態も考えられるので，至急に医師と連携して対応します．

（松野一彦）

Ⅲ. 血液・凝固・線溶系検査 凝固・線溶系検査

フィブリノゲン

fibrinogen

基準値 200〜400 mg/dL

肝実質細胞で産生．トロンビンにより活性化され，フィブリンモノマーとなり，さらに活性型第ⅩⅢ因子の作用を受けて安定化フィブリンとなり血液を凝固させる．

測定法	検体の採取，取扱い，保存
血液凝固法（トロンビン法）	末梢静脈から採血し，3.2%クエン酸ナトリウム液 1 対全血 9 容で混和し，速やかに 4℃冷却下で遠心分離する．

高 値	低 値
感染症，術後，妊娠	先天性無フィブリノゲン血症，肝硬変，劇症肝炎，播種性血管内凝固症候群，L アスパラギナーゼ投与

■意義・何がわかるか？

● フィブリノゲンは，血液凝固系の最終反応物としてトロンビンにより切断されてフィブリンモノマーとなり，さらに重合してフィブリンポリマーとなって，さらに第ⅩⅢ因子の作用を受けて安定化フィブリンとして血栓を形成する．

● 先天性フィブリノゲン異常症では，出血傾向あるいは血栓傾向を示す．先天性無フィブリノゲン血症では，出血傾向が顕著である．

● 急性相反応蛋白であるため，感染症などの炎症性疾患で増加し，妊娠でも月齢とともに増加する．

● 肝実質細胞により産生されるため，肝硬変や劇症肝炎などの肝障害により低下する．

● 播種性血管内凝固症候群（DIC）では消費性に低下する．炎症性疾患に伴うDICでは，絶対量としての低下が目立たないので変化に注意する．

● 高度な線溶亢進状態では一次線溶によるフィブリノゲン分解で低下する．

■病態のメカニズム

● フィブリノゲン量が 100 mg/dL 以下で出血傾向，700 mg/dL 以上で血栓傾向が発生する．

エキスパートの臨床知

✿ 採血は末梢静脈から直接行います．ヘパリンが微量でも混入すると強い影響を受け，偽低値を示すのでライン採血やヘパロック部位から採血してはいけません．

♣ アルガトロバン投与中は偽低値を示します．

✿ 採血後はただちに混和して速やかに検査室へ届けます．採血に手間取った場合やただちに混和しなかった場合は，試験管内で血液凝固が起こり低値を示します．

♣ 700 mg/dL 以上では，深部静脈血栓症の予防を注意深く行います．

✿ 感染症や術後などの炎症により CRP のように増加しますが，病態の改善がなしに減少する場合は，DIC の発生を予知するために紫斑の出現や血小板数の低下などの徴候に注意します．

✿ フィブリノゲンが 100 mg/dL 以下にならないと，PT や APTT に異常は出ません．

✿ 先天性フィブリノゲン欠乏症の症状は個人差があり，50 mg/dL くらいで無症状の例もあります．

♣ 無フィブリノゲン血症では定期的にフィブリノゲン製剤を投与して出血を避ける治療を行うことができます．

✿ デフィブラーゼ投与や血栓溶解療法としてのウロキナーゼ投与，組織プラスミノゲンアクチベータ投与を行うと低下します．

（福武勝幸）

凝固・線溶系検査

Ⅲ. 血液・凝固・線溶系検査 ／ 凝固・線溶系検査

フィブリン・フィブリノゲン分解産物（FDP）
fibrin and fibrinogen degradation products

基準値	ラテックス免疫比濁法：10/μg/mL 以下
	EIA：5/μg/mL 以下，（血漿法）5 μg/mL 以下
	（この検査項目は標準化されていないため，個々の測定法により基準値・測定値は異なる）

線溶現象により分解されたフィブリンとフィブリノゲンのプラスミン分解産物の総称.

測定法	検体の採取，取扱い，保存
ラテックス免疫比濁法，酵素抗体法	血清 FDP の検体採取は，トロンビンと線溶阻止剤入りの専用試験管を用いる．血漿 FDP には，3.2％クエン酸ナトリウム加血漿を用いる．

高 値

播種性血管内凝固症候群（DIC），凝固亢進状態，溶血性尿毒症症候群（HUS），血栓症，心房細動，妊娠時，術後，皮下出血，筋肉内出血，腹腔内出血，デフィブラーゼ投与，ウロキナーゼ投与，組織プラスミノゲンアクチベータ投与

■意義・何がわかるか？

● 線溶現象により分解されたフィブリンとフィブリノゲンのプラスミン分解産物の総称が fibrin and/or fibrinogen degradation products（FDP）である．線溶系の活性化によりプラスミノゲンから生成されたプラスミンは，フィブリンだけではなくフィブリノゲンにも作用して，D 分画と E 分画の間を切断して分解産物を生成する．フィブリノゲン 1 分子からは 2 分子の D 分画と 1 分子の E 分画が生成される．安定化フィブリンは巨大なポリマーであり，

D 分画のγ鎖間にイソペプチド結合が存在するために，プラスミンにより分解されると E 分画と D ダイマー一分画を基本単位とする多様性の高い分子量の分解産物となる．FDP はフィブリノゲン量に換算した値を用い表現している．この検査項目は標準化されていないため，個々の測定法により基準値・測定値は異なる．

■病態のメカニズム

● 一次線溶と二次線溶のどちらによっても増加する．生体内の線溶系の活性化の状況を把握することができる．

エキスパートの臨床知

♣ 感染症や悪性腫瘍の患者で上昇した場合は，血小板の減少など DIC の徴候がないか注意します．

♣ DIC では高値を示すが，ヘパリンなどの治療効果があがると低下します．

♣ 外科手術後などでは，およそ 1 週間後を最高値に上昇した後，徐々に低下します．このため，DIC や血栓症の診断がしにくくなるため注意が必要です．

♣ 外傷などで皮下出血，筋肉内出血や腹腔内出血などがあると高値を示します．

♣ デフィブラーゼ投与や血栓溶解療法としてのウロキナーゼ投与，組織プラスミノゲンアクチベータ投与を行うと線溶系が活性化され増加します．

♣ トランサミンを投与すると線溶系のプラスミンの作用が抑制されるので低下します．

（福武勝幸）

162　Ⅲ. 血液・凝固・線溶系検査

Ⅲ. 血液・凝固・線溶系検査 ／ 凝固・線溶系検査

Dダイマー（DDダイマー）　　　D dimer（D-D dimer）

基準値	測定法ごとに規定（例；LPIA法：0.6 mg/mL以下）

（この検査項目は標準化されていないため，個々の測定法により基準値・測定値は異なる）

線溶現象により分解された安定化フィブリンのプラスミン分解産物で，Dダイマー構造を有する多様性のある物質の総称である。

測定法	検体の採取，取扱い，保存
ラテックス免疫比濁法，酵素免疫法	採血後，3.2%クエン酸ナトリウム液1対全血9容で混和し，速やかに4℃冷却下で遠心分離する。

高　値	低　値
播種性血管内凝固症候群（DIC），血栓症，凝固亢進状態，大動脈瘤，線溶療法時，手術後，妊娠中，術後，皮下出血，筋肉内出血，腹腔内出血，デフィブラーゼ投与，ウロキナーゼ投与，組織プラスミノゲンアクチベータ投与	深部静脈内血栓症の可能性を否定

■意義・何がわかるか？
● フィブリノゲン1分子からは，2分子のD分画と1分子のE分画が生成されるが，Dダイマー分画は産生されない。安定化フィブリンは巨大なポリマーであり，プラスミンにより分解されてもD分画のγ鎖間にイソペプチド結合が存在するために，E分画とDダイマー分画を基本単位とした多様性の高い分解産物となる。Dダイマー分画の増加は，安定化フィブリンからDダイマー構造を含む分解物が作られていることを示し，二次線溶の亢進を示している。深部静脈血栓症では増加することが知られており，Dダイマーが増加していない場合は除外診断として有用である。この検査項目は標準化されていないため，個々の測定法により基準値・測定値は異なるので注意が必要である。

■病態のメカニズム
● 線溶亢進状態，凝固亢進状態が存在すると高値を示す。DICや血栓症の診断や治療経過の観察に有用である。

エキスパートの臨床知

♣ 感染症や悪性腫瘍の患者さんで上昇した場合は，血小板の減少などDICの徴候がないか注意します。

♣ DICでは高値を示すが，ヘパリンなどの治療効果があがると低下します。

♣ 外科手術後などでは，およそ1週間後を最高値に上昇した後，徐々に低下します。このため，DICや血栓症の診断がしにくくなるため注意が必要です。

♣ 外傷などで皮下出血，筋肉内出血や腹腔内出血などがあると高値を示します。

♣ デフィブラーゼ投与や血栓溶解療法としてのウロキナーゼ投与，組織プラスミノゲンアクチベータ投与を行うと線溶系が活性化され増加します。

♣ トランサミンを投与すると線溶系のプラスミンの作用が抑制されるので低下します。

♣ 低値の場合は深部静脈血栓症の可能性が否定出来ます。

（福武勝幸）

凝固・線溶系検査　　163

Ⅲ. 血液・凝固・線溶系検査 ／ 凝固・線溶系検査

アンチトロンビン（AT），（アンチトロンビンⅢ（ATⅢ）
anti-thrombin（anti-thrombin Ⅲ）

基準値 活性：71〜115 %，抗原量：18.6〜31.4 mg/dL

肝で産生される分子量 62,000 の糖蛋白で，生理的にはトロンビンを失活させることによる抗凝固作用を有しており，その欠乏により過凝固状態をひき起こす.

測定法	検体の採取，取扱い，保存
発色性合成基質法：活性値／ラテックス凝集法：抗原量	クエン酸採血血漿で測定．凍結保存．溶血すると不正確になる．検体採取時には，組織トロンボプラスチンの検体への混入を避けるため，ダブルシリンジ法を用いるとよい.

高 値	低 値
急性炎症，急性肝炎，腎移植後（臨床的意義は不明）	先天性 AT（Ⅲ）欠乏症，DIC，深部静脈血栓症，重症感染症および MOF，肝機能不全，ネフローゼ症候群，蛋白漏出症候群，新生児

■意義・何がわかるか？
- AT の血中濃度は，産生と消費のバランスにより左右される. AT の低下が判明した場合，生体内での凝固系の動き，産生と消費の状態を調べることで，血栓症や出血傾向の病因を知ることができる.
- 先天性血栓性素因の一つである先天性 AT 欠乏症かどうかがわかる.
- 生理的には，血中 AT よりもヘパリン様物質結合 AT が重要であるが，結合 AT は測定できない.

■病態のメカニズム
- 血管内皮細胞表面には，ヘパリン様物質（ヘパラン硫酸や酸性ムコ多糖類）

が存在し，AT は高い親和性を有しており，その結合（1：1 結合）により速やかにトロンビンやその他の活性化凝固因子（Ⅸa，Ⅹa，Ⅺa，Ⅻa）と複合体を形成しその凝固活性を中和する.
- AT の生体内半減期は，健常人で約 65 時間であるが，播種性血管内凝固症候群（DIC）や血栓症では短縮する. AT 遺伝子は，染色体 1q23-25 上に存在し，この遺伝子の先天性異常により，産生が不十分な場合は AT 欠乏症となり，異常な AT を産生する場合は AT 異常症となる.

エキスパートの臨床知

- ♣血液凝固を阻害する糖蛋白であり，主に肝臓で合成されます．肝硬変や慢性肝炎などの肝機能障害では肝臓での産生が低下するため AT は低下します.
- ♣直接測定することが困難なトロンビンに代わって凝固亢進状態を知る指標となります.
- ♣DIC，深部静脈血栓症や重症感染症では AT の消費が著しく，低下を示します.
- ♣ネフローゼ症候群や蛋白漏出症候群では，前者は尿中への，後者は便中への漏出により低下します.
- ♣例外として，先天性 AT 欠乏症は，AT による凝固系制御ができなくなり，血栓傾向になります.
- ♣血液透析患者など，ヘパリン使用時は正確な値が得られないので注意が必要です.

(宮田知美，東原正明)

Ⅲ. 血液・凝固・線溶系検査 凝固・線溶系検査

トロンビン・アンチトロンビン複合体（TAT）

thrombin・antithrombin complex

基準値 ≦3.0 ng/mL

トロンビンとその阻止因子であるアンチトロンビンが1：1結合した複合体である．血管内での凝固系の活性化によるトロンビン生成の指標となる．

測定法	検体の採取，取扱い，保存
EIA	クエン酸採血血漿をただちに凍結する．過度の駆血を避け，静脈に1回で穿刺し，組織液の混入を避け速やかに採血する．

高　値	低　値
血栓症（深部静脈血栓症，肺塞栓症など），DIC，DICをもたらす基礎疾患，糖尿病，妊娠中毒症，悪性腫瘍，急性心筋梗塞，安定狭心症	肝障害（肝癌，肝硬変），ヘパリン・ワルファリン使用時に正常下限となることがある．

■意義・何がわかるか？

● トロンビン（凝固系の活性化に伴い産生される最終的プロテアーゼ）は血中半減期がきわめて短く，測定できないため，TATとして測定し，トロンビン産生の程度を推定できる．

● 生体内における凝固活性化の指標として使用できる．

■病態のメカニズム

● ATは，凝固系が活性化され生成されたトロンビンと1：1結合し複合体を作り，トロンビンを失活させる．トロンビンの血中半減期はきわめて短いため直接測定することは不可能であるが，TATの血中半減期は3〜15分であるため測定することが可能である．

● トロンビンによりATの^{393}Argと^{394}Serの間が切断され，^{393}Argがトロンビン活性中心であるSer残基との間で安定なアシル結合がなされ，トロンビンは失活する．

エキスパートの臨床知

♧ TATが高値の場合，トロンビン産生量が多いことを意味し，凝固活性状態を示唆します．

♣ 血栓症や凝固優位の播種性血管内凝固症候群（DIC）で高値となります．

♧ DICでは初期から増加することが多く，早期診断に役立ちます．

♣ 全身における血栓形成・出血傾向の確認（バイタルサインや意識レベルの変動，胸痛症状の有無，紫斑の有無や，鼻腔・口腔内・皮下出血の有無，排泄物の性状など）が大切です．

♧ 採血困難時に凝固活性がひき起こされ，TATが偽高値となるため注意が必要です．運動負荷後にも上昇しますが，食事の影響は受けません．

（宮田知美，東原正明）

凝固・線溶系検査

Ⅲ. 血液・凝固・線溶系検査 凝固・線溶系検査

プラスミン・α_2-プラスミンインヒビター複合体（PPIC）（PIC テスト）

plasmin・α_2-plasmin inhibitor complex

基準値 <0.8 µg/mL

プラスミンは速やかにフィブリン / フィブリノゲンを分解するが，α_2PI と即時的に複合体（PPIC）を形成し失活する．PPIC は，線溶活性化の指標となる．

測定法	検体の採取，取扱い，保存
LPIA，EIA	クエン酸採血血漿を冷凍保存する．

高 値

DIC，ウロキナーゼなどによる血栓溶解療法時，一次線溶線溶亢進症，肝硬変，血栓性疾患

■意義・何がわかるか？

● 線溶の亢進時に生じたプラスミンは，α_2PI と即時的に複合体を形成し失活する．血中の α_2PI・プラスミン複合体（PPIC）を直接証明することは，生体内での線溶活性化状態の指標となる．

● DIC においては，凝固活性化と並行して線溶活性化（PIC の上昇）がみられるが，線溶活性化の程度は基礎疾患によって異なる．

● 血栓溶解療法のモニタリングにおいては，急峻な動きを FDP よりも鋭敏に掌握できる．

■病態のメカニズム

● プラスミンは，速やかにフィブリン /

フィブリノゲンを分解する（これを線溶とよぶ）が，α_2PI は即時的にプラスミンに結合して，この線溶を阻害する．線溶亢進状態では，複合体であるこの PPIC も高値となる．

● 生成された PPIC は，網内系で処理される．PPIC の血中半減期は約 6 時間である．

● 急性前骨髄球性白血病（APL）の DIC では，APL 細胞に過剰発現したアネキシンⅡに，t-PA とプラスミノゲンが結合すると，t-PA の働きが飛躍的に高まり，プラスミン産生が亢進し，結果的に PPIC も高値となる．

エキスパートの臨床知

♧ 血中プラスミンは，正常では流血中にはほとんど存在せず，その前駆物質であるプラスミノゲンとして存在します．

♣ 血中プラスミンは測定が困難で，α_2-プラスミンインヒビター（α_2-PI）と即時的に結合するため，その複合体である PPIC がプラスミンの動きを反映する指標になります．

♧ 線溶活性の亢進でプラスミンが生成され，PPIC が増加します．

♣ APL など線溶優位型の DIC では高値となります．

♧ 血栓溶解療法のモニタリングに有用です．

（宮田知美，東原正明）

Ⅳ. 免疫血清検査 免疫グロブリン

免疫グロブリン G（IgG）

immunoglobulin G

基準値 870～1,700 mg/dL

免疫グロブリン G（IgG）は，血液中の免疫グロブリンの 1 種である．液性免疫の状態を反映する検査項目の 1 種である．

測定法	検体の採取，取扱い，保存
免疫比濁法（TIA）	採血後，速やかに血清を分離する．長期保存の場合は凍結保存（－80℃）が必要である．

高 値	低 値
血清蛋白電気泳動にて多クローン性：膠原病，慢性感染症 血清蛋白電気泳動にて単クローン性あるいはオリゴクローン性：IgG 型多発性骨髄腫，MGUS（monoclonal gammopathy of undetermined significance，無症候性 M 蛋白血症，IgG 型），H 鎖病（γ 鎖病）	無γ-グロブリン血症，低γ-グロブリン血症，多発性骨髄腫（IgG 型以外），ネフローゼ症候群，蛋白漏出性胃腸症

Ⅳ 免疫血清検査

■意義・何がわかるか？

● 免疫グロブリン G（IgG）は，血液中の免疫グロブリンの中で最も多い．形質細胞より産生され血液中に出現する．分子量約150kDで重鎖 2 本と軽鎖 2 本が結合した構造である．

● IgG は G_1～G_4 のサブクラスがあり，特定の疾患で特定のサブクラスの増加が報告されている（自己免疫性膵炎と IgG_4，あるいは IgG_4 関連疾患）．

■病態のメカニズム

● 膠原病，慢性炎症では，血清蛋白電気泳動パターンでなだらかな曲線を描くγ領域の増加がみられる．

● 一方で，形質細胞が腫瘍性に増加した多発性骨髄腫では，血清蛋白電気泳動では単一のピークを形成する M 蛋白がみられる．一方で，無症候性 M 蛋白血症の場合は小さな複数のピークを形成する場合がある．

● 産生が障害される免疫不全症，材料が不足する栄養不全，体外へ漏出する病的機序によるネフローゼ症候群，蛋白漏出性胃腸症などでは値が低下する．重症感染症で IgG が低下している場合，γ グロブリン製剤の投与も考慮される．

エキスパートの臨床知

♧ 免疫グロブリンは体外から入ってくる細菌やウイルスを攻撃するのに重要な役割を果たしています．

♣ IgG は免疫グロブリンの中で最も多く血液中に見られます．

♧ 患者に炎症がある場合，免疫が活性化されているので IgG 値が高くなります．IgG 値は主として慢性の炎症を反映します．また IgG 型骨髄腫の患者では非常に高い値を呈します．

♣ 稀ですが，先天的に十分な IgG が作られない場合，感染症にかかりやすい免疫不全症となります．

（今福裕司）

免疫グロブリン　167

IV. 免疫血清検査 　免疫グロブリン

免疫グロブリン A（IgA）

immunoglobulin A

基準値 110〜410 mg/dL

免疫グロブリン A（IgA）は，血液中の免疫グロブリンの1種である．液性免疫の状態を反映する検査項目の1種である．

測定法	検体の採取，取扱い，保存
TIA	採血後，速やかに血清を分離する．長期保存の場合は凍結保存（−80℃）が必要である．

高　値	低　値
血清蛋白電気泳動にて多クローン性：膠原病，慢性感染症，IgA 腎症 血清蛋白電気泳動にて単クローン性あるいはオリゴクローン性：IgA 型多発性骨髄腫，MGUS（monoclonal gammopathy of undetermined significance，無症候性 M 蛋白血症，IgA 型），H 鎖病（α鎖病）	無γ-グロブリン血症，低γ-グロブリン血症，多発性骨髄腫（IgG 型以外），ネフローゼ症候群，蛋白漏出性胃腸症

■意義・何がわかるか？

● 免疫グロブリン A（IgA）は，血液中の免疫グロブリンの中で2番目に量が多い．形質細胞より産生され血液中に出現する．分子量約170kD で重鎖2本と軽鎖2本が結合した構造である．

● IgA は局所免疫における中心的役割を果たしている．

■病態のメカニズム

● 慢性糸球体腎炎の一つである IgA 腎症では，約半数の症例で血清 IgA が高値を呈している．

● 膠原病，慢性炎症ではポリクローナル

な増加がみられ，一方，多発性骨髄腫では，1種類の IgA 分子が増加する単クローン性の増加があり，血清蛋白電気泳動パターンでは，単一の鋭いピークを形成する M 蛋白がみられる．

● 産生が障害される免疫不全症，材料が不足する栄養不全，体外へ漏出する病的機序によるネフローゼ症候群，蛋白漏出性胃腸症などでは値が低下する．選択的 IgA 欠損症は，成人でもみられ無症状とされるが，IgA を含む輸血などによりアナフィラキシーを起こす場合があることが知られている．

エキスパートの臨床知

♣ 免疫グロブリンは体外から入ってくる細菌やウイルスを攻撃するのに重要な役割を果たしています．

♣ IgA は免疫グロブリンの中で2番目に多く血液中にみられます．IgA には分泌型というタイプがあり，気道粘膜，消化管粘膜などから分泌されて，それらの場所における免疫に大きな役割をもっています．

♣ 患者に炎症がある場合，免疫が活性化されているので IgA 値が高くなります．IgA と関連した疾患として IgA 腎症が知られております．この疾患では IgA 値が高値を呈しています．また IgA 型骨髄腫の患者では非常に高い値を呈します．

（今福裕司）

Ⅳ. 免疫血清検査 免疫グロブリン

免疫グロブリン M（IgM）

immunoglobulin M

基準値 35〜220 mg/dL

免疫グロブリン M（IgM）は，血液中の免疫グロブリンの 1 種である．液性免疫の状態を反映する検査項目の 1 種である．

測定法	検体の採取，取扱い，保存
TIA	採血後，速やかに血清を分離する．長期保存の場合は凍結保存（−80℃）が必要である．

高 値	低 値
血清蛋白電気泳動にて多クローン性：膠原病，慢性感染症 血清蛋白電気泳動にて単クローン性あるいはオリゴクローン性：原発性マクログロブリン血症，MGUS（monoclonal gammopathy of undetermined significance，無症候性 M 蛋白血症，IgM 型），H 鎖病（μ 鎖病）	無 γ-グロブリン血症，低 γ-グロブリン血症，多発性骨髄腫（IgM 型以外），ネフローゼ症候群，蛋白漏出性胃腸症

■意義・何がわかるか？

● 免疫グロブリン M（IgM）は，血液中の免疫グロブリンの中で 3 番目に量が多い．形質細胞より産生され，血液中に出現する．分子量約 900kD の巨大分子で重鎖 2 本と軽鎖 2 本が結合した 5 量体を形成している．

● 半減期は 5 日である．

● IgM 抗体には，同種赤血球凝集素，寒冷凝集素，異好抗体などが属する．

■病態のメカニズム

● 膠原病，慢性炎症でポリクローナルな増加がみられる．特に感染初期に増加する．

● 多発性骨髄腫では，単クローン性の増加があり，血清蛋白電気泳動パターンでは単一のピークをもつ M 蛋白がみられる．IgM 型の骨髄腫はマクログロブリン血症（Macroglobulinemia，Wardenstroem）ともよばれる．IgM が巨大分子であるが故に過粘度症候群（hyperviscosity syndrome）などがひき起こされる場合がある．

● 産生が障害される免疫不全症，材料が不足する栄養不全，体外へ漏出する病的機序によるネフローゼ症候群，蛋白漏出性胃腸症などでは値が低下する．

エキスパートの臨床知

♧免疫グロブリンは体外から入ってくる細菌やウイルスを攻撃するのに重要な役割を果たしています．

♣IgM は免疫グロブリンの中で 3 番目に多く血液中にみられます．IgM は 5 つがまとまって働きます（5 量体）．IgM は炎症の早期に出現し，時間経過とともに IgG に置き換わります．そのため種々感染症の検査などで，現在の感染を示す検査として IgM 型の抗体が測定されます．

♧患者に急性炎症がある場合，免疫が活性化されて IgM 値が高くなります．また IgM 型骨髄腫（マクログロブリン血症といいます）の患者では非常に高い値を呈します．

（今福裕司）

免疫グロブリン 169

IV. 免疫血清検査 — 免疫グロブリン

免疫グロブリンE（RIST）（RAST）（高感度IgE）

immunoglobulin E, IgE

基準値 巻末の付表9に掲載

免疫グロブリンE（IgE）は，血液中の免疫グロブリンの1種である．アレルギーと関連して増加するためアレルギーの診断補助として利用される．

測定法	検体の採取，取扱い，保存
FEIA	採血後，速やかに血清を分離する．長期保存の場合は凍結保存（−80℃）が必要である．

高値	低値
アレルギー性疾患，寄生虫疾患，IgE骨髄腫	骨髄腫

■意義・何がわかるか？
- 免疫グロブリンEは，血液中の免疫グロブリンの中で最も少ない．
- IgEはアレルギーの標的臓器である気道，消化管粘膜，リンパ節などで産生され，肥満細胞や好塩基球などの細胞表面に存在する高親和性のIgEレセプター（FcεRI）と結合する．
- 半減期は3日である．
- IgEはアレルギーと関連した役割をもち，アレルギー疾患で増加する．
- 本項の総IgE濃度のことをRIを用いて測定していた時代には，RIST（radioimmuno sorbent test）と称し，個々のアレルゲンに特異的なIgEをRAST（radioallergo sorbent test）とよんで区別してきた．それらの名称はまだ使用されてもいる．

■病態のメカニズム
- 局所で産生されたIgEは，肥満細胞表面などでアレルゲンと結合する役割を果たすと同時に，一部血液中に入り，これがIgEとして測定される．

エキスパートの臨床知

- IgEは免疫グロブリンの中では血液中の量が最も少ないものです．
- IgEは気管支喘息などⅠ型アレルギーに関与することで有名です．アレルギーの患者はIgEが高くなっています．
- IgEの全体量（総IgE）を測定する検査を従来よりリスト（RIST）とよんでおり，さらにはスギ花粉など特定の抗原に結合するIgEを抗原特異的IgE，あるいはラスト（RAST）とよんでいます．

（今福裕司）

IV. 免疫血清検査 | 免疫グロブリン

多項目抗原特異的 IgE 同時測定（MAST）

multiple allergen simultaneous test

基準値 | 陰性

MAST は，RAST として測定される複数項目の中でも特に頻用される項目を集めて，一括でスクリーニングする方法である．

測定法	検体の採取，取扱い，保存
CLEIA	採血後，速やかに血清を分離する．長期保存の場合は凍結保存（−80℃）が必要である．

陽　性	陰　性
アレルギー性疾患，寄生虫疾患，IgE 骨髄腫	骨髄腫

■意義・何がわかるか？■

● 現在では吸入系・食事系のアレルゲン 26 種類の項目を同時に測定する．吸入系は，ハウスダスト 2，コナヒョウヒダニ，ブタクサ，ヨモギ，オオアワガエリ，ハルガヤ，スギ，ペニシリウム，クラドスポリウム，カンジダ，アルテルナリア，アスペルギルス，ネコ上皮，イヌ上皮の 14 項目，食餌系は，卵白，大豆，小麦，米，マグロ，サケ，エビ，カニ，チェダーチーズ，ミルク，牛肉，鶏肉の 12 項目である．

● これらに対する特異的 IgE を網羅的に測定する方法である．検出に化学発光が用いられる．

■病態のメカニズム■

● ある抗原（アレルゲン）に対するアレルギーがあれば，血液中で特異的 IgE は高値を示すことが多い．

エキスパートの臨床知

♣ スギ花粉など特定の抗原（アレルゲン）に結合する IgE を抗原特異的 IgE，あるいはラスト（RAST）とよんでいます．

♣ RAST は患者の症状・病歴から疑わしいアレルゲンに対する IgE が高いかどうかを推定しながら行っていきますが，MAST は代表的なアレルゲンを組み合わせてスクリーニングできるようにしたものです．

（今福裕司）

Ⅳ. 免疫血清検査　免疫グロブリン

クリオグロブリン

cryoglobulin

基準値	陰性

クリオグロブリンは，低温で沈殿・凝固する異常蛋白である.

測定法	検体の採取，取扱い，保存
目視	採血後に検体を低温にすると，クリオグロブリンが析出してしまい，血清分離時に沈殿するので偽陰性となる.そのため検体は，採血後 37℃に保温して検査室に運搬する必要がある.

陽　性
C 型肝炎，多発性骨髄腫，自己免疫疾患，感染症

■意義・何がわかるか？

● 血清を4℃に放置した場合，白色沈殿やゲル状の析出などの変化をきたす蛋白をクリオグロブリン（cryoglobulin）とよぶ. 寒冷沈殿性を示す血漿蛋白はクリオグロブリンの他にもあり，クリオプロテイン（cryoprotein）と総称する. これにはフィブリノゲンなどが含まれる.

● クリオグロブリンは，加温により再溶解する特徴がある. これは免疫グロブリン分子が低温で立体構造変化を起こして溶解性が低下したものと考えられる. 沈殿物の構成成分によりクラス分けがなされている. Ⅰ型はモノクローナルな免疫グロブリンが成分である場合，Ⅱ型はモノクローナルとポリクローナル免疫グロブリンが成分である場合，Ⅲ型はポリクローナルな免疫グロブリンが成分である場合と分類される.

クリオグロブリンがみられる場合，その原因となる疾患を同定することが重要であり，Ⅰ型の場合は多発性骨髄腫など，Ⅱ型とⅢ型は C 型肝炎や自己免疫疾患，それと原因が定かでない本態性クリオグロブリン血症でみられる. このなかで特に C 型肝炎が重要である. C 型肝炎では，同時に低温にて補体系が活性化されて補体価（CH$_{50}$）が消費性の低下をする現象もみられる場合がある（補体の cold activation）.

■病態のメカニズム

● Ⅰ型は形質細胞の腫瘍性疾病で産生される M 蛋白の性質により，低温にて立体構造に変化が生じクリオグロブリンとなると考えられる. Ⅱ型，Ⅲ型は抗免疫グロブリン抗体による免疫複合体であり，組み合わせにより種々のタイプが存在する

エキスパートの臨床知

♧血液を保存など何らかの目的で冷やしたとき，塊が現れるのがクリオグロブリンです.

♣クリオグロブリンの本態は IgM であることが多いです. ただし，それが何の抗原に対する IgM であるかはいろいろです. IgM 型骨髄腫で IgM が大量に産生された結果，クリオグロブリンとなる場合があります.

♧C 型肝炎の患者でクリオグロブリンがみられることがよく知られています.

（今福裕司）

172　Ⅳ. 免疫血清検査

IV. 免疫血清検査 | 免疫グロブリン

Bence Jones 蛋白（BJP）

Bence Jones protein

基準値 陰性

Bence Jones 蛋白は，骨髄腫細胞から産生される単クローンである免疫グロブリンの L 鎖（light chain，κ型あるいは λ型）である．

測定法	検体の採取，取扱い，保存
免疫電気泳動	尿・血清．尿は新鮮な尿を用いる．

陽性
骨髄腫（Bence Jones 型）

■意義・何がわかるか？

● BJP は，単クローン性の免疫グロブリン L 鎖（分子量 23kD）の 2 量体であり，骨髄腫細胞から産生される低分子蛋白である．低分子であるため血液中にとどまらず尿中に排泄される．もともと英国の内科医 Henry Bence Jones（1814〜1873）により骨髄腫患者尿中に発見された．尿を加熱すると 56℃ 付近で白濁し，90〜95℃ で再溶解する特異的な熱凝集を有することで有名である．

■病態のメカニズム

● 骨髄腫細胞では，免疫グロブリン産生のコントロールがうまくいかなくなり，通常 1：1 で産生される H 鎖と L 鎖であるが，L 鎖の過剰産生が起こり，余剰の L 鎖は 2 分子会合して腎臓糸球体を通って尿中に出現する．尿中の BJP の定性的な検出法もあるが，より正確に同定するためには，尿を濃縮後に免疫電気泳動にて成分の検査を行う必要がある．H 鎖の抗体と反応せず（沈降線を形成せず），L 鎖のタイプである抗 κ 鎖あるいは λ 鎖抗体と沈降線を形成することにより BJP と同定する．BJP は通常は低分子のため尿中に移行し，免疫電気泳動などの検査では血液中には検出されないが，BJP はアミロイドとして沈着する結果として，腎・尿細管障害をひき起こす場合があり，そのような場合には血液中にうっ滞する結果として，血液中に検出される場合もある．

エキスパートの臨床知

♧ Bence Jones 蛋白（BJP）は，ある種の骨髄腫で産生されるもので，免疫グロブリンの部分構造である軽鎖のみが産生されたものです．

♣ BJP は小さいので血液中にとどまらず，腎臓を通り抜けて尿中に流れてしまいます．

♧ 尿中の BJP をみつけると BJP 型骨髄腫が考えられることになります．BJP は低分子蛋白であり，通常の尿検査の尿蛋白では陽性となりません．これは通所の尿蛋白検査は主として蛋白の中で一番尿中に出てきやすいアルブミンをみつけるようにできているからです．

（今福裕司）

Ⅳ. 免疫血清検査　　補体

補体価（CH50）
50% hemolytic activity of serum

基準値 30～50 単位 /mL

血清に残存する総合的な補体活性の指標．古典経路の活性化によるスクリーニング検査で，C1～C9 のいずれかの活性が低下すると，補体価は低値となる．

測定法	検体の採取，取扱い，保存
免疫溶血活性測定法	当日測定しない場合は，血清採取後−20℃以下に凍結．2 週間以上保存する場合は−80℃で保存する．

高　値	低　値
感染症，自己免疫疾患，悪性腫瘍などの炎症で高値となるが，臨床的意義は少ない．	自己免疫疾患（SLE），急性糸球体腎炎，膜性増殖性糸球体腎炎，補体成分欠損症

■意義・何がわかるか？
● 補体価は，補体蛋白の産生障害，過剰な活性化，合成の亢進により影響を受けるが，臨床的には低値の場合に問題となる．補体成分は半減期が短く，速やかに補填されるため，低補体血症は起こりにくい．低下は，1）体内で過剰な活性化が起こり，補体成分が消費されたとき，あるいは 2）補体成分欠損症で起きる．C1-INH やⅠ因子などの補体制御因子の欠損でも補体活性化を抑えることができず低下する．血清の補体価測定は，これらの診断・経過観察・治療効果判定にスクリーニング検査として有用である．

■病態のメカニズム
● C1～C9 いずれの補体成分の低下によっても補体価は低値となりうるが，疾患により活性化経路が異なり，低下する補体成分に特徴をもつ．補体価の低値が認められた場合，各補体成分を測定することにより疾患を推定できる．
● SLE では，C1，C2，C3，C4 が低下することが多い．免疫複合体による活性化の場合は，C4，C2 など初期の補体成分のみが低下する．一部の腎炎では初期の補体成分は低下せず，C3，C5 の低下が認められる．

エキスパートの臨床知

♧ 臨床的に問題となるのは，ホモ接合体の補体成分の欠損症の場合で，ヘテロ接合体の場合は，各補体成分は健常人の 50％産生されるため，補体価は低下せず健常の場合が多いです．ホモ接合体では補体価は 0 単位/mL になります．例外的に C9 欠損症（ホモ接合体）では健常人の 20～40％，C3 欠損症（ホモ接合体）では 10～15％程度を示します．
♣ C1～C4 の欠損（ホモ接合体）では易感染性とともに SLE などの自己免疫疾患を呈することが多いですが，わが国では前期成分の欠損は稀です．
♧ C5～C9 欠損症はわが国で多くみられます．髄膜炎菌，淋菌の感染症に罹患しやすいです．C9 欠損症は健常人の 0.1％の高頻度で認められていますが，健康人が多く，明瞭な感染を示すのは稀です．しかし，髄膜炎菌，淋菌への罹患率は健常人より明らかに高いため，看護の場合は注意を要します．

（畑中道代）

174　Ⅳ．免疫血清検査

IV. 免疫血清検査 　補　体

DAF

decay accelerating factor, CD55

基準値	赤血球：3,000 分子／細胞，顆粒球：85,000 分子／細胞

補体の活性化を抑制する GPI-アンカー型の膜蛋白質．同一細胞膜上に形成された C3 転換酵素（古典経路，副経路，レクチン経路）の解離を促進する．

測定法	検体の採取，取扱い，保存
フローサイトメトリー	通常の血液細胞検査時の採血方法，保存方法に準じる．

低　値

発作性夜間血色素尿症

■意義・何がわかるか？

● DAF は，CD59 とともに，糖脂質〔GPI（グリコシルホスファチヂルイノシトール）〕により細胞表面につながれた GPI-アンカー型の蛋白質の一つであり，両者は血球細胞やさまざまな組織で発現し，補体による細胞傷害を防いでいる．GPI-アンカー型膜蛋白質欠損症である発作性夜間血色素尿症（PNH）では，DAF，CD59 が欠損することが赤血球溶解の主因となっている．赤血球や顆粒球の DAF 発現を測定することにより PNH の診断が可能である．欠損血球の割合の増加は，一般的に症状の重篤化とつながるため，経過観察・治療効果判定にも有用である．

■病態のメカニズム

● PNH での GPI-アンカー型蛋白欠損は，アンカー部合成に関与する PIG-A 遺伝子の突然変異が原因である．赤血球では DAF，CD59 が補体制御の中心的役割を担うため，PNH では補体活性化が起きると赤血球は容易に溶解し，起床時血色素尿を特徴とする溶血性貧血を呈する．再生不良性貧血に高率に PNH を合併する．

エキスパートの臨床知

♧Inab 血液型赤血球は DAF 遺伝子の欠損により DAF を発現していません．GPI-アンカーの合成異常によるものではないため，CD59 は正常に発現しています．そのため Inab 血液型をもつ個人は，PNH の症状を示さず健常です．

♣PNH では慢性的に生じる赤血球溶解（溶血）が，致命的な合併症（血栓症，慢性腎臓病，臓器障害，肺高血圧症，疲労，貧血など）をひき起こします．予測が難しく，この症状は多彩です．

♧PNH では自覚症状がなくても溶血は進行している場合が多いです．治療のためには早期診断が重要です．以下の所見を認める患者では PNH の可能性の検討が望ましいです．
　再生不良性貧血，骨髄異形性症候群／貧血，疲労，平滑筋収縮異常，原因不明の腹痛，溶血症状／溶血を伴う臓器障害／原因不明の血栓症／coombs 試験陰性の溶血性貧血

♣PNH では慢性溶血を抑制することが治療の重要な目標となります．最近，抗補体作用をもつエクリズマブという抗体薬が登場し，溶血を強力に抑制することが可能になりました．

（畑中道代）

補　体　　175

IV. 免疫血清検査　自己抗体

リウマトイド因子（RF）　rheumatoid factor

基準値　15 IU/mL 未満（異なる試薬もある）　IgG-RF は Index 2.0 未満

ヒト IgG を抗原とする IgM クラスの自己抗体で，赤血球やラテックス粒子を用いた定性法／半定量法が行われていたが，現在は定量法が主流である．

測定法	検体の採取，取扱い，保存
ラテックス比濁法（LA-TIA），ラテックス比ろう法（LA-NIA），免疫比濁法（TIA），IgG-RF は EIA	血清を用い，なるべく早く分離する．防腐剤を加えて低温（4℃）で保存するが，長期保存は−20℃以下．

高　値	低　値
関節リウマチ（RA），膠原病，肝障害（慢性肝炎，肝硬変），慢性感染症，悪性腫瘍	通常は問題とならないが，陰性が診断の根拠となる疾患もある．

■意義・何がわかるか？

● RA の診断：RA 患者の RF 抗体価は，陰性から 1,000 IU/mL 以上まで広く分布し，70％で陽性となる．他の膠原病，肝疾患，感染症，悪性腫瘍などでも陽性となるが，抗体価は低い例が多い．健常人でも最大 5％の陽性者が存在する．

● RA の早期診断：発症早期の RA 患者の陽性率は 50％程度と低い．RF 陽性の診断未確定関節炎患者は，陰性者に比べて将来的に RA に移行する率が高い．

● RA の診断基準：ACR/EULAR の新 RA 分類基準は，6 点以上で RA と分類されるが，RF 陽性のとき 2 点で，高値陽性（カットオフ値の 3 倍以上）の場合は 3 点と計算される．

● 治療効果判定と予後予測：RF の抗体価は，長期的には治療効果の判定に使用できる．また RF が高値の場合，関節病変が進行しやすい．

■病態のメカニズム

● RF 産生は，遺伝的因子や環境因子との関連がいわれ，補体を活性化し，炎症の遷延化にかかわっている．

エキスパートの臨床知

♧関節炎患者には抗核抗体とともにスクリーニングに用いられます．

♣RF 陽性であっても RA であるとはかぎらず，他の膠原病や慢性炎症性疾患でも陽性となります．

♣RA での陽性率も 70％程度であり，陰性の RA 患者も多数存在します．

♣慢性疾患や高齢者でしばしば陽性となりますが，抗体価は低いです．

♣早期 RA では RF の陽性率は 50％程度と低く，見落としやすいです．

♣IgG-RF は活動性と相関し，高値の場合は悪性関節リウマチを考えます．

♧抗体価は RA が寛解すると低下し，陰性になることもありますが，短期的な指標とはなりません．

♣基準値は，健常人の陽性率が 5％となるところを，15 IU/mL とすることで，統一されつつあります．

（熊谷俊一）

Ⅳ. 免疫血清検査 | 自己抗体

抗ガラクトース欠損 IgG 抗体　anti-galactosyl IgG antibodies（CA・RF）

基準値 6 AU/mL 未満

RA 患者由来の IgG に結合する糖鎖には，ガラクトースを欠損しているものが多い．これを抗原として開発された RF 測定法である．

測定法	検体の採取，取扱い，保存
電気化学発光免疫測定法　ピコルミ CA・RF（エーディア）．	血清を用い，なるべく早く分離する．防腐剤を加えて低温（4℃）で保存するが，長期保存には−20℃以下が望ましい．

高　値

関節リウマチ（RA），膠原病（Sjögren 症候群，混合性結合組織病など），肝障害（慢性肝炎，肝硬変），慢性感染症，悪性腫瘍

■意義・何がわかるか？

●RA の診断：RA 患者の抗体価は，陰性から 500 IU/mL 以上まで広く分布し，80％で陽性と，RF（通常の IgM-RF）より若干陽性率は高い．RF 同様，他の膠原病，肝疾患，感染症，悪性腫瘍などでも陽性となるが，抗体価は低い例が多い．我々の検討では，健常人での陽性率を 5％とするカットオフ値は，9 AU/mL であった．

●RA の早期診断：発症早期の RA 患者の RF 陽性率は 60％程度と，RF よりやや高い．RF 陰性 RA 患者の半数で CA・RF が陽性となるとの報告があり，早期 RA や血清反応陰性脊椎関節症などの診断での有用性が期待される．

■病態のメカニズム

●RA 患者の IgG 分子の糖鎖にはガラクトースがほとんど含まれていないことが知られていた．RA 患者の RF は，このガラクトース欠損 IgG への親和性が高いことから，自己抗原として RF 産生にかかわっている可能性も推察されている．

エキスパートの臨床知

♧CA・RF は国際的には，RF の測定法の一つという位置づけです．

♧従来の RF 同様，陽性は RA を意味するものではなく，陰性も RA を否定しません．

♧従来の RF と比べて RA での陽性率（感度）はやや高いですが，他の膠原病や慢性炎症性疾患でも陽性となり，特異度は変わりません．

♣CA・RF も高値の場合は RA の可能性が高いです．

♧早期 RA での陽性率はやや高いが，他疾患での陽性率も高いので診断には慎重さを要します．

♣RA が疑われるが RF 陰性のときには，検査をしてみる価値はあります．

♧メーカー提示のカットオフ値（6 AU/mL）では，健常人での陽性率が 5％を超える可能性があり，低值陽性の場合は偽陽性の可能性もあります．

♣RA の活動性の増減とともに抗体価が上下することも知られ，病勢や治療効果の指標となる可能性があります．

（熊谷俊一）

自己抗体　177

IV. 免疫血清検査 自己抗体

抗シトルリン化ペプチド抗体（抗 CCP 抗体）

anti-cyclic citrullinated peptide antibodies（CA・RF）

基準値 4.5 U/mL 未満（一部例外もあり）

関節リウマチ（RA）に特異的な抗核周囲抗体などが認識するフィラグリン由来のシトルリン化ペプチドを抗原とした検査法（第一世代）が開発され、現在は複数の合成シトルリン化環状ペプチドを抗原とした第二世代が広く使用されている。フィラグリン以外のシトルリン化ペプチドとも反応するものもあり、抗シトルリン化ペプチド／蛋白抗体（ACPA）とも総称される。

測定法	検体の採取，取扱い，保存
ELISA 法（MESACUP2 テスト CCP，MBL 社）電気化学発光免疫測定法（ロッシュ・ダイアグノスティックスなど），イムノクロマト法（定性法）（MEB Chrom CCP テスト，MBL 社）	血清を用い，なるべく早く分離する。防腐剤を加えて低温（4℃）で保存するが，長期には−20℃以下。

高 値

関節リウマチ，膠原病（Sjögren 症候群，混合性結合組織病など）の一部，変形性感染症，血清反応陰性脊椎関節症などで陽性となることがある

■意義・何がわかるか？

●**RA の診断**：RA 患者の陽性率は，80％程度で、Stage が進むほど陽性率は高い。健常者や慢性炎症性疾患，他の膠原病での陽性率は低く，5％以下である。確定診断に有用である。

●**RA の診断基準**：ACR/EULAR の新 RA 分類基準では，6 点以上で RA と分類されるが，抗 CCP 抗体も RF と同様，陽性は 2 点で，高値陽性（カットオフ値の 3 倍以上）は 3 点と計算される。

●**RA の早期診断**：発症早期の RA 患者の陽性率は 50〜60％程度にとどまるが特異度は高い。抗 CCP 抗体陽性の多発関節炎患者は RA となる可能性が高い。

●**治療効果判定と予後予測**：抗 CCP 抗体陽性の RA は，陰性者に比べ関節破壊のリスクが高く，関節予後予測のマーカーであるが，活動性や治療効果の指標とはならない。

■病態のメカニズム

●遺伝的素因を有する人に，喫煙などの環境因子が作用すると抗 CCP 抗体が陽性となる。その人がその後，関節への過重や感染症後の関節炎などを起こすと，関節の蛋白がシトルリン化され，血中の抗 CCP 抗体が作用し，RA を発症すると考えられる。

エキスパートの臨床知

♣抗 CCP 抗体や RF などの抗体系検査と，CRP や MMP-3 などの炎症や関節障害マーカーの組み合わせは，早期診断に有用です。
♣抗 CCP 抗体陽性の多発関節炎患者は，ほぼ RA と考えられます。
♣抗 CCP 抗体は RA 発症の数年以上前から陽性であることが知られ，陽性者は経過観察が必要です。
♣治療後も抗体価の変動は少なく，陰性化もしません。
♣一般的に，抗 CCP 抗体陰性の RA 患者は，予後良好で治療反応性が良いです。
♣喫煙は抗 CCP 抗体産生や RA 発症のリスク因子であり，禁煙を指導します。

（熊谷俊一）

IV. 免疫血清検査 　自己抗体

抗核抗体（ANA）

anti-nuclear antibody

基準値 陰性：40倍未満（間接蛍光抗体法）

核内の抗原性物質に対する自己抗体の総称で，染色型から均質型，斑紋型，核小体型，辺縁型，散在斑紋型などに分類される．

測定法	検体の採取，取扱い，保存
間接蛍光抗体法（主にHEp-2細胞が用いられる）	間接蛍光抗体法で，溶血や高脂質の検体でバックグラウンドの蛍光染色が増強することがあり，判定不能．

陽性
全身性エリテマトーデス（SLE），強皮症，混合性結合組織病（MCTD）などの各種膠原病，その他の自己免疫性疾患，薬剤誘発性ループス

■意義・何がわかるか？
● 膠原病各疾患の患者血清中には，その疾患に特有な自己抗体が検出されており，抗核抗体陽性は，自己免疫現象の存在を示唆する．
● 本検査は，自己抗体の一次スクリーニング検査法で，抗体価，染色型を参考にして，特異抗体の推測ができる．

■病態のメカニズム
● 自己抗体の産生機序には，1）特定の

HLAとの相関から，免疫遺伝学的要因や，2）自己抗原のアミノ酸配列とある種のウイルスや細菌蛋白との相同性による環境要因，3）交差反応性B細胞と自己反応性T細胞によるEpitope spreadingなど，さまざまな産生要因の可能性が示唆されているが，なお未知の面が多い．

エキスパートの臨床知

♧ ANA陽性は自己免疫現象の存在を示唆しますが，さまざまな疾患に広く出現するため，ANA陽性のみで疾患を特定することはできません．
♣ 異常値が出た場合は，抗核抗体価，染色パターンを確認します．
♧ 抗核抗体価が高い場合（160倍以上）は，臨床症状や病態から推定される疾患標識自己抗体を測定すると，疾患特定の判断の材料になります．
♣ 抗体価の低い場合は特異自己抗体の存在する可能性は一般的に低いですが，抗SS-A/Ro抗体や抗Jo-1抗体の場合では，抗核抗体陰性と判定される可能性もあります．
♧ 抗核抗体が陽性となる膠原病各疾患は，希少疾患であるものの，障害はさまざまな臓器におよぶため，細やかな観察が望まれます．全身症状（発熱，体重減少，リンパ節腫脹など）のほか，臓器症状（関節，筋，皮膚，呼吸器，循環器，消化器など）の出現に注意が必要です．

（立石晶子，山本一彦）

IV. 免疫血清検査

自己抗体 / 抗 DNA 抗体

抗 2 本鎖 DNA（抗 dsDNA）抗体　anti-double stranded DNA antibody

基準値　陰性：10〜12 IU/mL 以下（ELISA），陰性：6.0 IU/mL 以下（RIA）

全身性エリテマトーデス（SLE）で特異性が高く，疾患活動性との相関が知られ，診断や治療に有用な情報を提供する.

測定法	検体の採取，取扱い，保存
ELISA，RIA	血清（冷蔵保存）

陽　性
全身性エリテマトーデス（SLE），混合性結合組織病（MCTD），Sjögren 症候群，強皮症など

■意義・何がわかるか？

● SLE に対する特異性が高く（約 95〜97％），米国リウマチ協会の診断基準の 1 項目に含まれる.

● SLE の疾患活動性と相関が知られており，活動性の評価や治療の指標として有用な情報を提供する.

■病気のメカニズム

● 抗 DNA 抗体は，反応性から，① dsDNA とのみ反応する抗体，② dsDNA，ssDNA 双方と反応する抗体，③ ssDNA とのみ反応する抗体，の三種に分けるが，①と②の両者を合わせて抗 dsDNA 抗体とよんでいる.

● 免疫グロブリン別に IgG，IgM 型などがあるが，IgG 型抗 dsDNA 抗体が疾患活動性に相関するとされ，臨床上重要である.

エキスパートの臨床知

♧抗 dsDNA 抗体は，SLE の活動性と相関しているため，発熱，皮疹，関節炎，リンパ節腫脹などの全身症状に注意します.

♣抗 dsDNA 抗体価は，免疫複合体を形成したり，直接組織を攻撃することによりループス腎炎の活動性と関与していることも多いため浮腫，尿量，高血圧などに注意します.

（立石晶子，山本一彦）

IV. 免疫血清検査 | 自己抗体 | 抗 DNA 抗体

抗 1 本鎖 DNA（抗 ssDNA）抗体　anti-single stranded DNA antibody

基準値	陰性：25 AU/mL 以下（EIA），［陰性：受身赤血球凝集反応（PHA）＊保険より削除］

抗 DNA 抗体のうち，一本鎖 DNA を抗原にした測定方法.

測定法	検体の採取，取扱い，保存
EIA，（PHA）	血清（冷蔵保存）

陽　性

全身性エリテマトーデス（SLE），Sjögren 症候群，混合性結合組織病，強皮症，その他の膠原病

■意義・何がわかるか？
●抗 dsDNA 抗体は，SLE の疾患活動性を反映するとされているが，抗 ssDNA 抗体は，SLE 以外の B 細胞活性化を伴う疾患で高頻度に出現し，SLE の疾患特異マーカーとしての意義は低い.
●SLE を疑うときは，抗 dsDNA 抗体を測定するべきである.

■病態のメカニズム
●免疫グロブリン別に，IgG 型，IgM 型など，が存在する.

エキスパートの臨床知

♧抗 ssDNA 抗体は，SLE 以外の他の膠原病でも陽性となり，疾患の標識抗体とならないため，SLE を疑うときには，抗 dsDNA 抗体あるいは抗 Sm 抗体の測定をします.

（立石晶子，山本一彦）

Ⅳ. 免疫血清検査 / 自己抗体

抗 U1-RNP 抗体

anti U1-ribonucleoprotein antibody

基準値 陰性：二重免疫拡散法，陰性：5.0〜10.0 U/mL 未満　EIA（ELISA）

本抗体は，U1-RNP の特異的抗体であり，混合性結合組織病（MCTD）の診断の必須項目である．

測定法	検体の採取，取扱い，保存
二重免疫拡散法，EIA（ELISA）	血清（冷蔵保存）

陽　性

混合性結合組織病（MCTD），全身性エリテマトーデス（SLE），オーバーラップ症候群，強皮症，種々の自己免疫疾患

■意義・何がわかるか？
- 抗 U1-RNP 抗体は，種々の自己免疫疾患に認められ，疾患特異性はないが MCTD に高率に出現する．
- 本抗体は，Sharp や Alarcon-Segovia の MCTD の診断基準の他，厚生省の MCTD の診断基準の必須項目である．
- 疾患の活動性とはそれほど相関しないことが指摘されており，治療効果の判定に用いるのは望ましくない．

■病態のメカニズム
- RNP は，RNA と蛋白の複合体を意味し，本抗体は splicing に必要な U1-RNP 分子を認識する抗体であるが，膠原病患者にみられる産生機序は明らかでない．抗 U1-RNP 抗体は，U1-RNP 固有の構成蛋白である 70K，A，C 蛋白と反応する．

エキスパートの臨床知

- この抗体が陽性になる MCTD の多くは，Raynaud 現象，手指の腫脹を認めます．
- MCTD の合併症としての三叉神経障害，無菌性髄膜炎は，抗 U1-RNP 抗体との関連性が示唆されていることから，注意が必要です．

（立石晶子，山本一彦）

IV. 免疫血清検査 　自己抗体

抗 Sm 抗体

anti-Sm antibody

基準値 　陰性：二重免疫拡散法，陰性：7.0〜10.0 U/mL 未満　EIA（ELISA）

抗 Sm 抗体は，全身性エリテマトーデス（SLE）患者血清中の抗核抗体群の一つであり，SLE 患者 Smith 氏の頭文字が名前の由来である．

測定法	検体の採取，取扱い，保存
二重免疫拡散法，EIA（ELISA）	血清（冷蔵保存）

陽 性

全身性エリテマトーデス（SLE），オーバーラップ症候群

■意義・何がわかるか？
- 本抗体は SLE に特異的で，米国リウマチ学会（ARA）の SLE 分類予備基準の1項目に採択されている．
- 抗 Sm 抗体は，SLE の約 20〜30％に検出され，他疾患で検出されることは稀である．

■病態のメカニズム
- 抗 Sm 抗体 は，U1，U2，U4/U6，U5RNP 分子に共通して存在するコア蛋白 B/B', D1，D2，D3，E，F，G のうち，B/B'，D1，D2，D3蛋白を認識する．抗 U1-RNP 抗体は，U1-RNP の同一分子の異なるエピトープ（70K，A，C 蛋白）を標的として認識する．このため，抗 Sm 抗体陽性であったら，ほぼ抗 U1-RNP 抗体とともに陽性になるので，抗 U1-RNP 抗体も検査しておくほうがよい．

エキスパートの臨床知

♧ 本抗体陽性例の SLE は中枢神経ループス，ループス腎炎の発症が高率であるため，慎重な経過観察が必要です．

♣ 抗 Sm 抗体は SLE のみならず，オーバーラップ症候群や MCTD でも陽性になるため，強皮症や筋炎の症状にも注意します．

（立石晶子，山本一彦）

Ⅳ. 免疫血清検査　　自己抗体

抗 Scl-70 抗体（抗トポイソメラーゼⅠ抗体）　anti-Scl-70 antibody

基準値 陰性：二重免疫拡散法，陰性：7.0～10.0 U/mL 未満　EIA（ELISA）

Scl は強皮症（Scleroderma）の，70 は分子量 70KDa の略である．対応抗原はクロマチンと結合したトポイソメラーゼⅠであり，抗トポイソメラーゼⅠ抗体ともいう．

測定法	検体の採取，取扱い，保存
二重免疫拡散法，ELISA	血清（冷蔵保存）

陽　性

強皮症

■意義・何がわかるか？

- diffuse type の強皮症に多くみられる疾患特異性の高い自己抗体である．
- 強皮症患者で抗 Scl-70 抗体が陽性である場合は，皮膚硬化の範囲が広く，内臓病変を有する可能性が高いので，消化器病変・肺病変などの詳細な評価，経過観察が重要である．
- 抗体陽性と腎クリーゼ・肺高血圧症の

出現頻度には大きな差はみられない．

■病態のメカニズム

- 本抗体は，当初はラット肝より抽出された分子量 70kDa の蛋白に対する抗体として抗 Scl-70 抗体とよばれたが，実際の対応抗原は分子量 95～100kDa の DNA topoisomeraseⅠである．DNA topoisomeraseⅠは，DNA の複製・転写に関与する酵素である．

エキスパートの臨床知

♣この抗体が陽性になる強皮症は，びまん型の皮膚病変の分布を示します．また合併する臓器病変の慎重な観察が必要です．
 ・皮膚病変：皮膚硬化の他に，皮膚症状として，Raynaud 現象，ソーセージ様手指腫脹，指尖陥凹性瘢痕などがみられるため，日常生活における皮膚の保湿と保護の補助療法の啓蒙を促します．
 ・肺病変：肺線維症，肺高血圧症の合併があるため，呼吸状態の変化に注意します．
 ・消化器病変：食道機能低下に伴い逆流性食道炎の併発や，小腸蠕動運動の低下により，吸収不良症候群を呈することがあるため，摂食状況，排便状況の変化に気をつけます．
 ・腎病変：強皮症腎クリーゼの合併があり，血圧の急激な上昇，乏尿で発症することから，全身状態の観察を注意深く行います．
♣抗 Scl-70 抗体は，通常病勢に応じて抗体価が変化することはありません．
♣強皮症の患者において，本抗体の陽性率は 20～30％程度です．

（立石晶子，山本一彦）

IV. 免疫血清検査 　自己抗体

抗 Jo-1 抗体　　　　　　　　　anti Jo-1 antibody

基準値 　陰性：二重免疫拡散法，陰性：7.0〜10.0 U/mL 未満　EIA（ELISA）

多発性筋炎／皮膚筋炎（PM/DM）の患者（Jo 氏）から発見された抗体で，2
本の沈降線の 1 本という意味で Jo-1 と命名された.

測定法	検体の採取，取扱い，保存
二重免疫拡散法，ELISA	血清（冷蔵保存）

陽　性
多発性筋炎／皮膚筋炎（PM/DM）

■意義・何がわかるか？

● PM/DM の重要な疾患標識抗体であり，厚生省の診断基準の 1 項目に含まれている.

● 他の膠原病では，検出されずに，PM/DM あるいは，PM/DM のオーバーラップ症候群に特異的に検出される.

● 抗 Jo-1 抗体陽性例は，PM が多く，典型的なヘリオトロープ疹やゴットロン徴候をもつ DM は少ない.

● 本抗体陽性例では，間質性肺炎，多関節炎を高率に合併する.

● 抗 Jo-1 抗体をはじめアミノアシル tRNA 合成酵素に対する自己抗体〔抗 aminoacyl-tRNA synthetase 抗体（抗 ARS 抗体）：抗 PL-7，抗 PL-12，抗 OJ，抗 EJ 抗体など〕を有する症例は間質性肺炎，関節炎，mechanic's hand，Raynaud 現象を高頻度に認め，抗 synthetase 抗体症候群とよばれている.

■病態のメカニズム

● 抗 Jo-1 抗体の対応抗原は，細胞質での蛋白翻訳にかかわるヒスチジル tRNA 合成酵素である Jo-1 である.

エキスパートの臨床知

♣ 抗 Jo-1 抗体陽性患者では，まず PM/DM あるいはその重複症候群を疑います.

♣ 炎症による筋組織の障害により，PM/DM 患者血中には creatine kinase（CK），aldolase，lactate dehydorogenase（LDH），aspartate aminotransferase（AST），alanine aminotransferase（ALT）などの筋原性酵素や myoglobin も上昇します.

♣ PM/DM 患者の多くは，急性または亜急性の筋痛や筋力低下が四肢近位筋，頸筋，咽頭筋などにみられるため，動作や移動の際のケアが必要な場合があります.

♣ 抗 Jo-1 抗体陽性の PM/DM 患者では，慢性間質性肺炎が高頻度にみられるため，呼吸器症状にも注意が必要です.

（立石晶子，山本一彦）

自己抗体　　185

Ⅳ. 免疫血清検査　　自己抗体

抗 SS-A / Ro 抗体
anti SS-A / Ro antibody

基準値	陰性：二重免疫拡散法，陰性：7.0〜10.0 U/mL 未満　EIA（ELISA）

抗 SS-A 抗体は，抗 Ro 抗体ともよばれ，Sjögren 症候群で出現頻度が高いため，その頭文字から命名された自己抗体の一つである．

測定法	検体の採取，取扱い，保存
二重免疫拡散法，EIA（ELISA）	血清（冷蔵保存）

陽 性

Sjögren 症候群，全身性エリテマトーデス（SLE），混合性結合組織病，多発性筋炎 / 皮膚筋炎，新生児ループス，亜急性皮膚ループスなど

■意義・何がわかるか？
● Sjögren 症候群を疑う場合に検査する．
● 疾患特異性は高くないが，乾燥症状と関連性が高いといわれている．
● 本抗体あるいは抗 SS-B 抗体陽性の母親から生まれた一部の新生児に，皮疹や先天性心ブロックがみられ，新生児ループスという．
● 本抗体と日光過敏症，subacute cutaneous lupus erythematosus（SCLE），C2 および C4 欠損症などとの関連性が報告されている．

■病態のメカニズム
● SS-A/Ro 抗原は，hY1-hY5 の低分子核 RNA と結合した 52kDa および 60kDa 蛋白との結合体である．核のみならず細胞質にも存在する．
● 当初，別々に発見された Ro 抗原と SS-A 抗原が，その後の研究により，同一の抗原であることが判明し，SS-A/Ro と表される．
● 新生児ループスは，母親由来の抗 SS-A/Ro 抗体，特に 52kDa に対する抗体の児への移行によるもので，IgG クラスの抗体が胎盤経由で移行し，胎生期 17 週ごろより発症する．心刺激伝導系の障害で，抗 SS-A 抗体と心筋細胞の SS-A 抗原との免疫反応によるといわれている．

エキスパートの臨床知
♣ 抗 SS-A/Ro 抗体は Sjögren 症候群（70〜90％）や他の膠原病（全身性エリテマトーデス，混合性結合組織病，他）においても検出されます．
♣ 本抗体陽性の場合，Sjögren 症候群を疑い，より疾患特異性の高い抗 SS-B/La 抗体や口腔内乾燥や眼乾燥の症状に対する精査を行います．
♣ Sjögren 症候群の中で他の自己免疫疾患に合併しているものを二次性 Sjögren 症候群，合併していないものを原発性 Sjögren 症候群といいます．
♣ 二次性 Sjögren 症候群は関節リウマチ，全身性エリテマトーデス，強皮症，多発性筋炎・皮膚筋炎，混合性結合組織病，慢性甲状腺炎などと合併します．

（立石晶子，山本一彦）

Ⅳ. 免疫血清検査　　自己抗体

抗 SS-B / La 抗体

anti SS-B / La antibody

基準値　陰性：二重免疫拡散法，陰性：7.0～10.0 U/mL 未満　EIA（ELISA）

抗 SS-B 抗体は，抗 La 抗体ともよばれ，Sjögren 症候群で出現頻度が高く，その頭文字から命名された自己抗体の一つである．

測定法	検体の採取，取扱い，保存
二重免疫拡散法，EIA（ELISA）	血清（冷蔵保存）

陽　性
Sjögren 症候群，全身性エリテマトーデス（SLE），新生児ループスなど

■意義・何がわかるか？

● 抗 SS-A 抗体より疾患特異性が高いため，本抗体陽性の場合，眼乾燥症状や口腔内乾燥症状があれば，まず Sjögren 症候群を考える．

● 抗 SS-B 抗体陽性の Sjögren 症候群は，高 γ-グロブリン血症，リウマトイド因子，血管炎，環状紅斑などの皮膚病変，が高頻度にみられる．

● Sjögren 症候群でみられる環状紅斑は，本抗体と関連があるといわれている．

● 新生児ループスの発症に抗 SS-A 抗体とともに重要であり，発症患児におけ

る本抗体の陽性頻度は 20～30％である．

■病態のメカニズム

● 対応抗原は，RNA polymerase Ⅲ transcription termination factor として機能する 48kDa の核蛋白であり，hY RNAs および SS-A/Ro 抗原蛋白と複合体を形成する．

● 当初，別々に発見された La 抗原と SS-B 抗原が，その後の研究により，同一の抗原であることが判明し，SS-B/La と表される．

エキスパートの臨床知

♣ 抗 SS-B/La 抗体陽性の場合，乾燥症状を認めなくても，subclinical Sjögren 症候群を考慮し，Sjögren 症候群の精査を行います．

♣ 全身性エリテマトーデスの 5～10％でも陽性となります．

♣ 本抗体陽性の妊婦の場合，乾燥症状などの臨床症状を認めない場合でも，抗 SS-A/Ro 抗体と同様に新生児ループスの可能性を念頭におきます．

（立石晶子，山本一彦）

自己抗体

Ⅳ. 免疫血清検査 　自己抗体

抗セントロメア抗体　anti centromere antibody

| 基準値 | 陰性：10.0 未満 index 値（ELISA），7.0～10.0 U/mL 未満（EIA） |

本抗体は，強皮症の主に limited cutaneous type で出現する自己抗体の一つである．

測定法	検体の採取，取扱い，保存
ELISA，EIA	血清（冷蔵保存）長期保存は，－20℃

陽　性

強皮症，Raynaud 症候群，原発性胆汁性肝硬変（PBC），Sjögren 症候群，ルポイド肝炎など

■意義・何がわかるか？

●CREST 症候群（Calsinosis, Raynaud's phenomenon, Esophageal involvement, Sclerodactyly, Terangiectasia）を含む limited cutaneous type の強皮症に高頻度に発現する．

●強皮症患者血清中にみられる自己抗体の種類が，病態を反映していることが統計学的に証明されていることから，強皮症の病型分類や予後の予測，治療方針の決定において，本抗体の測定も臨床症状の評価とともに有用である．

●本抗体の陽性の強皮症患者の場合，心臓，肺線維症，腎臓の内臓病変の合併は少なく，予後良好と考えられているが，肺線維症を伴わない肺高血圧症を併発することが知られており，十分な経過観察が必要である．

■病態のメカニズム

●対応抗原は，細胞分裂期に現れる染色体上の構造物であるセントロメアであり，CENP-A～F まで 6 種類の分子が同定されており，特に対応抗原と考えられるのは CENP-B である．

エキスパートの臨床知

♧この抗体が陽性になる強皮症は，CREST 症候群を含む限局性 SSc であり，40～80%に検出されます．このタイプの強皮症の皮膚硬化は，手指，手から前腕，足趾，顔面に限局されます．

♣Raynaud 症候群で 13～60%，原発性胆汁性肝硬変で 10～30%，ルポイド肝炎の約 15%，など，強皮症以外でも検出されることがあります．

♧本抗体と疾患活動性の関連は低いとされています．

♣本抗体陽性となる強皮症では，肺動脈性肺高血圧症の併発が知られており，十分な観察が必要です．

（立石晶子，山本一彦）

188　Ⅳ．免疫血清検査

Ⅳ. 免疫血清検査 　自己抗体 　抗好中球細胞質抗体（ANCA）

抗好中球細胞質ミエロペルオキシターゼ抗体（MPO-ANCA, p-ANCA）
myeloperoxidase- anti-neutrophil cytoplasmic autoantibody

基準値	測定試薬により基準値が異なる. MBL 社製ステイシア MEBLux™ テスト MPO-ANCA：基準値 3.5 未満 （U/mL） ニプロ社製ネフロスカラー MPO-ANCⅡ：基準値 30 EU 未満 ファディア社製エリア MPOs-ANCA：陰性：3.5 IU/mL 未満　判定保 留：3.5〜5.0 IU/mL　陽性：5.0 IU/mL

好中球細胞質中の酵素である MPO に対する自己抗体. 間接蛍光抗体法で好中球核周辺の細胞質が強く染色される（核周辺型）perinuclear ANCA（p-ANCA）の一つ.

測定法	検体の採取，取扱い，保存
化学発光酵素免疫測定法（CLEIA 法），酵素抗体法（ELISA）	血清 0.3mL

高　値

顕微鏡的多発血管炎，壊死性半月体形成性腎炎，好酸球性多発血管炎性肉芽腫症，多発血管炎性肉芽腫症，およびこれらによる急速進行性腎炎症候群.

■**意義・何がわかるか？**
●上記疾患の診断の補助検査として有用. 特に顕微鏡的多発血管炎，壊死性半月体形成性腎炎の診断に有用. また，抗体価の変動は，疾患活動性指標の一つとして利用される.

■**病態のメカニズム**
●MPO-ANCA は，Fab 部や Fc 部を介

して好中球に結合し，好中球を過剰活性化することで血管内皮を障害し，血管炎，壊死性半月体形成性腎炎を生ずると推測されている.

*平成 24 年 4 月 1 日より

エキスパートの臨床知

✧この抗体は，顕微鏡多発血管炎や好酸球性多発血管炎性肉芽腫症に認められます. 顕微鏡的多発血管炎は，腎臓に壊死性糸球体腎炎をきたし無治療であれば数ヵ月の経過で腎不全が進行して透析になるような疾患です. また，肺（肺出血，間質性肺炎），末梢神経障害，皮膚（紫斑），眼（結膜充血，視力障害）などさまざまな臓器に血管炎による障害をもたらします. このため，この抗体が陽性の患者では，腎臓や肺，皮膚，神経，眼などに血管炎による所見がないかどうか注意深く観察する必要があります.
♣好酸球性多発血管炎性肉芽腫症は，顕微鏡的多発血管炎と同じように多臓器に血管炎を起こし，さらに喘息，好酸球増加を伴うこと，四肢のしびれ，筋力低下などの末梢神経障害をきたすのが特徴です. 喘息患者では，四肢のしびれなど血管炎による障害が出現したら本疾患を疑います.

（有村義宏）

IV. 免疫血清検査 | 自己抗体 | 抗好中球細胞質抗体（ANCA）

抗好中球細胞質プロティネース 3 抗体（PR3-ANCA, c-ANCA）

proteinase 3- anti-neutrophil cytoplasmic autoantibody

基準値	測定試薬により基準値が異なる. MBL 社製ステイシア MEBLux™ テスト MPO-ANCA：基準値 3.5 未満 （U/mL） ニプロ社製 PR3-ANCA 測定試薬：基準値 10 EU 未満 ファディア社製エリア PR3s-ANCA：陰性：2 IU/mL 未満　判定保留： 2〜3 IU/mL　陽性＞3 IU/mL

好中球細胞質中の酵素である PR3 に対する自己抗体. 間接蛍光抗体法で好中球
細胞質がびまん性に染色される型（cytoplasmic ANCA: c-ANCA）の一つ.

測定法	検体の採取，取扱い，保存
化学発光酵素免疫測定法（CLEIA 法），酵素抗体法（ELISA）	血清 0.3mL

高 値

多発血管炎性肉芽腫症，顕微鏡的多発血管炎，壊死性半月体形成性腎炎，好酸球
性多発血管炎性肉芽腫症，およびこれらによる急速進行性腎炎症候群

■意義・何がわかるか？
●上記疾患の診断の補助検査として有用. 特に多発血管炎性肉芽腫症の診断に有用. 抗体価は CRP などの炎症性マーカーに比べると鋭敏ではないが，疾患活動性指標の一つとして利用される.

■病態のメカニズム
●PR3-ANCA は，好中球に結合し，好

中球を過剰活性化することで血管内皮を障害し，血管炎，壊死性半月体形成性腎炎を生ずると推測. PR3 は肉芽腫形成に関連すると推測.

*平成 24 年 4 月 1 日より

エキスパートの臨床知

♧本抗体が陽性である多発血管炎性肉芽腫症は，上気道（鼻，咽喉頭など），眼，耳，肺，腎臓，皮膚などを障害するのが特徴です. このため，鼻出血，膿性鼻漏，血痰，眼球突出，視力低下，浮腫に対する治療・管理や注意が必要です. 鼻の症状は，進行すると炎症で鼻骨が破壊され陥没し鞍鼻をきたします. 腎障害は進行すると急激に腎不全（急速進行性糸球体腎炎症候群）となり透析治療が必要になります. この抗体陽性の患者は多臓器障害をきたすことが多いため，耳鼻科，呼吸器科，腎臓内科など多くの科での看護を必要とします.

（有村義宏）

IV. 免疫血清検査 　自己抗体

抗ミトコンドリア抗体（AMA）　anti-mitochondrial antibody

基準値 陰性：20倍未満

ミトコンドリア内膜蛋白に対する自己抗体．原発性胆汁性肝硬変（primary biliary cirrhosis：PBC）で陽性率が高い（90%）．

測定法	検体の採取，取扱い，保存
間接蛍光抗体法	血清 0.5mL

陽　性

PBC，その他ルポイド肝炎，肝硬変，薬剤性肝障害，全身性エリテマトーデス（SLE），梅毒などで陽性を示すことがある．

■**意義・何がわかるか？**
●原発性胆汁性肝硬変（primary biliary cirrhosis：PBC）の診断.
■**病態のメカニズム**
●病態に果たす役割は不明．抗ミトコン

ドリア M_2 抗体の対応抗原は，ピルビン酸脱水素酵素のコア蛋白 E_2 コンポーネントと推測.

エキスパートの臨床知

♣本抗体陽性例が多い原発性胆汁性肝硬変症（PBC）は，慢性炎症により胆管が破壊されることで胆汁の流れが悪くなり，肝臓内に胆汁が停滞して肝臓が障害されます．皮膚のかゆみ，黄疸，食道静脈瘤，腹水，脳症など肝障害による症状を認める場合（症候性）とこれらの症状を欠く無症候性とがあります．病名に肝硬変がついていますが，ほとんどは肝硬変になる前に発見されます．
♣PBCでは15%にSjögren症候群，5%に関節リウマチ，慢性甲状腺炎などの自己免疫疾患の合併があり，口内乾燥，ドライアイ，関節痛などにも配慮した看護が必要です．

（有村義宏）

IV. 免疫血清検査 | 自己抗体

抗カルジオリピン抗体（抗リン脂質抗体）（aCL）

anticardiolipin antibody

基準値 抗カルジオリピン抗体（IgG）：10 U/mL 未満

aPL があり，動・静脈の血栓症，血小板減少症，習慣流産・死産・子宮内胎児死亡などを認めるときに，抗リン脂質抗体症候群（APS）と称する.

測定法	検体の採取，取扱い，保存
ELISA	血清 0.5mL

高 値

原発性抗リン脂質抗体症候群（primary APS）および全身性エリテマトーデス（SLE）などの自己免疫疾患（secondary APS），梅毒

■意義・何がわかるか？■
● 主に APS の診断のために測定. また，抗体価の推移から治療効果判定や再発の予知などにも有用.

■病態のメカニズム■
● 血管内皮細胞膜のリン脂質に作用し内皮を障害し，血小板血栓を生じ，血栓症をひき起こすと推測.

エキスパートの臨床知

♣本抗体は，ループス抗凝固因子（LAC），ワッセルマン反応（STS）偽陽性などとともに抗リン脂質抗体に含まれます. 本抗体陽性の患者では諸臓器の血管に血栓症をきたします. 最も多いのは下肢の深部静脈の血栓症で，下肢の腫脹と痛みをきたします. 脳梗塞や一過性脳虚血発作をきたすこともあります. また，習慣性流産も認められます.

（有村義宏）

IV. 免疫血清検査 　　自己抗体

ループスアンチコアグラント（LAC）　　lupus anticoagulant

| 基準値 | 陰性 |

リン脂質とプロトロンビンとの複合体に対する抗体．抗リン脂質コファクター抗体の一つ．試験管内で凝固を阻害し凝固時間を延長させる．

測定法	検体の採取，取扱い，保存
APTT 法，希釈ラッセル蛇毒試験法（DRVVT），リン脂質中和法．	血漿 0.6～1.0mL：クエン酸 Na 入り容器に採血し転倒混和後に遠心し，上清を凍結保存し提出．

陽　性
原発性抗リン脂質抗体症候群，全身性エリテマトーデス（SLE），その他 Sjögren 症候群，全身性硬化症（SSc），血小板減少性紫斑病（ITP），溶血性貧血，関節リウマチ（RA）でも陽性のことがある．

■意義・何がわかるか？

● 当初，SLE 患者に認められたためにこの名称がつけられた．試験管内での凝固を延長するが，生体内では凝固能は抑制されておらず，臨床的には逆に凝固能亢進状態（胎盤循環微小血栓による習慣流産，脳血栓など）を示唆する指標の一つ．

■病態のメカニズム

● 血管内皮細胞膜のリン脂質に作用し内皮を障害し，血小板血栓を生じ，血栓症をひき起こすと推測．

エキスパートの臨床知

♣本抗体は，抗カルジオリピン抗体，ワッセルマン反応（STS）偽陽性などとともに抗リン脂質抗体に含まれます．本抗体陽性の患者では諸臓器の血管に血栓症をきたします．最も多いのは下肢の深部静脈の血栓症で，下肢の腫脹と痛みをきたします．脳梗塞や一過性脳虚血発作をきたすこともあります．また，習慣性流産も認められます．

（有村義宏）

Ⅳ. 免疫血清検査　　自己抗体

抗血小板自己抗体〔血小板関連IgG（PAIgG）〕

anti-platelet autoantibody〔platelet associated IgG〕

基準値 25 ng/10^7（血小板）未満

患者血小板膜に結合したIgG量を測定することで，血小板減少症の鑑別ができる.

測定法	検体の採取，取扱い，保存
PAIgG：competitive solid-phase EIA, ELISA	指定された抗凝固剤を用いて採血する．末梢血小板数が $3×10^4/\mu L$ 以下の場合，10 mL以上採血する.

陽　性
特発性血小板減少性紫斑病（ITP），全身性エリテマトーデス（SLE），急性白血病，薬剤性血小板減少症，悪性腫瘍

■意義・何がわかるか？

● 血小板に結合しているIgG抗体を測定する検査で，自己免疫性の抗血小板抗体を産生する患者等において高値を示す.

● 血小板減少症の診断および病態解析に有用である.

● また，多くのITP患者では，PAIgG値と血小板数が逆相関するため，ITP患者の経過を観察するうえで有用な指標になると考えられている.

■病態のメカニズム

● 血小板膜糖蛋白GPIIb-Ⅲa，GPIb-Ⅸなどに対する抗体，血小板表面抗原と類似する抗原に対する抗体，あるいは血小板上のFc受容体に結合した免疫複合体などの存在で，PAIgGは高値となる．そのため，抗血小板自己抗体検出法としての特異性は高いとはいえないが，ITP患者の90％以上でPAIgG陽性となることから，感度は高い.

エキスパートの臨床知

♧陽性の患者では血小板が減少しているため，出血症状を示します．主として皮下出血（点状出血または紫斑）ですが，歯肉出血，鼻出血，下血，血尿，頭蓋内出血なども起こり得ます.

♣これらの出血症状は何ら誘因がなく起こることが多く，わずかな外力によって出血しやすいため，転倒・打撲の予防，皮膚を強くこすらない，歯ブラシの選択などに注意します．また，採血時の止血確認を十分に行います.

♧SLEでは，上記のように血小板減少に基づく出血症状がみられますが，抗リン脂質抗体症候群を併発する場合は血栓症も多発します.

（尾崎由基男，佐藤金夫）

194　Ⅳ．免疫血清検査

IV. 免疫血清検査　自己抗体

Donath-Landsteiner 試験（寒冷溶血反応）Donath-Landsteiner test

基準値 陰性

発作性寒冷血色素尿症（paroxysmal cold hemogloburia：PCH）の診断

測定法	検体の採取，取扱い，保存
溶血反応	血液採取・血清分離時は，すべての器具・試薬を37℃に加温する必要がある．

陽　性
発作性寒冷血色素尿症，梅毒，ウイルス感染（麻疹，水痘など）

■意義・何がわかるか？
● PCHで陽性となる．直接グロブリン試験が陽性（補体型）となる冷式自己抗体には，寒冷凝集素症とPCHがあり，血清学的鑑別に用いられる．

■病態のメカニズム
● PCHの患者血液中には，寒冷溶血素（Donath-Landsteiner抗体：DL抗体）

とよばれるIgGに属する自己抗体が存在し，2相性反応により溶血を起こす．すなわち，DL抗体は低温で補体を巻き込んで自己赤血球と結合し，体温付近になると抗体は離れるが，補体は離れずに活性化され，血管内溶血を起こす．

エキスパートの臨床知

♧ IgG自己抗体が低温で赤血球と結合し，復温後に血管内溶血を起こすので，気温の低下のみならず冷水の飲用や冷水による洗顔・手洗いなどを避けます．

♣ 低温曝露があると数分～数時間後に，背部痛，四肢痛，頭痛，嘔吐，下痢，倦怠感に次いで，悪寒と発熱をみます．

♧ 溶血による貧血がみられることから，動悸，息切れ，めまい，倦怠感などの症状が発現します．急激な動きは避け，ゆっくりとした行動を促し，転倒などの事故を予防します．

（尾崎由基男，佐藤金夫）

自己抗体　195

IV. 免疫血清検査　　自己抗体

抗平滑筋抗体 — anti-smooth muscle antibody

基準値 40倍未満

抗平滑筋抗体は，肝疾患病変に自己免疫的機序の関与が考えられるとき，すなわち自己免疫性肝炎や慢性活動性肝炎を疑わせる所見がある場合に検査される．

測定法	検体の採取，取扱い，保存
間接蛍光抗体法	血清　凍結保存可

陽　性	陰　性
ルポイド肝炎，原発性胆汁性肝硬変，自己免疫性肝炎，慢性活動性肝炎，一部の感染症・悪性腫瘍，関節リウマチなど	全身性エリテマトーデス（SLE）

■意義・何がわかるか？

● 抗平滑筋抗体は，ルポイド肝炎に特徴的な自己抗体として1965年にJohnsonらにより初めて報告された．その後慢性活動性肝炎でも効率に陽性となり，寛解期の慢性活動性肝炎では陰性化することが報告された．肝疾患病変に自己免疫的機序の関与が考えられるときに検査される．

■病態のメカニズム

● 自己免疫性肝炎は，自己免疫機序を介

した肝炎として分類され，自己抗体産生が特徴的である．診断基準の中でも自己抗体はその1項目として重要な位置を占め，その抗体価がポイントに反映されている．

● 自己免疫性肝炎で検出される自己抗体には，抗平滑筋抗体以外に，抗ミトコンドリア抗体，抗肝腎ミクロソーム抗体1型抗体，抗核抗体などがある．

エキスパートの臨床知

♣ 抗平滑筋抗体は筋蛋白の成分であるアクチンに対する自己抗体です．
♣ 比較的特異性が高く，通常はSLEや関節リウマチでは陰性です．
♣ 女性に多く，肝硬変への進展が早いのが特徴で，ステロイドが有効であることが多いです．
♣ また抗核抗体陽性，発熱などの全身症状をしばしばきたします．

（安岡秀剛，竹内　勤）

IV. 免疫血清検査　自己抗体

抗横紋筋抗体（抗骨格筋抗体）　anti-striated muscle antibody

基準値 40 倍未満

筋疾患の鑑別のために用いられ，自己免疫の関与を知るために行われる．特に重症筋無力症の患者に高力価で検出されることが報告されている．

測定法	検体の採取，取扱い，保存
間接蛍光抗体法	血清．凍結保存可

陽　性
重症筋無力症，筋萎縮を伴う多発性筋炎，筋ジストロフィー症，神経原性筋萎縮症，その他自己免疫疾患の一部

■意義・何がわかるか？

● 横紋筋に対する自己抗体は，1960 年に Strauss らによって初めて記載された．自己免疫が関与する筋疾患であれば検出される可能性があり，特異性は比較的低い．また当時は特に MG の診断の一助として重要とされていたが，陽性率は 35％にすぎなかった．現在では抗アセチルコリン受容体抗体が疾患特異度，感度とも高く，MG の診断において重要とされている．しかし，胸腺腫を伴う症例や急性劇症型で高率に検出されることが知られている．

■病態のメカニズム

● 重症筋無力症は，自己免疫機序を介した筋疾患として分類され，抗アセチルコリン受容体抗体をはじめとした筋に対する自己抗体産生が特徴的であり，抗横紋筋抗体はその病態を反映したものである．

● 抗横紋筋抗体の力価は，病勢と相関するという報告もあり，重症筋無力症の病態における筋への自己抗体の関与の可能性を示唆する．

エキスパートの臨床知

♧ 横紋筋に対する自己免疫があれば，疾患を問わず陽性になりますので，特異性はあまり高くありません．

♣ 重症筋無力症ではしばしば陽性となりますが，現在では抗アセチルコリン受容体抗体の測定が主流で，測定される機会は比較的少ないです．

♧ しかし，アセチルコリン受容体以外の蛋白を標的とした抗体が産生されることがあること，抗横紋筋抗体が検出される症例が特定の病型に関連していることもあります．

（安岡秀剛，竹内　勤）

IV. 免疫血清検査　　自己抗体

抗アセチルコリン受容体抗体（抗 AChR 抗体）
anti-acetylcholine receptor antibody

基準値 結合抗体　0.2 nmol/L, 阻止抗体　10 ％以下

神経筋接合部に局在するアセチルコリン受容体に対する抗体活性を調べる検査である.

測定法	検体の採取, 取扱い, 保存
結合抗体は, 免疫沈降法, 阻止抗体は ConA	早朝空腹時採血を原則とし, 血清分離後速やかに凍結保存する.

陽 性
重症筋無力症

■意義・何がわかるか？

● 重症筋無力症は, 本抗体によるアセチルコリン受容体の破壊, アセチルコリンと受容体の結合阻害などが起こり発症する.

● 抗アセチルコリン受容体抗体は, 重症筋無力症などに疾患特異性の高い検査であり, その診断と治療効果の判定に利用される.

● 全身型重症筋無力症の約 85 ％, 眼筋型重症筋無力症の約 60 ％で本抗体が陽性となる.

● 阻止抗体より, 結合抗体の方が若干陽性率が高い.

● 同一患者での臨床症状の推移と抗体価の変動に相関がみられることがある.

■病態のメカニズム

● 神経情報を筋肉に伝え, 筋肉の動きを制御する情報伝達は, 神経筋接合部に形成されたシナプスにて行われる. 神経の終末から放出された情報伝達物質（アセチルコリン）が, シナプス後膜（筋肉の細胞膜表面）に存在するアセチルコリン受容体に結合することにより, 神経から筋肉への情報が伝達される.

エキスパートの臨床知

♣ 本抗体は重症筋無力症に感度, 特異度とも高いですが, 実際の診断は, 眼球運動障害や易疲労性などの臨床症状, テンシロンテストによる症状の改善, 筋電図における反復刺激試験での waning 現象など他の所見も参照して総合的に行っています. 抗体を測定することにより, 陽性例では全身型や眼筋型と関連する可能性があり, 特定のサブセットとの関連が推定できます. また近年, 抗アセチルコリン受容体抗体以外の抗体の存在が明らかになっています.

（安岡秀剛, 竹内　勤）

IV. 免疫血清検査 — 免疫細胞

T細胞百分率，B細胞百分率　　T lymphocyte ratio, B lymphocyte ratio

基準値 | T細胞：58〜84 %，B細胞：5〜24 %

リンパ球のうち，T細胞およびB細胞の占める比率．T細胞，B細胞の増減がわかる．

測定法	検体の採取，取扱い，保存
フローサイトメトリー	24時間以内に検査することが必要で，長期の保存はできない．

高　値	低　値
T細胞：T細胞性白血病・リンパ腫，伝染性単核球症，単核球症様症候群など B細胞：B細胞性白血病・リンパ腫，反応性高γ-グロブリン血症など	T細胞：先天性免疫不全症候群，自己免疫疾患，担癌状態，AIDS，免疫抑制剤・副腎皮質ステロイドなど B細胞：重症複合免疫不全症，無γ-グロブリン血症など

■意義・何がわかるか？
- リンパ球の表面抗原を解析することにより，末梢血リンパ球のTおよびB細胞の比率を知ることができる．T細胞は，CD3陽性細胞として，B細胞はCD19あるいはCD20陽性細胞として同定される．
- T細胞およびB細胞の増減する疾患や病態を診断する手段となる．

■病態のメカニズム
- 末梢血リンパ球を構成する主な細胞は

T細胞，B細胞，NK細胞である．末梢血リンパ球の約60〜80%がT細胞，約5〜20%がB細胞である．
- 種々の免疫不全では，免疫担当細胞の減少を伴う場合がある．
- リンパ系腫瘍細胞が末梢血に存在する場合は，そのサブセットが増加する場合が多い．

エキスパートの臨床知

- 比率の増減だけでなく，リンパ球数から計算した絶対数の増減を把握する必要があります．
- T細胞が減少している場合は細胞性免疫の，B細胞が減少している場合は液性免疫の低下がみられる可能性があります．病歴から易感染性の有無を把握するとともに，他の免疫関連検査を行います．
- T細胞が減少している場合，リンパ球サブセット検査を行い，減少しているサブセットを検討します．CD4陽性細胞が減少している場合は後天性免疫不全症候群（AIDS）の有無に注意します．
- T細胞あるいはB細胞が増加している場合には，腫瘍性かどうかを判断する必要があります．形態や表面抗原検査，必要な場合は遺伝子検査などを総合して判断されます．

（米山彰子）

免疫細胞　　199

Ⅳ. 免疫血清検査 　　免疫細胞

リンパ球サブセット
lymphocyte subsets

基準値	CD4 陽性細胞：25〜56 %，CD8 陽性細胞：17〜44 %

リンパ球サブセットは，T 細胞，B 細胞，NK 細胞などリンパ球の内訳をみる．

測定法	検体の採取，取扱い，保存
フローサイトメトリー	24 時間以内に検査することが必要で，長期の保存はできない．

高　値	低　値
CD4 陽性細胞：成人 T 細胞白血病，セザリー症候群，細菌感染症など CD8 陽性細胞：伝染性単核球症，原発性免疫不全症候群の一部，LGL 白血病など	CD4 陽性細胞：HIV 感染症，免疫不全症候群，全身性エリテマトーデス，副腎皮質ステロイド投与など CD8 陽性細胞：免疫不全症候群，関節リウマチの一部，全身性エリテマトーデスの一部など

■意義・何がわかるか？
● リンパ球は，T 細胞，B 細胞，NK 細胞などのサブセットに分かれ，T 細胞は，CD4 陽性細胞と CD8 陽性細胞に大別される．リンパ球の表面抗原を検索することにより，これらのサブセットの比率を解析することができる．

■病態のメカニズム
● リンパ球サブセットが，種々の病態で増減する．

● HIV 感染症では，HIV により CD4 陽性細胞が減少し，免疫不全をきたす．CD4 陽性細胞の絶対数は，診断，治療効果判定，日和見感染の予防に重要である．

● EB ウイルスによる伝染性単核球症では，反応性に CD8 陽性細胞が増加する．

エキスパートの臨床知

♣ 比率の増減だけでなく，リンパ球数から計算した絶対数の増減を把握する必要があります．

♣ 増加しているサブセットについては，腫瘍性かどうかを判断する必要があります．形態や表面抗原検査，必要な場合は遺伝子検査などを総合して判断されます．

♣ CD8 陽性細胞が増加する感染症として，伝染性単核球症が知られています．発熱，リンパ節腫脹，咽頭炎，肝障害，異型リンパ球を伴うリンパ球増加が特徴的な病像です．

♣ HIV（ヒト免疫不全ウイルス）感染症，後天性免疫不全症候群（AIDS）では，CD4 陽性細胞が減少します．減少の程度に応じて，種々の日和見感染症が生じます．HIV 感染の可能性を考える場合は，HIV 抗体などを検査します．その際は，血液や注射針などの扱いを適切に行い，職業感染に注意します．

(米山彰子)

Ⅳ. 免疫血清検査　　免疫細胞

HLA タイピング

human leukocyte antigen typing

基準値 巻末の表 10 に掲載

ヒト主要組織適合抗原を HLA 抗原とよび，自己と非自己（他人）を識別する遺伝子抗原系で Cass I，ClassII 抗原系に分かれる．

測定法	検体の採取，取扱い，保存
Terasaki-NIH 標準法，PCR-SSP，PCR-rSSO，PCR-SBT	Terasaki-NIH 法：ACD-A 液加血液，ヘパリン加血液 PCR（DNA タイピング）：EDTA 加血液

■意義・何がわかるか？

● HLA 抗原は，自己と非自己（他人）を識別するための遺伝子マーカーである．

● 第 6 染色体短腕部に存在する MHC（主要組織適合複合体遺伝子）領域によりコードされた遺伝子産物である．(1)血清学的タイピングと，(2)対立遺伝子の塩基配列を決定することにより DNA タイピングに分類される．(1)は，新鮮で純度のよいリンパ球が必要であり検体採取に困難さがある．(2)は，DNA の抽出ができればアッセイができる簡便さがある．血清学的タイピングは 2 桁表示（low resolution）に対して，DNA タイピングでは，4 桁表示（high resolution）で，より分解能・感度がよいので，現在は DNA タイピングが主流になっている．

● 移植において HLA 適合度がよいほど生着率が高い．バンクによる骨髄移植は，DNA タイピングを前提として HLA マッチングが行われている．

● 血小板輸血不応状態：頻回の輸血患者では，抗 HLA 抗体の出現により，HLA クラス I 適合血小板を輸血する．

● 疾患感受性：HLA-B27 と強直性脊椎炎の相関など，疾患と HLA との感受性が報告されている．

● 習慣性流産：夫婦間で HLA クラス II 抗原の類似があると，初回流産しやすいとの報告から，夫のリンパ球の免疫療法が行われている．

■病態のメカニズム

● HLA 抗原の，クラス I は（HLA-A, B, C）は，ほとんどすべての有核細胞にあり，クラス II （HLA-DR, DQ, DP）は，マクロファージ，B,活性化 T 細胞に発現し，自己と非自己の識別に携わっている．

エキスパートの臨床知

♧移植治療で大切な検査となります．現在白血病などの治療である骨髄移植では HLA タイピングが詳細に行われ骨髄バンクによる治療が確立されています．
♣疾患感受性を利用した疾患の診断や習慣性流産の治療にも応用されています．
♧血小板輸血不応状態は抗 HLA クラス I 抗体によるもので HLA 適合血小板輸血ができるシステムを日赤が確立し供給しています．

（平野隆雄）

Ⅳ. 免疫血清検査 | サイトカイン，ケモカイン，増殖因子

エリスロポエチン（EPO）

erythropoietin

基準値 9.1～32.8 mIU/mL

主に腎臓から分泌される．骨髄における赤血球系幹細胞（前駆細胞）に対して分化誘導を刺激し，赤血球産生を促進する糖蛋白質ホルモン．

測定法	検体の採取，取扱い，保存
RIA	遠心分離後，血清あるいは血漿を，−20℃以下で凍結保存とする．

高 値	低 値
エリスロポエチン産生腫瘍（腎癌・肝癌など），腎疾患（腎血管狭窄・水腎症など），低酸素症，エリスロポエチン投与中	真性赤血球増加症，慢性腎不全（腎性貧血）

■意義・何がわかるか？■

● エリスロポエチン（EPO）は，分子量約 34,000，165 個のアミノ酸からなる糖蛋白性の造血ホルモンで，骨髄における赤血球系幹細胞に対して分化誘導を刺激し，赤血球の産生をコントロールしている．腎臓の尿細管間質細胞で全体の 80～90％が作られ，一部肝臓でも産生される．

● 産生は，主に血液中の酸素分圧によって調整されている．貧血になると組織の酸素欠乏が起こり，これが刺激となって EPO の産生が促進され，赤血球の増加により酸素不足が解消すると産生が抑制される．

● 赤血球増加症の鑑別診断や，慢性腎不全による腎性貧血の診断などで測定される．

■病態のメカニズム■

● 絶対的赤血球増加症は，慢性の骨髄増殖性疾患である真性赤血球増加症と，それ以外の二次性赤血球増加症に分けられる．真性赤血球増加症は，赤血球系細胞幹細胞の EPO に対する感受性が亢進しており，血中 EPO 濃度は通常低下する．二次性赤血球増加症のうち組織の低酸素症によるもの，EPO 産生の異常亢進によるものは，血中 EPO 濃度が高値である．

● また慢性腎不全では，腎からのエリスロポエチン産生が低下するため，貧血をきたす（腎性貧血）．

エキスパートの臨床知

♧ 日内変動があり，夜間に高値を示します．性差は認めませんが，女性では妊娠中に増加します．高齢者では若年より測定値が低い傾向にあります．

♣ EPO 製剤投与に伴う随伴症状として，血圧上昇があげられます．血圧の上昇に注意しながら徐々に貧血を是正する必要があります．

♧ 検査は薬剤として投与された EPO も測定されるので，EPO 製剤の投与中は内因性 EPO 値を測定できません．

♣ 透析患者は透析前に検査することが必要です．

（佐藤麻衣子，竹田正秀，茆原順一）

IV. 免疫血清検査 | サイトカイン，ケモカイン，増殖因子

トロンボポエチン（TPO）

thrombopoietin

基準値	0.40±0.28 fmol/mL

血小板前駆細胞の増殖および分化を促進するサイトカイン．主に肝臓で産生される．

測定法	検体の採取，取扱い，保存
BLEIA，ELISA	遠心分離後，血清または血漿を速やかに，−20℃以下で凍結保存する．

高　値	低　値
再生不良性貧血，骨髄異形成症候群，急性白血病，化学療法後の血小板減少症，特発性血小板減少性紫斑病（正常〜軽度高値）	本態性血小板血症

■意義・何がわかるか？

● トロンボポエチン（TPO）は，332のアミノ酸からなる糖蛋白である．TPO遺伝子の発現の多くは，肝臓の肝実質細胞でみられ，腎臓や脾臓，骨髄，膵臓，脳，肺などでも認められる．

● TPO産生は，血小板数に影響されずほぼ一定に保たれるが，血中のTPO濃度は，血小板や巨核球上に存在するTPO受容体（c-Mpl）によって調節されていると考えられている．血小板や巨核球の数が増加すると，TPOはTPO受容体に取り込まれて血中濃度が低下し，血小板産生が低下する．一方で，血小板や巨核球数が減少すると，受容体に取り込まれるTPOが減少して血中濃度が上昇し，血小板産生は亢進する．

■病態のメカニズム

● 再生不良性貧血，急性白血病，化学療法後などの骨髄癆や先天性無巨核球性血小板減少症などは，巨核球と血小板の両者が低下するため，血中TPOは上昇する．

● 特発性血小板減少性紫斑病（ITP）は，抗血小板抗体による破壊の亢進であり，骨髄の巨核球数は増加し，血小板の産生そのものは亢進している．このためTPOは，巨核球の受容体に取り込まれ，血中TPO値は，正常からごく軽度の上昇にとどまる．

● また，本態性血小板血症は，巨核球の異常増殖により，血小板数が増加するため，TPOの取り込みが上昇し，消費が亢進して，血中TPO値は減少する．

● 肝硬変患者では，脾機能が亢進しており，血小板は減少するが，TPO産生も減少しているため，血中TPO値はほぼ正常に保たれる．

エキスパートの臨床知

♧ 末梢血で血小板減少を認める場合に，骨髄巨核球数低下を示す，血小板産生低下例であるのか，骨髄巨核球は増加を示す，特発性血小板減少性紫斑病（ITP）などの血小板破壊亢進例であるのかを鑑別するのに有用です．

♣ 化学療法後の血小板減少時には一過性に上昇します．

♧ 遺伝子組み換え型TPOは抗癌剤投与後に起こる血小板減少症などの治療として期待されましたが，自己抗体産生を誘導するため実用化は見送られました．代わってトロンボポエチン受容体作動薬が開発され，通常の治療が効きにくい慢性ITPに使われています．服用を中止すると出血症状が悪化する危険性があるので，決して自己判断で中止しないよう注意してください．

（佐藤麻衣子，竹田正秀，莇原順一）

サイトカイン，ケモカイン，増殖因子　203

Ⅳ. 免疫血清検査 血液型および輸血検査

血液型検査
ABO and Rh typing test

基準値 ABO 型：A 型，B 型，O 型，AB 型，　Rh 型：陽性，陰性

血液型抗原は約 20 種類以上に分類され，抗原数は約 200 以上ある．人類で最初に発見された ABO 型は，輸血において最も重要で，次に免疫原性が強い Rh 型 D 抗原で，通常血液型検査として実施される．

測定法	検体の採取，取扱い，保存
ガラス板法，試験管法，カラム凝集法	血液型の誤りは，重大な輸血過誤を起こす可能性があるので，必ず別の機会に採血した検体で 2 回以上血液型検査する．

■意義・何がわかるか？
●ABO 血液型は，ほとんどの臓器や分泌液，体液に発現している．通常 ABO 血液型検査は，赤血球上の A，B 抗原を検出するオモテ検査と血清中の抗 A，抗 B 抗体を検出するウラ検査を行う．

■病態のメカニズム
●通常，抗 A，抗 B 抗体の免疫グロブリンクラスは IgM であるが，O 型の場合に胎盤通過性の IgG 型が多く存在する．したがって，母親が O 型の場合に IgG 型の抗 A，抗 B 抗体が胎盤を通過して胎児に ABO 不適合による新生児溶血性疾患（HDN）を起こすことがある．

●血液型不適合輸血のうち，ABO 型不適合輸血は，血管内溶血によりヘモグロビンが血漿中に放出され，特徴的な腎障害を起こし，不良の転機になる．

エキスパートの臨床知

♣血球上の A 抗原や B 抗原の発現量が少ない亜型が存在します．例えば，A_2，A_3，B_m，AB_m 型などがよく知られています．

♣新生児や生後 6 ヵ月以内の乳児では，抗 A，抗 B 抗体の産生量が十分ではなく，ウラ検査が陰性となります．したがって，赤血球上の A，B 抗原のオモテ検査のみで血液型が報告されます．

♣免疫不全症，免疫不全状態に陥った患者では抗 A，抗 B 抗体が検出されず，オモテとウラ検査の判定が異なります．

♣白血病患者では，抗 A，抗 B 抗原が減弱して反応が弱くなることがあります．また，骨髄移植患者や異型適合血輸血の患者では，ABO 血液型の判定ができません．

♣ABO 型不適合輸血（交差適合試験の主試験が陽性になるメジャーミスマッチ）では，輸注静脈に沿った痛みや不快感，腹痛や背部痛，さらに呼吸困難，悪心嘔吐，悪寒戦慄，発熱，血圧の変動などでショック状態が起きます．

♣日本人のほとんどは Rh 型 D 抗原が陽性で 0.5％が陰性で，稀に D 抗原が弱く特別な方法で抗原が検出される場合があります．

♣Rh 陰性患者は Rh 陰性製剤の輸血を行います．Rh 陰性製剤が不足する場合は，血漿や血小板輸血では，ABO 型同型の Rh 陽性製剤を使用します．赤血球輸血は，ABO 型異型適合輸血を行います．例えば，A 型 Rh 陰性血が不足する場合は O 型 Rh 陰性，AB 型 Rh 陰性血が不足する場合は，O 型，A 型，B 型いずれの Rh 陰性製剤を使用することができます．

（曽根伸治）

204　Ⅳ. 免疫血清検査

IV. 免疫血清検査 血液型および輸血検査

交差適合試験
crossmatching tests

基準値 陰性

輸血を行う場合に必要な検査で，患者の血清と輸血する血球の反応をみる主試験と，患者の血球と輸血する血漿の反応をみる副試験である．主試験が陰性であれば，輸血は可能である．

測定法	検体の採取，取扱い，保存
生理食塩水法，クームス法，酵素法	検体採り違いによる輸血過誤を防止するため，交差適合試験は血液型検査とは別の機会に採血した検体で行う．輸血歴や妊娠歴のある場合は，輸血予定日3日以内に採血した検体を用いる．

陽性

ABO型不適合製剤，不規則抗体の存在，直接クームス陽性血球の存在，寒冷凝集素の存在

■意義・何がわかるか？
● 患者血清中の不規則抗体やABO不適合（患者および輸血する血液の血液型）の確認．

■病態のメカニズム
● 出血性ショック状態の赤血球輸血で，患者の血液型が不明の場合は，O型赤血球を輸血し，血液型が確定したら同型血を輸血する．また，24時間以内に患者の循環血液量以上の大量輸血時は，生理食塩液法の主試験でABO不適合がないことを確認して輸血することがある．ABO同型血が不足する場合は，O型を含む異型適合血を使用する．

● 生後4ヵ月以内の乳児で，抗A，抗B抗体が検出されず，不規則抗体が陰性でABO同型血輸血の場合は，交差適合試験を省略してもよい．

エキスパートの臨床知

♦ ABO型およびRh型D抗原が同型の血液製剤と交差適合試験を行い，主試験，副試験ともに陰性の血液製剤を輸血します．

♣ 血液型を判定する時間的余裕がない場合やオモテとウラ検査の判定が不一致の場合は，O型赤血球，AB型血漿や血小板の輸血を行います．

♣ 血液製剤が不足した場合は，主試験が陰性の適合血を使用します．

♣ 交差適合試験はRh型D抗原の不適合は検出できません．例えば，患者のRh型D抗原が陰性で，輸血用血液のRh型D抗原が陽性の不適合は検出できません．

♣ 血液型が確定している患者への血漿あるいは血小板輸血では，交差適合試験は省略されます．

♣ 交差適合試験は，溶血性副作用を起こす免疫学的な適合性を確認していますが，遅延性輸血副作用を起こす不適合を100％検出できません．

♣ 交差適合試験が適合した製剤でも，発熱，蕁麻疹の軽度な副作用から血圧低下，呼吸困難，アナフィラキシーショックなど重篤な副作用を起こすことがあります．これらのさまざまな副作用が発生した場合は，輸血を管理する部門に報告する必要があります．

♣ 他に非溶血性副作用として，輸血後移植片対宿主病（GVHD）や輸血関連肺障害（TRALI），輸血後感染症などを起こすことがあります．

（曽根伸治）

血液型および輸血検査 **205**

Ⅳ. 免疫血清検査　血液型および輸血検査

不規則抗体検査　antibody detection test（unexpected red cell antibody screen）

基準値　陰性

妊娠，輸血，移植などの同種免疫で，赤血球上の抗原に対して1〜数週間程度で産生される免疫抗体（主にIgG型）と自然抗体（主にIgM型）がある．

測定法	検体の採取，取扱い，保存
試験管法（クームス法，酵素法） カラム凝集法（クームス法，酵素法）	通常，血清を検査に用いるが，自動検査機器を使用する場合は，抗凝固剤入り採血で血漿を使用する．この場合は，補体結合性のある抗体の検出には適していない．

陽　性
溶血性輸血副作用，新生児溶血性疾患（HDN）

■意義・何がわかるか？

●臨床的に意義のある抗体は，輸血した赤血球の寿命を縮めて溶血性輸血副作用やHDNに関与する．不規則抗体の保有率は，妊娠歴，輸血歴のある患者で約1.2％，供血者で約0.2％である．輸血前の不規則抗体検査で，適合血の速やかな供給が可能となり，抗体が同定された場合は，対応抗原が陰性の赤血球が選択できる．また妊婦では，HDNの予知や治療方針の決定が可能となる．

■病態のメカニズム

●不規則抗体で感作された赤血球は，肝・脾などの細網内皮系で処理され貧血が起こり，血清ビリルビン値が上昇する．輸血した赤血球が免疫応答をひき起こし，数日後に抗体量が増加して赤血球が破壊されることが多い．またHDNでは，直接抗グロブリン試験（DAT）陽性で溶血所見を示さない場合や黄疸が急激に出現し子宮内死亡に至る例もある．DATは，赤血球に約200以上の抗体が結合しないと陰性にならないため，陰性でも溶血所見や不規則抗体が存在することもある．

エキスパートの臨床知

♣不規則抗体が陽性の場合は，対応する抗原が陰性の赤血球製剤を選択します．しかし，抗体の種類によっては適合血を得られる割合が低いです．最もよく検出される抗E抗体は，E抗原の陰性率が約50％で2本に1本は適合となります．また，抗体を複数保有する場合は，適合率がさらに低下します．

♣不規則抗体と交差適合試験が陰性でも，輸血後1〜2週間で赤血球抗原の感作で抗体を産生して遅延性輸血副作用が起きることがあります．また，抗体量が検出限界以下に低下していた場合は，数日後に起きることがあります．

♣待機的手術症例で輸血する可能性が低い場合は，血液型検査と不規則抗体検査を実施して，Rh陽性で不規則抗体が陰性の場合では，事前に交差適合試験は行わず，血液が必要なときに血液型を確認して血液を供給するType & Screen法で検査の効率化をはかります．

♣不規則抗体検査が陰性でもパネル血球と反応しない抗体が存在しないだけで，特に輸入の検査試薬には日本人に多い抗Di^{a}抗体が見逃されます．

（曽根伸治）

V. 感染症検査　　抗酸菌

ツベルクリン反応（ツ反）
tuberculin test

基準値	発赤の長径 9 mm 以下（陰性）

結核菌の自然感染者，あるいは BCG ワクチン接種者に結核菌由来の蛋白を皮内注射すると，遅延型アレルギー反応から注射部位に発赤を起こす．

測定法	検体の採取，取扱い，保存
皮内注射，48 時間後計測	前腕屈側中央あるいは上腕下部屈側中央に，精製ツベルクリン溶液 0.1mL を皮内注射する．

陽　性	陰　性
被検者は，結核菌に自然感染したか，あるいは BCG ワクチンの接種によって遅延型アレルギーの感作状態にある．	被検者は，結核菌による遅延型アレルギーの感作状態にない．

■意義・何がわかるか？
- 被検者が結核菌による遅延型アレルギーの感作状態にあるか否か判定できる．
- 結核菌に感染したか否かの診断．
- 過去の BCG 接種が適切に実施されたか否かの評価．

■病態のメカニズム
- 結核菌が侵入し，ある程度の病巣を形成した，あるいは BCG ワクチン接種により遅延型アレルギーが成立すると，感作された T リンパ球が皮内に接種したツベルクリン抗原に反応し，種々のサイトカインを産生する．その結果，主にマクロファージが局所に集積し，48〜72 時間をピークとする発赤，硬結が出現する．

エキスパートの臨床知
- ♧結核菌は看護師を含む医療従事者への業務感染の原因となります．
- ♣排菌状態にある結核症に気づかずに来院した患者（外来あるいは入院）の咳から生まれる飛沫核を吸い込むことが業務感染の主な原因です．
- ♧結核菌に感染した，あるいは BCG 接種の後，4〜6 週間経過した後に陽性となります．
- ♣最初の結果が強陽性以外の人には，2 週間後に再度皮内注射をして，2 回目の判定を以後の検査のベースラインとする二段階試験が勧められます．
- ♧重症結核，悪性腫瘍，膠原病，ホジキン病，サルコイドーシス，栄養不良，高齢，薬剤投与（免疫抑制剤，副腎皮質ホルモン，制癌剤など）の患者で陰性化することがあります（偽陰性）．
- ♣結核菌の自然感染以外に，BCG 接種や非結核性抗酸菌の感染によっても陽性となります（偽陽性）．
- ♧ウイルス感染（HIV，麻疹，風疹，水痘，ポリオ，インフルエンザウイルスなど），あるいはそれらのウイルスの生ワクチン接種により反応が弱められます．
- ♣ツベルクリン反応の代わりに，結核菌特異蛋白刺激性遊離インターフェロン-γの測定（商品名：クォンティフェロン TB ゴールド）が広く実施されるようになっています．

（山根誠久）

V. 感染症検査 — 一般細菌関連検査

抗ストレプトキナーゼ（ASK）

anti-streptokinase

基準値 間接凝集反応：1,280 倍以下

ASK は，溶血性連鎖球菌（溶連菌）が菌体外に産生する線維素溶解酵素ストレプトキナーゼ（SK）に対する抗体である．主に A 群の溶連菌の感染の診断に用いる．

測定法	検体の採取，取扱い，保存
間接凝集反応：Particle agglutination test（PA）	測定方法により異なるが，被検血清を 56℃ 30 分で不活化する．血清を長期に保存する場合は凍結する．

高 値	低 値
急性糸球体腎炎，猩紅熱，リウマチ熱，扁桃炎，咽頭炎，他の溶連菌感染症	強力な抗生物質療法中，ステロイド療法中，低あるいは無γ-グロブリン血症

■意義・何がわかるか？

- SK は，溶連菌の A，C，G 群の産生する線維素溶解酵素である．線維素に直接的に作用するわけではなく，プラスミノーゲンに結合，活性化し，プラスミンを生成する．抗原性が強いため，溶連菌に感染すると抗体である ASK が産生される．
- 溶連菌が産生する菌体外毒素であるストレプトリジン O（SLO）の，非産生株の感染においても陽性となる．

- ASK は溶連菌の不顕性感染により，健常人の血中にも存在する．
- 血清中の ASK の測定は，溶連菌感染の診断および経過観察に有用である．

■病態のメカニズム

- ASK は，感染後約 1～2 週間で上昇し始め，3～5 週間でピークとなり，抗ストレプトリジン O（ASO）より少し早く，1～2ヵ月で感染前の抗体価に戻る．

エキスパートの臨床知

- A 群溶血性連鎖球菌（溶連菌）に対する宿主の抗体値を測定しているため，1 回の測定で診断が確定するものではなく，急性期と慢性期の抗体値の変動（4 倍以上の上昇）や臨床症状，さらに病巣部からの溶連菌の分離によって診断されます．
- 急性咽頭炎，特に小児において最も重要な原因菌であり，その他丹毒，猩紅熱，壊死性筋炎，肺炎や膿瘍，毒素性ショック（TSS）など病態は多彩です．また，急性リウマチ熱や糸球体腎炎の合併もみられるので，注意深い観察が必要です．特に TSS では時間単位で急速に病態が悪化し致死的になるので，ICU 管理が必要になります．
- 咳やくしゃみで発生する飛沫によって感染が拡大するので，院内感染防止においては標準予防策とともに飛沫予防策が必要です．
- 治療薬はペニシリンが主体であり，病態に応じて経口薬か注射薬かが選択され，急性リウマチ熱の合併症を予防する目的で約 10 日間治療を継続します．

（一山　智）

V. 感染症検査　　一般細菌関連検査

抗ストレプトリジンO（ASO）（抗連鎖球菌溶血毒素）

anti-streptolysin O

基準値 毒素中和反応：166 Todd U 以下，ラテックス免疫比濁法：200 IU/mL 以下

ASO は，溶血性連鎖球菌（溶連菌）の産生する菌体外毒素ストレプトリジン O（SLO）に対する抗体である．主に A 群溶連菌による感染の診断に用いる．

測定法	検体の採取，取扱い，保存
毒素中和反応：Rantz-Randall 法（R－R 法）． ネフェロメトリー法． ラテックス免疫比濁法など	測定方法により異なるが，高脂質血症や溶血検体は使用しない．血清を長期に保存する場合は凍結する．

高　値	低　値
急性糸球体腎炎，猩紅熱，リウマチ熱，扁桃炎，咽頭炎，他の溶連菌感染症	SLO 非産生溶連菌感染症，強力な抗生物質療法中，ステロイド療法中，低あるいは無γ-グロブリン血症

■意義・何がわかるか？

- SLO は，A，C，G 群溶連菌の産生する溶血毒である．酸素に対して不安定なことから，「oxygen-labile」の頭文字の O をとって名づけられた．抗原性が強いため，中和抗体である ASO が産生される．
- ASO は溶連菌の不顕性感染により，健常人の血中にも存在する．

- 血清中の ASO の測定は，溶連菌感染の診断および経過観察に有用である．

■病態のメカニズム

- ASO は，感染後約 1 週間で上昇し始め，3〜5 週間でピークとなり数ヵ月で感染前の抗体価に戻る．一般的に陽性率は，溶連菌の皮膚感染より咽頭感染のほうが高い．

エキスパートの臨床知

♣「抗ストレプトキナーゼ（ASK）」の項を参照

（一山　智）

Ⅴ. 感染症検査　｜　一般細菌関連検査　｜　ヘリコバクター・ピロリ

尿素呼気試験（^{13}C-ウレアブレステスト）

urea breath test（^{13}C-urea breath test）

基準値 陰性（Δ^{13}C が 2.5‰未満）

Helicobacter pylori 感染の有無の判定，除菌後の判定に用いる．間接的検査法だが，非侵襲的，簡便で感度，特異度ともに高い．測定に赤外分光装置を必要とする．

測定法	検体の採取，取扱い，保存
赤外線分光分析法	初めに無処置の呼気サンプルを採取し，次いで ^{13}C 尿素服用 20 分後に呼気サンプルを採取する．呼気は室温保存．

陽　性	陰　性
H. pylori 感染者（※偽陽性：ウレアーゼ活性を有する *H. pylori* 以外の細菌が口腔内や胃内にいる場合）	*H. pylori* 非感染者（※偽陰性：潰瘍治療薬や抗菌薬の服用中および服用中止直後）

■意義・何がわかるか？

● *H. pylori* 感染の有無や除菌の判定に用いられる．標識尿素試薬服用前に採取した呼気サンプルと服用後の呼気サンプル内の ^{13}C/^{12}C 比の差（Δ^{13}C）が上昇していれば *H. pylori* に感染していると判定できる．尿素呼気試験が陰性の場合は，除菌成功の信頼性は高い．感度 98％，特異度 97％，除菌前は感度 95％，特異度 95％，除菌後は感度 95％，特異度 95％とされている．

■病態のメカニズム

● *H. pylori* は強力なウレアーゼ活性を有

し，尿素をアンモニアと二酸化炭素に分解する．そこで自然界に存在しない安定した同位元素で中性子数が 13 個の炭素を含む ^{13}C 尿素試薬を経口的に摂取すると，胃内に *H. pylori* がいる場合は，胃内で標識炭素原子を含む二酸化炭素が発生する．生成された二酸化炭素は，消化管より速やかに吸収されて，肺から呼気中に排出されることを利用する．

エキスパートの臨床知

♣本法は絶食が必要で，受検者には呼気採取が可能な理解力と体力が必要です．
♣口腔内細菌叢による偽陽性を防ぐため，服用後にうがいをすることで口腔内に残存した尿素を洗浄します．
♣歯周病，う歯，義歯などがある場合は特に偽陽性に注意が必要です．
♣フィルムコーティングされている錠剤ではより偽陽性が少なくなります．
♣小児ではカットオフ値として 3.5‰が推奨されています．
♣除菌判定に用いる場合，尿素呼気試験の測定値が 2.5～5‰とカットオフ値近傍の際は偽陽性の可能性もあるので，除菌判定は他の検査法併用も含め総合的に判断するか，経過観察の後再検することが望ましいでしょう．

（田代将人，山口惠三）

V. 感染症検査

一般細菌関連検査 / ヘリコバクター・ピロリ

迅速ウレアーゼ試験 — rapid urease test

基準値 陰性

Helicobacter pylori 感染の有無の判定に用いられる．迅速性に優れ，簡便で特異度は高いが，内視鏡による生検が必要であり，他の検査に比して感度が低い．

測定法	検体の採取，取扱い，保存
ウレアーゼ法	内視鏡下に採取した生検組織をただちに用いる．保存不可．採取は胃幽門前庭部と胃体上部の2ヵ所が望ましい．

陽 性	陰 性
H. pylori 感染者．偽陽性は少ない．	*H. pylori* 非感染者 （※偽陰性：潰瘍治療薬や抗菌薬の服用中および服用中止直後．採取部位に *H. pylori* が分布していなかった場合など）

■意義・何がわかるか？

● *H. pylori* 感染の有無の判定に用いられる．特異度が高いため，迅速ウレアーゼ試験陽性の場合は *H. pylori* 感染陽性として差し支えない．内視鏡検査を同時に試行するため，上部消化管の診断も同時に行うことができ，迅速ウレアーゼ試験が陽性となればただちに除菌治療を開始することができる．除菌前は感度 85〜95％，特異度 95〜100％，除菌後は感度 61〜100％，特異度 91〜100％とされている．

■病態のメカニズム

● *H. pylori* は強力なウレアーゼ活性を有し，尿素をアンモニアと二酸化炭素に分解する．そこで尿素と pH 指示薬（多くはフェノールレッド）を含む中性試薬に検体（内視鏡生検組織）を入れると，*H. pylori* ウレアーゼによる尿素の分解で生じたアンモニアにより試薬がアルカリ性に変化する．pH 上昇に伴う pH 指示薬の色調の変化（黄色→赤色）を目視判定する．

エキスパートの臨床知

♧ 鏡検用の生検組織の採取を同時に行うことが望まれます．
♣ 陽性検体の多くは 5 分から判定可能です．
♧ 2 時間以内に赤色に変化した場合は陽性，2 時間後に色調に変化のない場合は陰性と判定します．
♣ 治療後の感度はばらつきが大きく，除菌判定には注意が必要です．
♧ *H. pylori* の胃内分布は不均一なことがあり，胃幽門前庭部は腸上皮化生により偽陰性になりやすいので，採取は胃幽門前庭部大彎と胃体上部〜中部大彎の 2 ヵ所が望まれます．

（田代将人，山口惠三）

一般細菌関連検査　211

V. 感染症検査 | 一般細菌関連検査 | ヘリコバクター・ピロリ

抗ヘリコバクター・ピロリ抗体　*anti-Helicobacter pylori antibody*

基準値　陰性

Helicobacter pylori 感染の有無の判定に用いられる．潰瘍治療薬の服用中，中止直後，および菌体密度が低下している病態（萎縮性胃炎，胃 MALT リンパ腫）において有用．

測定法	検体の採取，取扱い，保存
EIA，ELISA，ICA，LA など	血清，血漿，全血，尿，あるいは唾液を用いて測定可能である．−20℃で凍結保存

高　値	低　値
H. pylori 感染者またはその既往者（偽陽性：母親の移行抗体がある乳児，免疫グロブリン投与後など）	*H. pylori* 非感染者（※偽陰性：感染後 1ヵ月の感染早期，小児，高齢者，免疫抑制剤投与中など）

■意義・何がわかるか？

● *H. pylori* 感染の有無の判定に用いられる．血清抗 *H. pylori* 抗体測定法は，他の検査法では偽陰性が起こりやすい状態，つまり潰瘍治療薬の服用中，服用中止直後，および菌体密度が低下している病態（萎縮性胃炎，胃 MALT リンパ腫）において有用である．尿中抗 *H. pylori* 抗体測定法の検査精度は，除菌治療前の *H. pylori* 存在診断においては，血清抗体測定と同等ないしはそれ以上と報告されている．血清抗体価測定法の感度は 91〜100％，特異度は 50〜91％とされている．

■病態のメカニズム

● 検体中の抗 *H. pylori* IgG 抗体を測定する方法である．抗 *H. pylori* 抗体は除菌後 1〜2 年程度で，多くは陰性化するといわれている．

エキスパートの臨床知

♣ 抗体が陰性のときは，感染後 1ヵ月の感染早期，小児，高齢者，免疫抑制剤投与中などの特殊な場合を除き，*H. pylori* 感染陰性と診断できます．

♣ 除菌成功後も血清抗体の陰性化あるいは有意な低下には 1 年以上を要することがあるため除菌の成否を早く知りたい場合には適しません．

♣ 抗体測定法を除菌判定に用いるときは，除菌前と除菌後 6ヵ月以上経過時での定量的な比較を行い，抗体価が前値の半分以下に低下した場合に除菌成功と判断します．尿中 *H. pylori* 抗体測定法の除菌治療後における有用性に関する検討は不十分です．

♣ 抗体測定法の精度および有用性は抗原を抽出した *H. pylori* 菌株および有病率に依存するため，その利用にあたっては使用地域における性能評価（local validation）が重要となります．国内株から抽出した抗原を用いる抗 *H. pylori* 抗体測定キットは国内における抗体測定に適していると報告されています．

（田代将人，山口惠三）

212　　V. 感染症検査

V. 感染症検査

一般細菌関連検査 | ヘリコバクター・ピロリ

糞便中ヘリコバクター・ピロリ抗原 fecal *Helicobacter pylori* antigen

基準値 陰性

Helicobacter pylori 感染の判定に用いられる．非侵襲的，簡便で，感度，特異度も高い．モノクローナル抗体を用いる方法は，感染診断や除菌判定でも信頼性が高い．

測定法	検体の採取，取扱い，保存
EIA，ICA	糞便を専用容器の先端で採取．2〜8℃で72時間保存可能．それ以上の期間は−20℃以下で凍結保存．

陽　性	陰　性
H. pylori 感染者またはその既往者（※偽陽性は少ないが，*H. mustelae* との交差性あり）	*H. pylori* 非感染者（※偽陰性は少ないが，抗菌薬やプロトンポンプ阻害剤の内服により偽陰性となることがある）

■意義・何がわかるか？
● *Helicobacter pylori* 感染の有無の判定に用いられる．非侵襲的検査法の中で唯一の直接的評価法である．簡便で，感度，特異度ともに高い．モノクローナル抗体を用いる測定法は，除菌前の感染診断および除菌判定においても信頼性が高い．小児に対しても便中抗原測定法は有用な診断方法とされている．

● モノクローナル抗体法では，治療前の感度96％，特異度97％，治療後の感度95％，特異度97％とされている．

■病態のメカニズム
● 便中の *H. pylori* 抗原を検出する方法であり，便中 *H. pylori* 抗原測定法（*H. pylori* stool antigen test：HpSA test）とよばれる．

エキスパートの臨床知

✧ 抗菌薬だけでなくプロトンポンプ阻害薬や一部の防御因子増強薬なども *H. pylori* に対する静菌作用を有するため，除菌前後の感染診断の実施にあたっては，当該静菌作用を有する薬剤投与を少なくとも2週間は中止することが望まれます．

✚ 除菌判定は除菌治療薬中止後4週間以降に行います．

✚ 除菌治療後では，菌数が減少するので偽陰性となる可能性があります．疑わしい場合は，可能なかぎり，経過観察を行い再検査することが望まれます．

✚ 胃 MALT リンパ腫例の除菌判定にあたっては，複数の診断法を用い，除菌判定をより厳密に行うことが望まれます．

✧ 酵素免疫測定法（Enzyme immunoassay：EIA）を用いたキットは同時に多数検体を分析機により処理でき，吸光度測定によるため判定精度が高い利点があります．一方，免疫クロマト法（Immunochromatography：IC）を用いたキットは簡便かつ迅速に測定できる利点があります．

（田代将人，山口惠三）

一般細菌関連検査　213

V. 感染症検査 ／ 一般細菌関連検査 ／ 大腸菌 O157

大腸菌 O157 LPS 抗原（大腸菌 O157 抗原）

O157 LPS-antigen of *Escherichia coli*（*Escherichia coli* O157 antigen）

基準値 陰性

糞便より直接 *Escherichia coli* O157 抗原を検出することができる．腸管出血性大腸菌 O157 感染症の診断補助に用いられるが，これのみで診断確定はできない．

測定法	検体の採取，取扱い，保存
ICA，EIA	糞便を適当量．検査は採取後ただちに行うことが原則．やむを得ない場合は，培養後に−20℃で凍結保存する．

陽　性	陰　性
腸管出血性大腸菌 O157 感染症による出血性大腸炎，急性胃腸炎など（※偽陽性：*Salmonella* O30, *Citrobacter freundii* のように共通抗原をもつ菌が存在した場合など）	腸管出血性大腸菌 O157 非感染者（※偽陰性：糞便検体中の菌数が感度以下の場合，抗菌薬投与後など）

■意義・何がわかるか？

●腸管出血性大腸菌感染症は，感染症法における三類感染症に指定されており，ただちに届け出が必要な疾患である．本症は時に集団発生をみることがあり，溶血性尿毒症症候群（HUS）や血栓性血小板減少性紫斑病（TTP）などの合併症による死亡例も報告されている．本症は菌が産生するベロ毒素によりひき起こされ，ベロ毒素産生性大腸菌の約80％を大腸菌 O157 が占めると報告されている．このように，臨床的に腸管出血性大腸菌感染症を疑う場合は，本菌をスクリーニングすることは重要である．

■病態のメカニズム

●腸管出血性大腸菌 O157 が腸管内で定着・増殖している場合，糞便中に排菌される．

エキスパートの臨床知

♧検体からの二次感染に注意を要します．
♣偽陽性，偽陰性を生じうる注意点はキットごとに異なるため，使用したキットの添付文書を確認してください．
♧腸管出血性大腸菌感染症では最終的にベロ毒素の確認が必要であり，菌が検出されたからといって腸管出血性大腸菌感染症であるとはいえません．大腸菌 O157 の約1/3はベロ毒素非産生菌だったとの報告があります．
♧一方で，感度の問題もあり，結果が陰性であっても腸管出血性大腸菌感染症を完全に否定することはできません．
♧糞便用のキットではありますが，分離培養した菌や増菌培養の材料を用いても検査を行うことができます．
♣HUS は本症発症後1週間ごろに患者の約6～7％に発症するといわれています．しかし，この時期には排菌量の減少に伴い糞便より原因菌を分離することが困難なため，患者血清診断（大腸菌 O157LPS 抗体）が有用です．

（田代将人，山口惠三）

V. 感染症検査 ─ 一般細菌関連検査

エンドトキシン Endotoxin

基準値　比濁時間分析法：5 pg/mL（37.0 mEU/mL 相当以下）

内毒素（グラム陰性桿菌の外膜構成成分のリポ多糖）の定量検査は，グラム陰性桿菌による内毒素血症やエンドトキシンショックの診断，病態の解析のために不可欠な検査である．

測定法	検体の採取，取扱い，保存
エンドトキシン - シングルテストワコー（比濁時間分析法）	専用容器または汚染のない真空採血管を用い，ヘパリン採血．2～10℃，半径 10cm のローターで 3,000rpm，40 秒間（または 150G，10 分間），遠心して血漿を分離．保存の場合は，－80℃以下で 1ヵ月以内に測定．

高 値

グラム陰性桿菌による敗血症，菌血症，髄膜炎のエンドトキシンショック，絞扼性イレウス，虚血性大腸炎

■意義・何がわかるか？

● グラム陰性桿菌感染症，不明熱，ショック，重症肝疾患が疑われる場合に検査する．エンドトキシンの高値は，血液中のグラム陰性桿菌の存在が疑われる．

● エンドトキシンは，血液培養よりも迅速に成績が得られることから，菌血症や敗血症の診断に有用である．

● エンドトキシンは凝固系を活性化させることから DIC（播種性血管内凝固症候群）発症に関与すると推定される．

■病態のメカニズム

● 血液中にグラム陰性桿菌が存在すると補体などの作用により菌が溶菌して菌体が破壊され，エンドトキシンが放出される．エンドトキシン（内毒素）は，グラム陰性桿菌の細胞壁の最も外側にある外膜の構成成分であり，リピド A（lipid A とよばれる脂質とそれに結合した多糖である LPS（lipopolysaccharide）のことであり，これは DIC，SIRS，敗血症ショック，血球貪食症候群，多臓器不全などの原因となることから，迅速な検査が推奨される．本検査に血液培養を組み合わせることにより，グラム陰性桿菌感染症の診断率が向上する．

エキスパートの臨床知

♧ エンドトキシンはグラム陰性桿菌の細胞壁に存在する毒素です．血液中でグラム陰性桿菌が溶菌すると血液中に放出され，患者はショック状態を呈することがあります．グラム陰性桿菌敗血症の診断や治療効果の判定，ショック状態の患者で敗血症性のものか否かの鑑別のためにも検査されます．

♣ 本検査に用いる採血容器は専用のものを用い，汚染させないように注意深く採血し，よく混和後，ただちに検査室に届けます．ただちに検査できない場合は冷蔵保存します（24 時間以内に測定）．採血した試験管を凍結保存してはなりません．通常の採血管（臨床化学検査や免疫検査など）に採取したものでは検査できません．

（小栗豊子）

一般細菌関連検査　215

V. 感染症検査　｜　一般細菌関連検査

β-D-グルカン（(1-3)-β-D-グルカン）

(1-3)-β-D-glucan

基準値	β-グルカンテストワコー：基準値≦ 11 pg/mL， ファンギテックGテストMK（健常人の値：10 pg/mL 以下，10〜20 pg/ mL は経過観察期間，20 pg/mL を超える場合は深在性真菌症の治療対象）

真菌の細胞壁に存在する特異物質，(1-3)-β-D-グルカンを患者の血清または血漿中から検出し，深在性真菌症の補助診断とする．

測定法	検体の採取，取扱い，保存
β-グルカンテストワコー（和光純薬），ファンギテックGテスト（生化学工業）	専用のβ-D-グルカン不含の容器を用いる．血漿を用いる場合は，ヘパリン抗凝固剤入りを用いる．

高　値	低　値
侵襲性深在性真菌症（ムコール症など接合菌類によるものを除く），ニューモシスティス肺炎（*Pneumocystis jirovecii*，以前は *P. carinii* とよばれた）	接合菌類による深在性真菌症，肉芽腫を形成したクリプトコックス症では，高値を示さない

■意義・何がわかるか？

●深在性真菌症の診断は，原因となる真菌を培養により検出することであるが，真菌，中でもカビ類の検出は困難である．また *P. jirovecii* は培養できない真菌である（検査には塗抹検査や PCR 法が用いられる）．本検査は迅速に結果が得られることから，これらの補助診断に役立つ．

■病態のメカニズム

●(1-3)-β-D-グルカンは，真菌の細胞壁に特異的に存在する成分で，深在性真菌症になると患者の血清中に出現する．なお，接合菌類の細胞には，(1-3)-β-D-グルカンが存在しないため，診断に用いることはできない．

エキスパートの臨床知

♧深在性真菌症（アスペルギルス肺炎，カンジダ血症など）の補助診断に用いられる検査です．

♣本検査は環境の物質が汚染すると偽陽性になるので，専用の採血管に，コンタミネーションを起こさないよう，注意深く採血し，よく混和後，ただちに検査室に届けます．ただちに検査できない場合は冷蔵保存（24 時間以内に測定）．採血した試験管を凍結保存してはいけません．通常の採血管（臨床化学検査や免疫検査など）に採取したものでは検査できません．

♣透析や点滴用のフィルターにセルロース膜を使用すると偽陽性になる場合があります．

（小栗豊子）

V. 感染症検査 — 一般細菌関連検査

プロカルシトニン（PCT）

procalcitonin

基準値 0.5 ng/mL 未満

甲状腺の C 細胞で合成されるペプチドで，カルシトニン（カルシウム代謝ホルモン）の前駆体．細菌感染症では全身の臓器で産生され血液中に分泌される．一方，正常な状態では血中に証明されないことから，細菌感染症の鑑別診断とその重症度の判定に用いられる．

測定法	検体の採取，取扱い，保存
LUMItest®，ブラームス PCT-Q	血漿または血清を用いる．採血後は速やか（4 時間以内）に測定する．抗凝固剤のヘパリンは 0.5％まで，クエン酸 Na は 2％まで，EDTA は 0.5％まで影響を与えない．

高 値 ⇧	低 値 ⇩
全身性細菌感染症（0.5ng/mL），重症敗血症（2.0ng/mL）	ウイルス性疾患，非感染性疾患，局所感染症

■意義・何がわかるか？
- 細菌感染症かウイルス感染症かの鑑別に役立つ：細菌感染症では増加するがウイルス感染症では増加はみられないことが多い．
- CRP は細菌感染症以外，感染症以外の要因でも高値を示すが，PCT は細菌感染症で高値となる．
- 細菌性敗血症の重症度の指標：カットオフ値 2.0 ng/mL．
- 全身性感染症か局所感染症か：全身感染症では高値となるが，局所感染症では低値である．
- 炎症反応の早期発見：CRP よりも早期に炎症反応の把握ができる．

- ステロイド剤，抗癌剤，免疫抑制剤，白血球の影響を受けない．

■病態のメカニズム
- PCT は，正常な場合は甲状腺で合成されるが，重篤な細菌感染症では菌体や毒素などに刺激され TNF-α などの炎症性サイトカインが産生され，これらの刺激により，肺，腎，肝，筋肉などの全身の臓器で PCT が産生され，血液中に分泌され増加する．一方，ウイルス感染症では，インターフェロン γ が増加し，これらは PCT の産生を抑制するため，PCT は増加しないとされている．

エキスパートの臨床知

♧プロカルシトニンは健常者では検出限界以下ですが，全身感染症，特に細菌感染症で上昇し，一方，ウイルス感染症や局所の細菌感染症，自己免疫疾患では上昇はみられないことからこれらの鑑別診断に用いられます．CRP 検査よりも細菌感染症に特異的です．

♣採血後，速やかに測定するのがよいが，できない場合は，血清を分離し，凍結保存します．

（小栗豊子）

V. 感染症検査　| 細菌・真菌以外　| スピロヘータ類

梅毒血清反応（STS）　serological tests for *Syphilis*

基準値　陰性

梅毒の血清学的診断法である．*Treponema pallidum*（TP）の感染により生ずる血清抗体を検出する．カルジオリピンを抗原とする脂質抗原試験（狭義のSTS）とTP菌体を抗原とするTP抗原試験がある．

測定法		検体の採取，取扱い，保存
脂質抗原試験	VDRL：沈降反応，ガラス板法：沈降反応， RPR：凝集反応，梅毒凝集反応：凝集反応	血清または髄液．乳び血清や強溶血の血清は判定困難となるため，検査に適さない．
TP抗原試験	TPHA：トレポネーマ受身赤血球凝集反応， TPLA：ラテックス凝集反応，FTA-ABS：トレポネーマ蛍光抗体吸収試験	

陽性（高値）

梅毒．STSの生物学的偽陽性（Biological False Positive: BFP）：SLEなどの膠原病，抗リン脂質抗体症候群，マラリア，発疹チフス，妊娠時，γ-グロブリン異常症など

■意義・何がわかるか？

● 梅毒の確定診断は，病原体の分離と検出が基本ではあるが，人工培地での培養は不可能で，顕微鏡観察も困難であるため，血清診断がきわめて重要な役割を担っている．

■病態のメカニズム

● 梅毒は，性的接触による直接感染で起こる後天性梅毒と，妊娠中の感染母体を介し胎児に感染する先天性梅毒に分類される．梅毒トレポネーマに対してヒトに免疫抵抗性があるのは，第1期梅毒感染症のときのみである．梅毒トレポネーマに対する終生免疫は得られないため，治癒しても何度でも再感染の可能性がある．

● 梅毒の経時的な臨床症状と，検査の陽性率は**巻末の付表11**のとおりである．

エキスパートの臨床知

✧ 梅毒患者をケアすることで自分が梅毒に感染しないかというのが大きな関心事です．まず，梅毒の主要な感染経路は性行為であるため，梅毒感染者の患部と直接的な性的接触がなければ感染しません．では，梅毒患者の血液で針刺し事故を起こした場合はどうでしょうか．患者が梅毒感染の活発な時期（STS陽性，THHA陽性）であっても血液から感染する危険性はきわめて低いです．ただ，針刺し事故が起きた場合の感染成立のリスクはHBV 30%，HCV 3%，HIV 0.3%とのエビデンスがあるものの，梅毒に関しては明確なデータが存在しません．したがって，もし梅毒が活発な時期の患者の血液で針刺し事故を起こした場合には，ペニシリン系（経口）の常用量を2週間ほど服薬することで感染を防止できるので，感染症専門医に相談することを勧めます．

（大楠清文）

218　　V. 感染症検査

V. 感染症検査 | 細菌・真菌以外 | マイコプラズマ類

寒冷凝集反応（寒冷赤血球凝集反応）　cold agglutination reaction

基準値 32 倍未満

寒冷凝集素は，低温域で赤血球を凝集させる抗体である．マイコプラズマに罹患した場合や，寒冷凝集素病などで抗体価が上昇する．

測定法	検体の採取，取扱い，保存
赤血球凝集反応	血清分離を行うまでは血液検体を冷却しない．血清分離までの操作は 20℃以上で行う．血清分離後は 4℃以下で保存する．

高　値

マイコプラズマ感染症，寒冷凝集素症

V 感染症検査

■意義・何がわかるか？

● 寒冷凝集素は，0〜3℃の低温域で自己赤血球または O 型赤血球を凝集させることのできる抗体である．

● 健常者にも存在するが，抗体価は低い．

● マイコプラズマ感染症（上気道感染，気管支炎，および肺炎）

エキスパートの臨床知

♣ 上昇がみられた場合，マイコプラズマ肺炎あるいは寒冷凝集素症などが疑われますが，その症状は大きく異なっており，鑑別はそれほど難しくありません．

♣ マイコプラズマ肺炎の場合は，痰を伴わない咳がしつこく続くため，不眠や咳による消耗に配慮する必要があります．

♣ 寒冷凝集素症の場合は，寒冷曝露を避けて保温に努めます．

（松本哲哉）

細菌・真菌以外　219

Ⅴ．感染症検査 | 細菌・真菌以外 | マイコプラズマ類

マイコプラズマ抗体

Mycoplasma antibody

基準値 4 倍未満の上昇（ペア血清），640 倍（単一血清），IgM 抗体陰性（単一血清）

マイコプラズマに対する抗体価の上昇を証明することで，感染症の診断を行う．

測定法	検体の採取，取扱い，保存
補体結合反応，受身赤血球凝集反応	血清分離を行うまで血液は冷却しない．血清分離までの操作は 20℃以上で行う．血清分離後は 4℃以下で保存．

高値（陽性）

マイコプラズマ感染症（上気道炎，気管支炎，および肺炎）

■意義・何がわかるか？
● これまでマイコプラズマ感染症の診断には，血清抗体価が主に用いられてきたが，現在は抗原検出や遺伝子検査が可能となっている．
● 血清抗体価の測定は，*Mycoplasma pneumoniae* 感染によって産生された特異的抗体を検出する方法であり，通常は感染初期と 2 週間後のペア血清を用いる．

■病態のメカニズム
● マイコプラズマは，飛沫感染によって気道系に侵入後，粘膜の表面で増殖するが，細胞への侵入性は強くない．
● 気道系の主たる感染部位によって，上気道炎，気管支炎，肺炎などの感染症を発症する．

エキスパートの臨床知
♣ 抗体価の上昇を証明するには，なるべく発症早期と 2 週間程度経過後にそれぞれ採血する必要があります．
♣ 症状などをもとにマイコプラズマ肺炎が疑われた段階で，マクロライド系抗菌薬などが処方され，治療的診断が行われる場合があります．
♣ マイコプラズマは飛沫感染によって周囲の人に伝播する可能性があるため，患者および医療スタッフは必要に応じてマスクを着用する必要があります．

（松本哲哉）

| V. 感染症検査 | 肝炎ウイルス | A型肝炎ウイルス（HAV） |

A型肝炎ウイルス免疫検査　（1）IgM-HA抗体，（2）HA抗体
(1) IgM anti-HAV antibodies, (2) anti-HAV antibodies

基準値 （1）陰性，（2）陰性（S/CO 1.0未満）

急性A型肝炎の場合，IgM-HA抗体が陽性となる．過去の感染では，HA抗体が陽性となり，疫学調査の際に用いられる．

測定法	検体の採取，取扱い，保存
（1）CLIA， （2）CLIA	採取した血液から，血清を分離する．−20℃以下で保存可能だが，凍結融解により検出感度が低下する．

陽　性
（1）急性A型肝炎，（2）A型肝炎の既往

V

感染症検査

■意義・何がわかるか？
● A型肝炎は，A型肝炎ウイルス（HAV）の糞口感染により発症する．わが国では衛生環境の改善により減少したが，散発性急性肝炎の約30％を占め，依然として最も多い．

● A型肝炎は，肝障害，黄疸が出現し，4〜8週の経過で治癒する．慢性化せず，一度の感染で終生免疫を得る．通常は特に治療は必要としない．

● 黄疸が遷延する例や，重症化（劇症肝炎，急性腎不全，造血器障害など）の例もある．

■病態のメカニズム
● A型肝炎は，経口感染から3〜6週後に発症する．IgM-HA抗体は，発症早期から治癒後4〜5ヵ月まで検出される．IgG-HA抗体は，発症4週後からほぼ一生にわたり検出される中和抗体である．

エキスパートの臨床知

♧ HA抗体は過去の感染で陽性に，IgM-HA抗体は急性感染で陽性になります．A型肝炎は急性肝炎の約30％を占めます．

♣ 流行地域（熱帯，亜熱帯）への渡航歴や魚介類（生牡蠣など）の生食歴を確認します．

♧ 倦怠感や食欲低下などの自覚症状と，黄疸などの他覚所見がみられます．

♣ 大半は安静を保つことで自然に改善しますが，一部は急性肝不全に陥り致命的となります．意識障害（「ボーッとする」程度から見当識障害，昏睡までさまざま）に注意します．

♧ 糞便から感染しますが，水洗トイレのある環境では通常の手洗いで対処できます．

（藤永秀剛，小池和彦）

肝炎ウイルス　221

| V. 感染症検査 | 肝炎ウイルス | A 型肝炎ウイルス（HAV） |

A 型肝炎ウイルス遺伝子検査（HAV-RNA）　hepatitis A virus-RNA

基準値　陰性

A 型肝炎ウイルスは，経口感染し急性肝炎の原因となる．わが国での急性肝炎の原因として少なくなく，一部には重症化例もみられる．

測定法	検体の採取，取扱い，保存
RT-PCR	採血検体の血清を用いて測定する．凍結保存．コンタミネーションの影響が大きくなるため注意を要する．

陽　性
急性 A 型肝炎

■意義・何がわかるか？
- A 型肝炎ウイルス（HAV）は，ピコルナウイルス科のヘパトウイルス属に分類される一本鎖 RNA ウイルスである．
- A 型肝炎は，HAV の糞口感染により発症する．衛生環境の改善により減少したが，散発性急性肝炎の約 30％を占める．

■病態のメカニズム
- A 型肝炎は，経口感染から 3〜6 週後に発症する．
- A 型肝炎は，肝障害，黄疸が出現し，

4〜8 週の経過で治癒する．
- 慢性化することはなく，一度の感染で終生免疫を得る．通常は特に治療は必要としない．
- 黄疸が遷延する例や，重症化（劇症肝炎，急性腎不全，造血器障害など）の例もある．
- A 型肝炎の高浸淫地域（アフリカ，東南アジア，中南米など）に渡航する際は，HAV ワクチンの予防接種が勧められている．

エキスパートの臨床知
- HAV-RNA は通常の検査施設では測定しておらず，一般臨床では抗体を測定することが多いです．「A 型肝炎ウイルス免疫検査」の項も参照．

（藤永秀剛，小池和彦）

| V. 感染症検査 | 肝炎ウイルス | B 型肝炎ウイルス（HBV） |

B 型肝炎ウイルス免疫検査 （1）HBs 抗原，（2）HBs 抗体，（3）HBc 抗体，（4）IgM-HBc 抗体，（5）HBe 抗原，（6）HBe 抗体

| 基準値 | 陰性
巻末の付表 12 に掲載 |

B 型肝炎の多様な病態を把握するため，各マーカーを組み合わせて用いる.

測定法	検体の採取，取扱い，保存
（1）～（6）CLIA	採取した血液から，血清を分離する．−20℃以下で保存可能.

陽　性	陰　性
（1）HBV 感染状態，（2）HBV 感染の既往，HB ワクチン接種後，（3）HBV 既往または持続感染，（4）急性 B 型肝炎，（5）HBV 増殖性・感染性が高い，（6）HBV 増殖性・感染性が低い	（1）HBV 非感染状態（例外あり），（2）HBV 感染の既往なし（または持続感染），（3）HBV 非感染，（4）急性 B 型肝炎の否定，（5）HBV 非感染または増殖性が低い，（6）HBV 非感染または増殖性が高い

■意義・何がわかるか？

●B 型肝炎ウイルス（HBV）感染には，母子感染による持続感染（キャリア）と，成人期の水平感染による一過性感染とがある．感染様式と時期により病態は様々であり，各マーカーを組み合わせて病状を把握する必要がある.

■病態のメカニズム

●HBV は，球形粒子で，外殻の HBs 抗原（surface），内部に HBc 抗原（core）をもつ．さらに HBV の増殖が盛んであると，血中に可溶性蛋白である HBe 抗原がみられる.

●DNA ポリメラーゼとは，HBV の DNA をつくる酵素で，ウイルスの増殖性を示す.

エキスパートの臨床知

♣血液・体液の付着した廃棄物の取り扱いに注意し，特に針刺し事故を起こさないよう気をつける必要があります.

♣HBs 抗原は現在の感染状態を表します．この中で HBe 抗原陽性の場合や HBV-DNA 量の多い場合は感染性が強いことが多いです.

♣HBs 抗原陰性で，HBs 抗体/HBc 抗体のみ陽性の場合は通常は対処不要ですが，化学療法や免疫抑制治療を行う際には B 型肝炎が再燃することがあり，HBV-DNA 定期測定が必要です.

♣急性肝炎で IgM-HBc 抗体が高力価陽性であれば，急性 B 型肝炎と診断されます．通常は安静で自然軽快しますが，劇症化すると致命的なため，倦怠感や食欲の有無，意識障害などの出現に注意します.

（藤永秀剛，小池和彦）

肝炎ウイルス　223

Ⅴ. 感染症検査 | 肝炎ウイルス | B型肝炎ウイルス（HBV）

B型肝炎ウイルス遺伝子検査（HBV-DNA）

hepatitis B virus-DNA

基準値 定量：2.1 logcopy/mL 未満，増幅反応シグナル：検出せず

B型肝炎の病態は，HBV-DNA量と密接に関係することが知られており，HBV-DNA量を直接に測定することが病態の把握に役立つ．

測定法	検体の採取，取扱い，保存
realtime-PCR	採血検体の血清を用いて測定する．凍結保存可能．DNAはRNAに比較すると安定している．

高　値
B型急性肝炎，B型慢性肝炎

■意義・何がわかるか？

● B型肝炎ウイルス（HBV）は，ヘパドナウイルス科に分類されるDNAウイルスである．血液を介して感染する．

● 成人期のHBV感染は，一過性のことが多い．近年，HBV遺伝子型の違いにより，慢性化例も増えつつある．

● 母子間垂直感染や小児期の感染では，持続感染が成立し，HBVキャリアとなる．その9割以上は一過性肝障害の後に肝炎鎮静化，血中ウイルスが消失する．一部は肝炎が持続する．

■病態のメカニズム

● HBe抗原量もウイルス増殖のマーカーとなるが，HBV-DNA遺伝子変異により，HBe抗原陰性でもウイルス増殖が活発な例も散見される．

● 近年，他疾患の治療（抗癌剤など）に伴う免疫抑制状態で，HBVキャリアからの肝炎再燃例や血中ウイルス消失例からの *de novo* 肝炎例が知られるようになった．抗癌剤などの治療を行う場合には，HBV-DNA量のモニタリングが望ましいとされている．

● （注）今後，国際的に認可されたLogIU/mL単位に移行していくことになっています．

エキスパートの臨床知

♣ B型肝炎の病勢とHBV-DNA量とは相関することが多いです．

♣ HBVキャリアのうち約9割は，成人期までに一過性肝炎を経てセロコンバージョン（HBe抗原陰性，HBe抗体陽性）し肝炎が鎮静化します．一部は慢性肝炎が持続します．

♣ 慢性肝炎では2％/年で肝硬変に進展，0.5〜0.8％/年で肝癌発癌をきたします．肝炎が鎮静化していても0.1〜0.4％/年で肝癌発癌がみられ，定期検査が必要です．

♣ HBVは完全に体から排除することはできず，インターフェロン治療や抗ウイルス薬（核酸アナログ）内服治療でウイルス量を抑え，肝炎鎮静化，肝硬変への進展予防，肝癌発癌率の低下を目指します．

（藤永秀剛，小池和彦）

V. 感染症検査　　肝炎ウイルス　　C型肝炎ウイルス（HCV）

C型肝炎ウイルス免疫検査　（1）HCV抗体（第2世代），
（2）HCV抗体（第3世代），（3）HCVコア抗体

基準値　（1）陰性（S/CO 1.00未満），（2）陰性（カットオフ値1.0未満），
　　　　　（3）陰性（1.0 U未満）

C型肝炎ウイルス感染の有無をスクリーニングする．HCV抗体は中和抗体ではないため，陽性の場合，診断確定にはHCV-RNA検査が必要である．

測定法	検体の採取，取扱い，保存
（1）CLIA （2）LPIA （3）IRMA	採血検体の血清を用いて測定する．凍結保存．

陽　性
（1）～（3）C型肝炎

V

感染症検査

■意義・何がわかるか？
● C型肝炎ウイルス（HCV）は，血液を介して感染する．
● HCVは，一本鎖RNAウイルスで，その遺伝子には，構造領域と非構造領域（non-structure region，以下NS）がある．コードする蛋白は，前者からcoreとenvelope，後者から少なくとも6個のNS蛋白がある．

■病態のメカニズム
● 第2世代のHCV抗体は，コア蛋白，NS3，NS4蛋白に対応したリコンビナント抗原を用いて，HCV抗体を検出する．

● 第3世代のHCV抗体は，コア蛋白，NS3，NS4，NS5蛋白に対応したリコンビナント抗原を用いて，HCV抗体を検出する．
● HCVコア抗体は，HCVコア領域由来のC22-3蛋白抗原を用いて，HCV抗体を検出する．
● 一般に，コア抗体価はHCV-RNA量と相関し，NS3抗体はALT値と相関するとされる．

エキスパートの臨床知

✧ HCV抗体陽性例の約70%がHCV-RNA陽性です．HCV-RNA陰性の場合は過去の感染または偽陽性と考えられます．「C型肝炎ウイルス遺伝子検査」の項を参照．
♣ C型肝炎の抗ウイルス治療（インターフェロンフリー治療）がめざましく進歩しています．HCV抗体陽性の場合は放置せず，精密検査に進みましょう．
✧ 血液・体液の付着した廃棄物の取り扱いに注意し，特に針刺し事故を起こさないよう気をつける必要があります．

（藤永秀剛，小池和彦）

肝炎ウイルス　225

V. 感染症検査 ／ 肝炎ウイルス ／ C 型肝炎ウイルス（HCV）

C 型肝炎ウイルス遺伝子検査（HCV-RNA）　hepatitis C virus RNA

基準値　定量：1.2 LogIU/mL 未満，増幅反応シグナル：検出せず

C 型肝炎ウイルス（HCV）の RNA 量を定量することで，感染の診断やモニタリング，抗ウイルス治療の治療予測や効果判定に用いられる．

測定法	検体の採取，取扱い，保存
realtime-PCR（RT-PCR）	採血検体の血清を用いて測定する．凍結保存．コンタミネーションの影響が大きくなるため注意を要する．

高　値
C 型肝炎

■意義・何がわかるか？
- HCV はフラビウイルス科に属する一本鎖 RNA ウイルスである．血液を介して水平感染し，急性肝炎例の 70％が慢性化する．
- HCV 抗体が陽性の場合，HCV 抗体は中和抗体でないため，病態把握には HCV-RNA 測定が必要である．

■病態のメカニズム
- HCV 感染のごく初期には，HCV 抗体が検出されない場合があり，急性肝炎の原因検索の際には HCV-RNA 検査が有用なことがある（保険診療には制限あり）．
- C 型肝炎の抗ウイルス治療は急速に進歩し，きわめて高率に HCV 排除が可能となった．ただし，SVR 後も肝癌発症率は低下するもののリスクは残る．

エキスパートの臨床知
- ♧日常臨床では C 型急性肝炎はあまりみられず，多くは HCV 無症候性キャリア，慢性肝炎，肝硬変です．
- ♣一般に慢性肝炎が 20〜30 年持続すると，肝硬変に進展し，肝癌発癌率も上昇します．非代償性肝硬変に至ると，浮腫，腹水，肝性脳症などの症状が出現することがあります．
- ♧慢性肝炎の場合，ウイルス型により経口薬による抗ウイルス治療を考慮します．
- ♣肝硬変では肝機能を保ち，発癌率を低減させるべく，肝庇護治療が行われることが多いです．
- ♧禁酒，肥満予防，鉄摂取制限が望ましいです．

（藤永秀剛，小池和彦）

V. 感染症検査　HTLV・HIV

ヒトT細胞白血病ウイルス1型（HTLV-1）抗体

anti-HTLV-1 antibodies

基準値 陰性

ヒト病原性レトロウイルスであるヒトT細胞白血病ウイルス1型（HTLV-1）に感染していることを意味する．本抗体の陽性は，HTLV-1 provirus ゲノムを組み込んだ細胞と組み込んでいない細胞が混在している．かつ抗体として併存している状態．

測定法	検体の採取，取扱い，保存
一般検査：PA，CLEIA／確認検査：IFA，WB	血清，保存は−20℃以下．

高値

抗体価の高低と病態的意義の間に一定の病的関連性はない（ただし，HAM患者では抗体価は高く，ATL患者にごく一部で高い症例が存在する．HAM患者で一般的に高い）．

V 感染症検査

■意義・何がわかるか？

● 宿主感染細胞の染色体DNAに逆転写されたウイルスゲノムが組み込まれていること（provirus）を意味する．

● 本ウイルスに関する疾患．成人T細胞白血病・リンパ腫（ATLL），HTLV-1関連脊髄症・Tropical Spastic Paraparesis（HAM/TSP），HTLV-1ブドウ膜炎（HU）およびHTLV-1との関連が示唆されている病態などのスクリーニング．

● 抗体価とプロウイルス量は必ずしも相関しない．

● 本抗体の測定法の差によって，抗体像の違いが分かる．例えば，PAはIgGとIgM抗体の両者が検出できる．WBはgag, env, pXなどの各種蛋白（抗原）別の抗体の検出が可能である．

■病態のメカニズム

● 大部分のヒトは生涯無症候性である．一部のキャリアは，免疫機能が低下し糞線虫やカリニ原虫などの非細菌性感染症や結核をしばしば合併する．

● 同じウイルスが，異なる疾患であるATL・HAMなどを起こす機序はわかっていない．ATLは30年以上の潜伏期を経て，ウイルス性癌蛋白p40Taxが宿主細胞の諸分子と相互反応し，最終的にはcell growth signalsを脱制御して，多段階的に発癌する．HAMの潜伏期は，数週間以内〜数十年と変化に富み，増加したHTLV-1感染細胞が何らかの機序で脊髄に浸入し，そこでウイルス対宿主細胞の制御機構の破綻に神経を巻き込んで，神経の変性をきたす．

エキスパートの臨床知

♧ 日本におけるHTLV-1キャリア数の実態調査はなく，約100万人前後と推定されています．地域差が顕著で特に九州ないしその出身者に多い．

♣ 最終確認検査にても，一部検査陽性者の約0.5％は陰性・陽性の判定不可です．

♣ 生涯ATL発病率は男性3ないし7％，女性はその約半分です．

♣ 感染経路の主体は母乳感染で約20％の感染率である．感染力は弱く針刺し事故などの少量の血液では感染しません．

♧ 将来，キャリア中の約5％のヒトがATL，約2％のヒトがHAMとして発病するリスクを意味します．

（上平　憲）

HTLV・HIV　227

| **V. 感染症検査** | HTLV・HIV | ヒト免疫不全ウイルス |

ヒト免疫不全ウイルス（HIV）抗体

anti-HIV antibodies

基準値 陰性

エイズの病因ウイルスである HIV に感染している可能性を評価する検査. 最終判定は, 確認抗体検査や遺伝子検査および HIV 抗原検査などを行い, 抗体 kinetics の特性を考慮して判断する.

測定法	検体の採取, 取扱い, 保存
スクリーニング検査：PA, CLEIA, ICA 確認検査法：WB, IFA	血清（汚染事故に注意）. 保存−20℃以下. スクリーニング陽性または陰性で感染の疑われる症例は, 抗体用と遺伝子検査用に保存しておく.

高 値 ⬆	**低 値** ⬇
HIV- 関連 M 蛋白血症, エイズ病態活動期, SNP の一部	window 期（WP）に続く感染初期, エイズ発病期（末期の低 p24 抗体価など）

■意義・何がわかるか？

● HIV には, 1 型と 2 型があり, 日本では 1 型である.

● 抗体は中和抗体とは限らず, 血液中に遊離のウイルス粒子が存在している. また, HIV provirus は主に CD4T 細胞ゲノムに組み込まれている. したがって, 抗体・プロウイルス・ウイルス粒子の 3 者が共存している. しかし 3 者の間で量的相関はない.

● 抗体価の kinetics ないし抗体像から感染の経過が予想される. すなわち, 感染→ WP（抗体陰性・HIV RNA（＋））→ p24 抗原の検出期→低力価の抗 HIV IgM・IgA 抗体産生期を経過して, そして CTL が出現して RNA 量が一定に設定され, 大量の IgG 抗体が産生され安定的キャリア期となる. エイ

ズ発病期は, 抗 p24 抗体のみエイズ徴候と逆相関的に減少し, 再び p24 抗原血症が観察される.

● 測定法の差によって, 抗体像の違いがわかる. 例えば, PA は IgG と IgM 抗体の両者を測定できる. WB は, ウイルスの gag, env などの各種蛋白（抗原）別の抗体の検出が可能である.

■病態のメカニズム

● 抗体の検出はエイズを判定するものでなく, HIV 感染を判定することである. ウイルスは受容体を介して CD4T 細胞に侵入し, HIV-RNA は逆転写され, 宿主細胞ゲノム DNA に provirus として組み込まれる. 感染成立後, 時間の経過とともにウイルス複製, リンパ球破壊そして全身の免疫機能の低下へと進展しエイズを発症する.

エキスパートの臨床知

♣ HIV 抗体は多様性で, 性生活・治療歴など考慮して総合的に判断します.
♣ 感染が疑われ, かつ陰性の場合, 経過おいて再検査します.
♣ 感染力は比較的強く, 特にウイルス定量値の高い血液に暴露したら予防的ウイルス剤の早期に服用が推奨されます.

（上平 憲）

V. 感染症検査　その他のウイルス　EB ウイルス

EB ウイルス（EBV）抗体

Epstein-Barr virus antibody

基準値 陰性　10 倍未満（FA），0.5 未満（EIA）

EB ウイルスのカプシド抗原（VCA），早期抗原（EA），核抗原（EBNA）に対する抗体を測定し，EB ウイルス感染症の時期および病態を診断する．

測定法	検体の採取，取扱い，保存
蛍光抗体法（FA），EIA	血清，凍結保存可

高 値	低 値
伝染性単核球症，バーキットリンパ腫，慢性活動性 EB ウイルス感染症，上咽頭癌など	EBV 未感染

感染症検査

■意義・何がわかるか？

● 抗 VCA-IgG 抗体，抗 VCA-IgM 抗体，抗 VCA-IgA 抗体，抗 EA 抗体，抗 EBNA 抗体などが測定される．抗 VCA・IgG 抗体は，急性期に次第に上昇し，回復した後も終生陽性が持続する．抗 VCA-IgM 抗体は，急性期に一過性に陽性となる．抗 EA 抗体は，ウイルスの増殖を反映し，初感染急性期や再活性化時に陽性になる．抗 EBNA 抗体は，急性感染の回復期に上昇し持続する．これらを組み合わせることにより，初感染急性期，既感染などを判断することができる．抗 VCA-IgA 抗体は，EB ウイルス関連の上咽頭癌に特徴的である．

■病態のメカニズム

● EB ウイルスは，ヘルペス属の DNA ウイルスで，思春期以降の初感染から伝染性単核球症が生じる．ウイルス関連血球貪食症候群（HPS）の原因になる場合もある．初感染後は生体内に持続感染し，生体の状況により再活性化することがある．慢性活動性 EBV 感染症，バーキットリンパ腫，上咽頭腫瘍の原因となる他，ホジキンリンパ腫，NK 細胞腫瘍，胃癌との関連も注目されている．EBV 抗体価のパターンにより，感染のどの時期にあるか推定できる．

エキスパートの臨床知

♣ 抗 VCA-IgM 抗体陽性，抗 EA 抗体陽性は EB ウイルスの初感染を示唆します．抗 VCA-IgG 抗体陽性かつ EBNA 抗体陰性も初感染の可能性があります．

♣ EB ウイルスの初感染による伝染性単核球症は若年者に多く，発熱，リンパ節腫脹，咽頭炎，肝障害，異型リンパ球を伴うリンパ球増加が特徴的な病像です．通常は良好な経過で治癒するが，合併症も時にあります．EB ウイルス以外に，サイトメガロウイルス（CMV）や HIV でも類似の病像を生じます．

♣ EB ウイルスは唾液を介して伝播し，伝染性単核球症は kissing disease ともいわれます．通常の接触で感染することはなく，看護や診療上も特段の感染防御は不要です．

♣ EB ウイルス再活性化や EBV による腫瘍性病変を生じた症例では，基礎疾患や免疫不全の状態に注意する必要があります．

（米山彰子）

その他のウイルス　229

V. 感染症検査　その他のウイルス

インフルエンザウイルス抗体

Influenza virus antibody

基準値　HI 法：10 倍未満（血清）
　　　　　CF 法：4 倍未満（血清）

HI 法では，インフルエンザウイルス［A（H1N1），A（H3N2），B 型］に対する赤血球凝集抑制抗体を検出する.

測定法	検体の採取，取扱い，保存
HI 法（赤血球凝集抑制反応） CF 法（補体結合反応）	急性感染の診断には，急性期と回復期のペア血清を採取する．急性期血清は発症後できるだけ早期に採取する．

高　値	低　値
インフルエンザウイルスへの感染，感染の既往，ワクチン接種	

■意義・何がわかるか

● インフルエンザの血清診断には，赤血球凝集抑制反応（HI）や補体結合反応（CF）などがあり，急性期と回復期（2〜3 週間後）のペア血清による 4 倍以上の抗体価の上昇で診断する.

● HI 法は，インフルエンザウイルスの型および亜型［A（H1N1），A（H3N2），B 型］の判定が可能である．CF 法は，型別の判定（A 型，B 型，C 型）は可能であるが，亜型の判定はできない.

● HI 抗体は感染後早期に上昇がみられ，比較的長期間にわたって検出される．そのため，急性期血清は，症状出現後早期に採取することが必要である．CF 法に比べ感度が高い.

● CF 抗体は，HI 抗体よりも遅れて上昇

がみられ，感染後比較的速やかに消失する．そのため，ペア血清による抗体価の上昇を捉えやすいが，感度は低い．一般的には HI 法がより好まれる.

■病態のメカニズム

● HI 法はウイルス株特異的な赤血球凝集素に対する抗体を，CF 法は型特異的な核蛋白質に対する抗体を主として検出する.

● 急性期と回復期（2〜3 週間後）のペア血清による 4 倍以上の抗体価の上昇がみられれば，急性感染を示唆する.

● インフルエンザワクチンの効果判定には HI 法が用いられる．ワクチンに対する HI 抗体価 40 倍以上で，感染防御あるいは症状軽減効果が期待できると判定される.

エキスパートの臨床知

♣ 過去のインフルエンザウイルスの感染やワクチン接種によって，抗体がすでに存在することも多いため，単一血清による急性感染の診断はすべきではありません.
♣ ワクチンの効果判定の目的には，CF 法を用いてはなりません.
♣ HI 法で用いるウイルス抗原は，その年のワクチン株と同じ株が使用されているため，流行株とワクチン株の抗原性が大きく異なる場合，感染を受けていても HI 抗体価の上昇を検出しにくいことがあります.

（畠山修司）

V. 感染症検査 / その他のウイルス

インフルエンザ A(H1N1)pdm09 ウイルス　PCR 法

Influenza A(H1N1)pdm09 virus PCR

基準値　陰性

2009 年に発生したパンデミックウイルスであるインフルエンザ A(H1N1)pdm09 ウイルスのヘマグルチニン（HA）遺伝子に特異的なプライマーセットを用いて，ウイルス遺伝子を検出する．

測定法	検体の採取，取扱い，保存
リアルタイム RT-PCR 法	鼻腔ぬぐい液，鼻咽頭ぬぐい液・洗浄液，気管支肺胞洗浄液，気管吸引物などの気道分泌物を適切に採取する．

高　値	低　値
インフルエンザ A(H1N1)pdm09 ウイルスの感染	

感染症検査

■ **意義・何がわかるか**
● インフルエンザ A(H1N1)pdm09 ウイルス（ブタ由来 H1N1 ウイルス）による感染症の診断．

■ **病態のメカニズム**
● インフルエンザ A(H1N1)pdm09 ウイルスのヘマグルチニン（HA）遺伝子に特異的なプライマーセットを用いて，リアルタイム RT-PCR 法により，患者の気道由来検体からウイルス遺伝子

を検出する．
● 重篤な下気道症状（肺炎）を呈したもので，上気道検体では陰性だが，下気道検体（気管吸引物，気管支洗浄液）で陽性となる例も報告されている．
● インフルエンザ A(H1N1)pdm09 ウイルスを，他の A 型インフルエンザウイルスと区別して検出することができる迅速診断キットも利用できるようになった．

エキスパートの臨床知

♧本法は感度が高いです．ただし，採取法（採取者の技術や採取時期）によって検体に含まれるウイルス量が少なければ，偽陰性となる可能性があります．
♣上気道検体（鼻咽頭ぬぐい液，鼻腔ぬぐい液など）を適切な方法で採取することが肝要です．

（畠山修司）

その他のウイルス　　231

V. 感染症検査 ｜ その他のウイルス

SARS コロナウイルス

SARS-coronavirus

基準値 陰性

重症急性呼吸器症候群（severe acute respiratory syndrome：SARS）は2002〜2003年にかけ世界各地に伝播した新興感染症で，9.5％の高い致死率を有する．有効な治療・予防法は未確立である．

測定法	検体の採取，取扱い，保存
LAMP（他にウイルス分離，RT-PCR，血清抗体検査）	呼吸器系検体の採取には，エアロゾルの生成に十分な注意と感染防御を行う．血液検体を含め，検体は蓋をシールし，4℃で速やかに輸送，もしくは−70℃以下で保存・輸送する．

陽　性
SARS

■意義・何がわかるか？

- SARS コロナウイルスは，2002年11月中国広東省における原因不明の肺炎患者の集団発生から始まり，世界各地での流行が確認されたが，2003年7月のWHOの終息宣言後も発症者は報告されている．
- 検査対象者は，国立感染症研究所の感染症情報センターに条件が提示されている．発熱および下気道症状を有し，他の呼吸器病原体感染が否定的であり，疫学的要因のある症例が該当する．

■病態のメカニズム

- SARS コロナウイルスは，2003年に同定された新型のコロナウイルスで，（＋）センスの一本鎖RNAウイルスである．動物由来感染症と考えられているが，固有宿主は特定に至っていない．
- 潜伏期は2〜10日で，その後インフルエンザ様症状を呈する．発症後10日頃から胸部X線で，進行するスリガラス陰影が出現し，10〜20％が人工呼吸管理を必要とする呼吸不全に陥る．

エキスパートの臨床知

- ♧SARS コロナウイルスは，主に飛沫感染，接触感染によるヒトからヒトへの感染が中心です．
- ♠糞便からの糞口感染，空気感染の可能性なども現時点では完全に否定されていません．
- ♣診療にあたる医療従事者はN95マスク，手袋を着用し，患者と接触する前後には手指衛生を必ず行います．
- ♣飛沫の飛散が予測されるような処置・看護の際は，アイプロテクション（フェイスシールド，ゴーグルなど），ガウンまたはエプロンを着用します．

（森屋恭爾，貫井陽子）

V. 感染症検査 / その他のウイルス

サイトメガロウイルス（CMV） Cytomegalovirus

基準値
CMV pp65 抗原：陰性
CMV IgM：0.8 未満（酵素免疫法：EIA），10 倍未満（蛍光抗体法：FA）
CMV IgG：2.0 未満（EIA），10 倍未満（FA）
CMV 抗体：4 倍未満（CF）

ヘルペスウイルス科の DNA ウイルスである．造血幹細胞移植や固形臓器移植患者，HIV 感染症患者，胎児などの易感染性宿主に発症することが多い．

測定法	検体の採取，取扱い，保存
抗原：酵素抗体法 抗体：CF, EIA, FA	周産期感染や移植後感染など，多彩な病型を呈するため，適切な検査方法を選択する必要がある．

高 値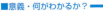

サイトメガロウイルス感染症

■意義・何がわかるか？

- CMV は，初感染後体内に潜伏感染し，宿主の免疫が低下すると再活性化する．日本人の 80％以上が感染している．
- 先天性 CMV 感染症は，初感染の妊婦から胎児が経胎盤的に感染して起こる．全出生児の 0.29〜0.42％といわれている．
- 移植患者における CMV 感染は，間質性肺炎など急速な経過をたどることが多く，早期診断，早期治療が重要である．健常人にも肝炎，伝染性単核症などを起こす．
- CMV 抗原血症陽性は，活動的な CMV 感染を示唆する．検査はアンチゲネミア法とよばれ，感染初期に検出されるウイルスの構造蛋白 pp65 に対するモノクローナル抗体を用い，CMV 抗原陽性細胞を染色して証明するものであり，早期診断に有用である．

■病態のメカニズム

- CMV 感染症と診断するためには，CMV の証明と感染によって説明しうる臨床所見（発熱，血球減少，肺炎，網膜炎，肝炎，消化管出血，膵炎，腎炎など）の両者が不可欠である．

エキスパートの臨床知

♣ CMV 感染症の検査所見には，骨髄抑制（白血球・血小板減少），異型リンパ球の出現，低蛋白血症などの全身所見の他に，CMV の侵襲部位により，胸部異常陰影・低酸素血症（CMV 肺炎），消化管潰瘍（CMV 胃腸炎），眼底出血（CMV 網膜炎），肝機能異常（CMV 肝炎）などの局所所見に注意を要します．

♣ CMV を含む唾液・母乳・膣分泌物・精液・尿・糞便・血液などを介して人から人へ伝播すると考えられています．

（森屋恭爾，貫井陽子）

Ⅴ. 感染症検査　　その他のウイルス

ノロウイルス　　　　　　　　　　　　　　Noro virus

基準値 糞便中ノロウイルス抗原　陰性（ELISA，免疫クロマト法，PCR，LAMP）

主に冬期に発生する非細菌性急性胃腸炎の原因ウイルスである．患者の嘔吐物，便がエアロゾルになり，乾燥して飛散することによる糞口感染が起き，感染が広がる．

測定法	検体の採取，取扱い，保存
ELISA，IC，リアルタイム PCR 法	PCR 法では，便検体をすぐに検査できない場合は凍結した検体を使用する．

陽　性
ノロウイルス感染症

■意義・何がわかるか？
●全食中毒のうちおよそ 3 割を占め，冬季に頻発するウイルス性食中毒のほとんどはノロウイルスが原因である．

●1～2 日の潜伏期の後に，嘔吐，下痢，腹痛，などの急性胃腸炎症状が発症する．遅くとも 3～4 日で症状は軽快するが，ウイルスは糞便中に長期にわたり排泄され，小児では 4 週間にわたるとの報告もある．

●感染力は強く 10～100 個のウイルス粒子で感染が成立する．特に，学校，病院などで爆発的な二次感染を生じること

が特徴であり，正確かつ迅速な診断が重要である．

■病態のメカニズム
●糞便中のウイルス検出が重要である．PCR 法は，感度，特異度が高く，定量測定できるが，その反面検査に時間，コストがかかる．一方 ELISA 法や IC 法は，簡便かつ経済的であり，短時間で測定ができる．IC 法は前処理を行った検体をストリップ上に滴下し，目視判定が可能であり，遺伝子検査法と比べると感度は低いものの，現場でのリアルタイムな診断に活用できる．

エキスパートの臨床知

♣糞口感染，飛沫感染の疑いがあります．
♣脱水・誤嚥性肺炎の合併に注意が必要です．
♣症状軽快後も約 1 週間は便中にウイルスが存在し感染源になることに注意が必要です．
♣患者さんと健康な人とのトイレの共用は避けます．
♣アルコールに対して抵抗性です．
♣患者さんと接する医療従事者は手洗いの励行，手袋，マスク，ガウン着用が必要です．
♣嘔吐物や糞便を処理するときには，マスク，手袋を着用し，汚物中のウイルスが飛び散らないように，汚物をペーパータオルなどで静かに拭き取り速やかに処理します．拭き取った後は次亜塩素酸 Na で浸すようにして床を拭きとります．

（森屋恭爾，貫井陽子）

234　　Ⅴ. 感染症検査

V. 感染症検査 | その他のウイルス

ロタウイルス　　　　　　　　　　　　　　　　　　　　　　**Rotavirus**

基準値 | 便中ロタウイルス抗原：陰性，ロタウイルス抗体：4倍未満

ロタウイルスは，主に乳幼児の急性胃腸炎を起こすウイルスである．

測定法	検体の採取，取扱い，保存
便中ロタウイルス抗原：EIA，ラテックス凝集反応，IC ロタウイルス抗体：CF	糞便検体は，症状発現後早期に採取することが必要である．

陽　性
ロタウイルス感染症

■意義・何がわかるか？

● ロタウイルスは，小腸粘膜の上皮細胞で増殖する．潜伏期は1～3日であり，乳幼児を中心に冬期に流行する．腹痛，嘔吐，発熱などに続く下痢（便は水様～粘液，白色便）が出現する．再感染を繰り返すが，典型的発症は2歳以下であり，加齢とともに軽症化し，成人では不顕性感染もある．

● 患者糞便1g中に10～100億個のウイルスが排出され，糞口感染により伝播する．

■病態のメカニズム

● ロタウイルスは感染力が強く，容易に院内感染をひき起こし，乳幼児の施設において集団発生が起こる．患者への適切な処置や院内感染防止のため，迅速に診断することが重要である．同様に乳幼児に胃腸炎を起こすウイルスとしてアデノウイルスが重要であり，鑑別には便中抗原検査を行う．

エキスパートの臨床知

♧ ロタウイルスは感染力が非常に強く，10個以下のウイルスで感染が成立します．
♣ ウイルスは環境中でも安定なので，汚染された水や食物を介してあるいは汚染された環境表面（ドアノブ，手すりなど）を触った手などから口に入り感染します．
♧ ロタウイルスのように局所感染を起こし，潜伏期間が短い感染症では，感染後の免疫が不完全かあるいは免疫が成立しても持続しないので，たびたび再感染を起こします．
♣ 患者さんと健康なヒトとのトイレの共用は避けます．
♧ 予防のためには排便後，トイレ介助後，おむつ処理後，調理，配膳時などの手洗い遵守が有効とされます．

（森屋恭爾，貫井陽子）

その他のウイルス　　235

V. 感染症検査　その他のウイルス

単純ヘルペスウイルス抗体（HSV 抗体）　herpes simplex virus antibody

| 基準値 | 陰性 | CF：血清 4 倍未満，髄液 1 倍未満
NT：血清 4 倍未満，髄液 1 倍未満
FA：IgG　10 倍未満，IgM　10 倍未満
EIA：IgG　陰性（2.0 未満），IgM　陰性（0.8 未満） |

HSV に対する抗体である．HSV に感染することにより生じる．

測定法	検体の採取，取扱い，保存
CF，NT，FA，EIA	急性期（発症早期）と回復期に 2 週間以上の間隔をあけて採血．

陽性（高値）	陰性（低値）
単純ヘルペス，HSV による角結膜炎，歯肉口内炎，ヘルペス性湿疹，ヘルペス脳炎，髄膜炎，カポジ水痘様発疹症，HSV 不顕性感染	HSV に対して免疫が成立していない状態（HSV に未感染）

■意義・何がわかるか？
● HSV に対する抗体保有の有無がわかる．

■病態のメカニズム
● 単純ヘルペスウイルス（HSV）は，ヒトヘルペスウイルス科に属する DNA ウイルスで，1 型（HSV-1），2 型（HSV-2）に分けられる．1 型は口唇ヘルペスや角膜ヘルペスの原因ウイルスであり，2 型は性器ヘルペスを起こすとされるが，1 型による性器ヘルペスも多い．初感染の潜伏期間は 2～20 日間で，唾液や患部が直接接触するこ

とにより感染し，感染部位に小水疱を形成する．新生児ヘルペスでは，母体から新生児に HSV が垂直感染もしくは分娩後の水平感染し，重症化することが多い．HSV-1 の初感染は 1～3 歳で受ける場合が多く不顕性感染も多い．10～20 歳代の抗体保有率は 30～40％，HSV-2 は 10％前後である．初感染の治癒後も知覚神経節に潜伏感染しており，宿主の免疫状態が低下した際などに再活性化されると，潜伏する神経支配領域に知覚異常，小水疱が出現する．

エキスパートの臨床知

♣ 急性期と回復期に 2 週間以上の間隔をあけてペアで調べ，4 倍以上の上昇で有意と判定します．

♣ 回復期血清で，上昇が認められない場合は，さらに 1～2 週間後に再検します．

♣ 急性期の単一血清のみで判定しなければならない場合は，EIA による HSV 特異 IgM 抗体で判定します．再感染，再発でも検出されることがあるので注意が必要です．

♣ 水痘・帯状疱疹ウイルス（VZV）との交差性が認められ，VZV 感染症でも，HSV 抗体が上昇します．

（熊坂一成）

V. 感染症検査 ／ その他のウイルス

水痘・帯状疱疹ウイルス抗体（VZV 抗体）varicella-zoster virus antibody

基準値	陰性	CF：血清 4 倍未満，髄液 1 倍未満 EIA：陰性（IgG：2.0 未満，IgM：0.8 未満） FA：血清 10 倍未満，髄液 1 倍未満

VZV に対する抗体である．VZV に感染ないしは水痘ワクチン接種により生じる．

測定法	検体の採取，取扱い，保存
CF，EIA，FA	急性期（発症早期）と回復期に 2 週間以上の間隔をあけて採血．

陽性（高値）	陰性（低値）
水痘，帯状疱疹，VZV 髄膜炎，VZV 不顕性感染，水痘ワクチン接種後	VZV に対して，免疫が成立していない状態（VZV に未感染）

■意義・何がわかるか？
● VZV に対する抗体保有の有無がわかる．

■病態のメカニズム
●水痘・帯状疱疹ウイルス（VZV）は，ヘルペスウイルス科に属する DNA ウイルスで，初感染では水痘の，再活性化では帯状疱疹の原因となる．水痘は，主に小児に罹患し伝染性の皮疹を形成する疾患で，伝染力は強く，不顕性感染は少ない．潜伏期間は 10〜21 日で，掻痒を伴う紅色丘疹が出現，2〜3 日のうちに水疱，膿疱，痂皮の順に急速に進行する．免疫能の低下した患者や，周産期に感染した新生児水痘では，重

症化し，致死的経過をとる危険性がある．

●発疹出現後 1 週間以内に IgM 抗体が上昇し，1〜2 週間で最高となり，その後 1ヵ月くらいで下降する．IgG 抗体は 1 週後くらいから上昇し，2〜4 週後最高となり下降するが，抗体価は長期持続する．成人の抗体陽性率は 90〜95％である．神経節に潜伏感染した VZV が，その後宿主の免疫能が低下し，再活性化されると帯状疱疹を発症，すなわち神経節の支配領域の皮膚に，神経の走行に一致して，神経痛を伴う帯状の小水疱を生じる．

エキスパートの臨床知

♧水痘発疹の急性期と回復期に 2 週間以上の間隔をあけてペアを調べ，4 倍以上の上昇で有意と判断します．
♣急性期の単一血清のみで判定しなければならない場合は，EIA による VZV 特異 IgM 抗体で判定します．
♧病歴と臨床症状から水痘と診断できる場合，検査は必須ではありません．
♣帯状疱疹も症状から診断が容易ですので，検査をしなくても問題ありません．
♧単純ヘルペスウイルス（HSV）との交差性があり，HSV 感染症でも抗体が上昇します．

（熊坂一成）

その他のウイルス　　237

Ⅴ. 感染症検査　その他のウイルス

風疹ウイルス抗体
rubella virus antibody

基準値	陰性	HI：血清 8 倍未満，髄液 1 倍未満 CF：血清 4 倍未満，髄液 1 倍未満 EIA：IgG 陰性，IgM 陰性

風疹を起こす病原体である風疹ウイルスに対する抗体である．風疹ウイルスに感染するか，風疹ワクチンの接種により生じる．

測定法	検体の採取，取扱い，保存
HI，CF，EIA	急性期（発症早期）と回復期に 2 週間以上の間隔をあけて採血．風疹脳炎を疑った場合は，髄液を採取．

陽性（高値）⬆	陰性（低値）⬇
風疹ウイルス感染後，ないしは風疹ワクチン接種後	風疹ウイルスに対して免疫が成立していない状態（風疹ウイルスに未感染，ないしは潜伏期，風疹ワクチン未接種）

■意義・何がわかるか？
● 風疹ウイルスに対する抗体保有の有無がわかる．抗体保有率を調べるサーベイランスやワクチンの適応の有無を決める場合は，HI が一般的であり，HI で測定できる抗体は，風疹発症後急速に，256 倍から 2,048 倍まで上昇し，1 年後は 32 倍から 128 倍まで下降，その後，徐々に力価は低下するが 8 倍未満にはならない．

■病態のメカニズム
● 風疹ウイルスは，ヒトからヒトへ飛沫

感染し，風疹をひき起こす．潜伏期は 2～3 週である．発熱，全身倦怠感，全身の発疹，頸部，後頭部，耳介後部のリンパ節腫脹などの症状を示すが，麻疹に比べると軽症で，「三日はしか」の俗称をもつ．妊娠早期に母親が感染を受けると胎児に先天性風疹症候群（CRS）を発生することがある．風疹ウイルスに感染後，約 1 週間で IgM 抗体がピークとなり，ほとんどの症例で 2，3ヵ月後には陰性化する．

エキスパートの臨床知
♣ 明らかな流行がなければ臨床診断が困難なことが多いので，HI で急性期と回復期に 2 週間以上の間隔をあけてペアで調べ，4 倍以上の上昇で有意と判定します．
♣ あるいは急性期の単一血清で特異 IgM 抗体を調べ陽性なら風疹と診断できます．
♣ CRS の診断は妊婦初診時に HI 抗体価を調べ，妊娠 15 週までに再検査をして抗体価の上昇があり，特異 IgM 抗体が陽性なら風疹感染と考えます．
♣ IgM は胎盤を通過しないので，臍帯血や患児血液を調べ特異 IgM が陽性なら子宮内感染があったと判断できます．
♣ 成人では 10～15％が不顕性感染をし，ことに CF は感染後比較的早期に陰性化するので抗体保有の有無の確認には適しません．

（熊坂一成）

238　　Ⅴ．感染症検査

V. 感染症検査　　その他のウイルス

麻疹ウイルス抗体　　measles virus antibody

基準値	陰性	HI：血清 8 倍未満，髄液 1 倍未満 EIA：陰性（IgG：2.0 以下，IgM：0.8 未満） CF，NT：血清 4 倍未満，髄液 1 倍未満

麻疹（はしか）の原因である麻疹ウイルスに対する抗体である．麻疹ウイルスに感染するか，麻疹ワクチンの接種により生じる．

測定法	検体の採取，取扱い，保存
CF，NT，HI，EIA	急性期（発症早期）と回復期に 2 週間以上の間隔をあけて採血．亜急性硬化性全脳炎など中枢神経疾患では，髄液を採取．

陽性（高値）	陰性（低値）
麻疹に罹患後，ないしは麻疹ワクチン接種後	麻疹ウイルスに対して免疫を獲得していない状態（麻疹ウイルスに未感染，ないしは潜伏期，麻疹ワクチン未接種）

■意義・何がわかるか？
- 麻疹抗体獲得の有無が判る．具体的には以下の目的で測定する．
  (1) 麻疹を疑った場合の発疹性疾患の確定診断ないしは鑑別診断．(2) 麻疹ウイルス抗体価低値者（ワクチン接種対象者）の検出とワクチン効果判定．(3) 疫学調査（年齢別抗体保有率と抗体価）．(4) 麻疹脳炎や亜急性硬化性全脳炎の診断．

■病態のメカニズム
- 麻疹ウイルスのヒトに対する感染力はきわめて強く，約 10〜12 日の潜伏期

間の後，発熱，鼻汁，咳嗽，流涙などのカタル症状，口腔粘膜の Koplik 斑，および全身皮膚の発疹を主徴とする全身感染症の一つである．罹患後は終生免疫が成立する．好発年齢は 1〜5 歳，10 歳までにはほとんど抗体を獲得している．母親の胎盤を経て胎児に IgG 抗体が移行するので，生後 5〜6ヵ月の発症は稀である．麻疹は春先に多発し，数年ごとの流行を繰り返していたが，1978 年に麻疹生ワクチンの定期接種が開始されて以来，発生数は減少している．

エキスパートの臨床知
- 臨床経過や身体所見から臨床診断ができる場合は抗体検査は不要です．
- HI 抗体価の上昇は速いため，急性期血清は発症後 1 週間以内に採取，測定します．
- EIA により麻疹ウイルス IgM 抗体が陽性になれば，感染早期であることが確認できます．
- 脳脊髄炎，亜急性硬化性全脳炎などで，髄液中の抗体価が高値となります．
- 近年，大きな流行が少ないことから小児のときに予防接種をしていても，成人になって感染する例があります．
- CF は感度と特異度に問題があるので最近は使用されません．

（熊坂一成）

V. 感染症検査 ／ 感染・炎症マーカー

赤血球沈降速度（ESR，赤沈，血沈）　erythrocyte sedimentation ratio

基準値 男性：2〜10 mm/ 時，女性：3〜15 mm/ 時

ガラス管内を赤血球が沈降する速度．血漿フィブリノゲン・免疫グロブリンの増加，アルブミンの減少で亢進する．炎症活動性を評価する目的で行う．

測定法	検体の採取，取扱い，保存
Westergren	クエン酸液 1 容に，血液 4 容を混合し，速やかに測定する．

亢　進	遅　延
感染症・組織壊死・自己免疫疾患などの炎症性疾患，多発性骨髄腫などの高 γ - グロブリン血症，貧血	赤血球増加症，播種性血管内凝固症候群（DIC）などによるフィブリノゲン消費

■意義・何がわかるか？
- 炎症で増加する血漿蛋白であるフィブリノゲンの影響を最も受ける．かつ，慢性炎症ではアルブミンが減少し，貧血も出現するが，これらも赤沈亢進に働くため，炎症活動性を総合的に評価できる．
- 上記の性質のため，関節リウマチなどの慢性炎症の活動性評価に実用されている．

- ただし，炎症には CRP がより特異的で鋭敏であるため，急性炎症や，リアルタイムの炎症の把握には有用とはいえない．

■病態のメカニズム
- フィブリノゲン・γ - グロブリンの増加，アルブミンの減少による血漿蛋白組成の変化が，ガラス管内の赤血球沈降を亢進させる．赤血球数の減少によっても亢進される．

エキスパートの臨床知

- ♧赤血球数が少ないと速く沈降するので，女性は男性より亢進ぎみとなります．
- ♣高価な機械を使わない検査ですが，採血量がやや多めになってしまいます．
- ♧炎症の強さを知る目的で検査されますが，より鋭敏で特異性の高い検査として CRP が推奨されます．
- ♣炎症があるのに亢進がみられないときは DIC が疑われます．

（山田俊幸）

V. 感染症検査 / 感染・炎症マーカー / 脂質

C反応性蛋白（CRP）

C-reactive protein

基準値 0.2 mg/dL 以下

炎症性サイトカインによって，肝で産生が増強される代表的な急性期蛋白．炎症の有無を確実に判定できる．動脈硬化症のマーカーとしても注目されている．

測定法	検体の採取，取扱い，保存
ラテックス凝集免疫比濁（または比ろう）法	血清で測定．冷蔵または冷凍保存で，比較的安定である．

高値

感染症（細菌性＞ウイルス性），組織壊死（急性心筋梗塞など），自己免疫疾患（関節リウマチなど），悪性腫瘍，動脈硬化症ならびにそのリスク状態（測定値は基準値上限付近）

V

感染症検査

■意義・何がわかるか？
- 血中CRPは，全身性規模の炎症で確実に増加する．他の炎症指標（白血球数や赤沈が血液疾患の影響を受けるなど）は，炎症以外の因子の影響を受けるが，CRPは炎症に特異的である．
- 肝産生の急性期蛋白のうち，CRPとSAAは最も鋭敏であるため，炎症活動性把握に優れている．
- 現在ある動脈硬化症とそのリスク・予備状態（メタボリック症候群，喫煙など）で，CRPは基準値上限付近の異常を示し（low grade inflammation），血清脂質などとは独立した評価指標となる．

■病態のメカニズム
- 炎症刺激を受けたマクロファージ・間葉系細胞から，TNF（腫瘍壊死因子）-α や IL（インターロイキン）-6 が産生され，これらが肝細胞からCRPを誘導する．

エキスパートの臨床知
- ♧炎症の強さを知る目的では，最もよく使われています．
- ♣炎症が起こってからCRPの濃度が上昇するのに，半日くらいかかります．低値であるからといって炎症を否定できません．
- ♧炎症が治まりかけても高値のままのことがあります．検査の結果は1日前くらいの状態を表していると考えたほうがいいです．
- ♣CRPは細菌感染症で上昇しますが，重症である敗血症を診断するにはプロカルシトニンが有効です．

（山田俊幸）

Ⅴ. 感染症検査　感染・炎症マーカー

血清アミロイドＡ蛋白（SAA）

serum amyloid A protein

基準値　10 μg/mL 以下

炎症性サイトカインによって，肝で産生が増強される代表的な急性期蛋白．炎症の有無を確実に判定できる．炎症性アミロイドーシスの線維蛋白である．

測定法	検体の採取，取扱い，保存
ラテックス凝集免疫比濁法	血清で測定．冷蔵または冷凍保存で比較的安定である．

高　値

感染症（細菌性＞ウイルス性），組織壊死（急性心筋梗塞など），自己免疫疾患（関節リウマチなど），悪性腫瘍，動脈硬化症ならびにそのリスク状態（測定値は，基準値上限付近）

■意義・何がわかるか？

● 肝産生の急性期蛋白のうち，SAA と CRP は最も鋭敏であるため，炎症活動性把握に優れている．ほぼ CRP の意義に重なるため，以下は SAA の特徴を記す．

● CRP の増加程度の低いウイルス感染症，全身性エリテマトーデス（SLE），ステロイド剤投与などで，SAA がより病態を反映するとされている．

● 腎移植拒絶反応の検出に有用である．

● 関節リウマチなどに合併するアミロイドーシスにおいては，SAA が沈着蛋白であるため，SAA の低値化が予防・治療の指標となるため，血中濃度の観察が望まれる．

● SAA は，HDL に結合して存在するが，リポ蛋白代謝における機能・病的意義はよくわかっていない．

■病態のメカニズム

● 炎症刺激を受けたマクロファージ・間葉系細胞から，TNF（腫瘍壊死因子）-α や IL（インターロイキン）-6 が産生され，これらが肝細胞から CRP を誘導する．

エキスパートの臨床知

♣ CRP とほぼ同じ意義をもつ検査です．

♣ CRP の上昇が低いことがある．ウイルス感染症や自己免疫疾患で検査されることがあります．

♣ 関節リウマチでは，SAA がアミロイドーシスという病気を起こすため，SAA の濃度を下げる治療が行われます．その効果をみる目的で検査されることがあります．

（山田俊幸）

VI. 腫瘍・線維化・骨代謝マーカー | 腫瘍マーカー | CEA（癌胎児性抗原）

CEA（癌胎児性抗原），乳頭分泌液中 CEA

carcinoembryonic antigen, CEA in nipple discharge

基準値 血清：5 ng/mL 以下（CLIA），2.5 ng/mL 以下（IRMA）
乳頭分泌液中：200 ng/mL 以下（EIA）

分子量約 18 万で，約 60％の糖を含む膜結合型の糖蛋白質である．種々の悪性疾患において高値となり，臓器特異性は低いが，腫瘍の活動性をよく反映する．

測定法	検体の採取，取扱い，保存
CLIA，IRMA など．（乳頭分泌液中 CEA）MDIA，EIA	日内変動はない．測定キット間で基準値が異なり，低値の試料ほど変動係数が大きい．

高 値

消化器癌，転移性肝癌，肺癌，乳癌，卵巣癌，甲状腺髄様癌，腎不全，良性肝・肺疾患，乳頭分泌液中（乳癌，乳管内乳頭腫，乳腺症，乳管内感染症，高プロラクチン血症）

■意義・何がわかるか？

● 早期癌ではほとんど基準値以下であり，補助診断にはなるが，スクリーニングには向かない．肺癌では比較的早期から上昇がみられる．

● 腫瘍径，脈管浸潤，肝転移など，進行度にある程度比例して高くなる．

● 手術後，化学療法後の治療効果の評価，経過観察，再発，特に肝転移再発の診断に有用である．

● 乳癌異常分泌症例における乳癌のスクリーニング，他の乳管内増殖性疾患との鑑別診断に有用で，細胞診との組み合わせにより正診率が向上する．

■病態のメカニズム

● 正常組織では，食道，胃，大腸，胆嚢，胆管，膵，気管支，肺胞，乳腺，皮膚などの上皮組織に発現している．癌や異形成，過形成あるいは再生を伴う上皮から血中や体液に入りやすい．乳癌細胞で産生された CEA の大部分が，乳頭中に分泌される．

エキスパートの臨床知

♧ 腫瘍マーカーに共通するポイントとして，患者における測定の目的，他の検査や治療スケジュールなどとの関連を理解します．経時的変化を捉えることは重要ですが，保険診療上の制限があることに注意します．

♣ 同じく，測定の目的，意義，結果に関して，医師の説明に対する患者の理解度を把握し，補足説明や精神的サポートを行います．

♣ 軽度の上昇は，高齢者，長期喫煙者の他，糖尿病，腎不全，間質性肺炎，橋本病などの非腫瘍性疾患でも認められることに注意します．

♧ 消化器や呼吸器症状に加えて，女性では乳頭症状の有無を確認します．

♣ 術後再発のマーカーや癌の活動性，病勢，治療効果判定などに有用であることを念頭においてつつ，患者の症状の変化を見逃さないように注意します．

♣ CEA 陽性癌患者の場合，他の検査所見などとともに進行度や治療効果を把握し，苦痛や疼痛の軽減や緩和，精神的サポート，体力保持などの看護ケア，緩和ケアを行います．

（今井浩三，山本博幸）

腫瘍・線維化・骨代謝マーカー

Ⅵ. 腫瘍・線維化・骨代謝マーカー　腫瘍マーカー

CA19-9（糖鎖抗原 19-9）　CA19-9, carbohydrate antigen 19-9

基準値 37 U/mL 以下

1 型糖鎖に属するシアリルルイス A 鎖を検出する. 消化器癌, 特に膵胆道癌において高い陽性率を示し, 診断補助, 治療経過および再発のモニターとして有用である.

測定法	検体の採取, 取扱い, 保存
IRMA, ECLIA, RIA など	唾液中に存在するため, 検体への混入に注意する.

高値	低値
膵癌・胆道癌など消化器癌, 肺癌, 卵巣癌, 子宮体癌, 良性肝胆膵疾患, 良性婦人科疾患, 慢性呼吸器疾患	ルイス血液型陰性者（日本人の 5～10%）

■意義・何がわかるか？
- 早期癌のスクリーニングとしての有用性は乏しい.
- CA19-9 陽性癌の治療効果判定, 術後再発モニターに有用である. 治療経過観察において値の変動が大きく, 傾向がつかみやすい. 半減期 14 時間で, 術後 2 週間以降の値が, 残存腫瘍量を反映する指標となる.
- 術前 CA19-9 値は, 非根治症例の不良な予後を予測するうえで有用である.

■病態のメカニズム
- 対応抗原は分化抗原で, 膵管, 胆嚢, 胆管, 唾液腺, 胃, 結腸, 直腸, 気管支, 前立腺などの上皮細胞上に発現し, これらの癌で高い陽性率を示す.
- 良性疾患における上昇の機序として, 炎症や正常組織の増殖, 分泌障害（閉塞性黄疸など）, 代謝経路障害などがある.

エキスパートの臨床知
- ♣ 唾液中に存在するため, 検体への混入に注意が必要です.
- ♣ ルイス血液型陰性者（日本人の 5～10%）では, 産生されず, 腫瘍マーカーとしての意義がありません. Span-1 など他のマーカーを参考にします.
- ♣ 軽度の上昇は, 若年女性, 妊婦, 良性肝胆膵疾患, 良性婦人科疾患, 糖尿病, スクラルファートの長期服用などでもみられることに注意が必要です.
- ♣ 良性疾患では, 炎症や閉塞機序の解除により基準値に低下することが多く, 炎症に伴う症状や黄疸などをチェックします.
- ♣ 主に, 消化器や呼吸器症状の有無を確認します.
- ♣ 治療効果の程度や再発の有無をよく反映するため, 癌患者の経過観察, ケアに生かします.
- ♣ CA19-9 陽性癌患者の場合, 他の検査所見などとともに進行度や治療効果を把握し, 苦痛や疼痛の軽減や緩和, 精神的サポート, 体力保持などの看護ケア, 緩和ケアを行います.
- ♣ 黄疸を認める場合は, その程度を把握し, 掻痒感などに対するケアを行います.

（今井浩三, 山本博幸）

VI. 腫瘍・線維化・骨代謝マーカー　　腫瘍マーカー

DU-PAN-2
pancreatic cancer-associated antigen-2

基準値 150 U/mL 以下

シアリルルイスＣ糖鎖抗原で，消化器癌，特に膵胆道系癌で陽性率が高い．ルイス式血液型陰性者にも使用できる．欠点として良性肝疾患での陽性率が高い．

測定法	検体の採取，取扱い，保存
RIA，EIA，IRMA など	日内変動はない．

高　値

膵癌，胆道癌，肝細胞癌，消化管癌，慢性肝炎，肝硬変

■意義・何がわかるか？
● 早期診断には向かないが，膵，胆道系を中心とした消化器癌のスクリーニングに有用である．
● 術後の治療効果の程度や再発の有無をよく反映するため，術後の経過観察に有用である．
● 膵癌の陽性率はCA19-9に近いが，交差免疫はない．
● 膵胆道癌，肝癌（70％）に比べると，食道，胃，大腸などの消化管癌（30％以下）での陽性率は低い．
● 反応するシアリルルイスＣ糖鎖は，

良性肝疾患でも産生されるため，これらで陽性率（30〜40％）が高いが，急性・慢性膵炎での陽性率は低い．

■病態のメカニズム
● ヒト膵癌細胞株HPAF-1を免疫原として作製されたモノクローナル抗体により認識される１型糖鎖に属する抗原で，主にシアリルルイスＣを認識する．
● 正常組織では，膵管，胆管，消化管，気管などの上皮細胞に存在する．
● 肝機能低下による代謝遅延，胆管内圧上昇によっても増加する．

エキスパートの臨床知

♧ DU-PAN-2とルイス式血液型は，CA19-9の場合と逆の関係にあり，ルイス式血液型陰性者で高い値を示す傾向にあります．
♣ 良性肝疾患での陽性率が，30〜40％と高い欠点があります．肝機能低下の有無を確認します．
♣ 主に，消化器症状の有無を確認します．
♣ 治療効果の程度や再発の有無をよく反映するため，癌患者の経過観察，ケアに生かします．
♧ DU-PAN-2陽性癌患者の場合，他の検査所見などとともに進行度や治療効果を把握し，苦痛や疼痛の軽減や緩和，精神的サポート，体力保持などの看護ケア，緩和ケアを行います．
♣ 黄疸を認める場合は，その程度を把握し，掻痒感などに対するケアを行います．

（今井浩三，山本博幸）

腫瘍マーカー　　**245**

VI. 腫瘍・線維化・骨代謝マーカー　　腫瘍マーカー

Span-1

s-pancreas-1 antigen

基準値 30 U/mL 以下

1型糖鎖に属する抗原で，消化器癌，特に膵・胆道癌で高い陽性率を示し，治療効果判定や再発のモニタリングに有用である．良性疾患での偽陽性が少ない．

測定法	検体の採取，取扱い，保存
IRMA，RIA	唾液中に存在するため，検体への混入に注意する．

高　値

膵・胆道癌，肝癌，消化管癌，肝硬変，肝炎，急性・慢性膵炎

■意義・何がわかるか？

- 良性膵疾患での陽性率が低いため，膵癌との鑑別診断に有用である．
- 膵胆道系癌における治療効果判定や再発のモニタリングに有用である．
- シアリルルイス抗原陰性者に対しても有用である．
- 閉塞性黄疸（高ビリルビン），脂質（乳び血清）の影響をほとんど受けない．
- シアリルルイスA糖鎖に加え，シアリルルイスC糖鎖とも弱く反応する．後者は良性肝疾患でも産生されるため，

その陽性率（30〜40％）に関連する．

■病態のメカニズム

- ヒト膵癌細胞株SW1990を免疫原として作製されたモノクローナル抗体により認識される1型糖鎖に属する抗原で，高分子ムチン様蛋白質である．
- 正常膵管上皮と腺房細胞の一部，胆管上皮，腎細尿管上皮，気管上皮に軽度発現が認められる．
- 膵癌をはじめとする消化器癌に膜構成成分として存在し，その強い分泌性から，血中にも高率に出現する．

エキスパートの臨床知

- ♧唾液中に存在するため，検体への混入に注意が必要です．
- ♣加齢とともに上昇し，女性でやや高値をとる傾向にあります．
- ♧良性疾患での陽性率は20％程度で，100 U/mL以下が多いとされます．
- ♧主に消化器症状の有無を確認します．
- ♣膵胆道系癌における治療効果判定や再発のモニタリングに有用であり，癌患者の経過観察，ケアに生かします．
- ♣Span-1陽性癌患者の場合，他の検査所見などとともに進行度や治療効果を把握し，苦痛や疼痛の軽減や緩和，精神的サポート，体力保持などの看護ケア，緩和ケアを行います．
- ♧黄疸を認める場合は，その程度を把握し，掻痒感などに対するケアを行います．

(今井浩三，山本博幸)

246　　VI. 腫瘍・線維化・骨代謝マーカー

VI. 腫瘍・線維化・骨代謝マーカー / 腫瘍マーカー

ビタミンK欠乏性蛋白-II（PIVKA-II）

proteins induced by vitamin K absence or antagonist II

基準値 40 mAU/mL 未満

肝臓で生合成されるビタミンK依存性凝固第II因子の前駆体蛋白．AFPやAFP-L3%との相関はなく，肝細胞癌に対する特異度が高い．

測定法	検体の採取，取扱い，保存
ECLIA，IRMA，CLEIA	日内変動はない．

高値

高度～軽度：肝細胞癌，肝芽腫，ビタミンK欠乏症，ワーファリン使用時，N-MTT基をもつセフェム系抗菌薬投与．軽度：閉塞性黄疸，アルコール性肝障害

■意義・何がわかるか？
●肝細胞癌の腫瘍径や脈管侵襲，悪性度と相関し，門脈浸潤例や進行癌で高値を示し，不良な予後と相関する．
●慢性肝疾患における肝細胞癌の早期発見を含めた経過観察に有用である．
●肝細胞癌の治療効果判定マーカーとして，また経過観察，再発の診断補助として有用である．
●血中半減期は2～3日である．
●肝細胞癌診断感度は37%と低いが特異度は高い．肝硬変での陽性率は10%未満である．

■病態のメカニズム
●ビタミンKの不足により，ビタミンK依存性凝固因子II・VII・IX・Xの前駆体が血中に貯留する．なかでもII因子前駆体をPIVKA-IIとよぶ．ビタミンK欠乏後，1週間で出現し，2週間で増加を認める．
●肝細胞癌における産生機序として，細胞内でのプロトロンビン前駆体のカルボキシル化の異常や肝癌細胞内でのビタミンKの欠乏などが考えられている．
●閉塞性黄疸では，胆汁の腸管循環阻害によるビタミンKの腸管吸収低下や，アルコール性肝障害では，ビタミンK吸収障害や肝細胞におけるビタミンKの取り込みや利用障害，N-MTT基をもつセフェム系抗菌薬では，ビタミンKサイクルの阻害による．

エキスパートの臨床知

♣高値の際，ワーファリン使用やビタミンK欠乏（閉塞性黄疸，セフェム系抗菌薬長期投与，下痢），アルコール多飲（肝障害）の有無を確認します．プロトロンビン時間なども参照します．
♣ビタミンK製剤投与中の正常化に注意します．
♣肝炎ウイルスキャリア，輸血歴，肝細胞癌の家族歴など，原発性肝癌のリスク要因を把握します．
♣肝炎ウイルスキャリアでは，定期的な通院，検査を指導します．
♣慢性肝炎，肝硬変では，食事や飲酒などの生活指導を行い，肝機能障害に伴う黄疸，肝不全症状などに注意します．
♣肝細胞癌の診断，治療効果判定と再発の指標となることを念頭に，患者の症状の変化を見逃さないようケアを行います．
♣PIVKA-II陽性癌患者の場合，他の検査所見などとともに進行度や治療効果を把握し，苦痛や疼痛の軽減や緩和，精神的サポート，体力保持などの看護ケア，緩和ケアを行います．
♣黄疸を認める場合は，その程度を把握し，掻痒感などに対するケアを行います．

（今井浩三，山本博幸）

腫瘍・線維化・骨代謝マーカー

VI. 腫瘍・線維化・骨代謝マーカー 〉 腫瘍マーカー 〉 α-フェトプロテイン(AFP)

α-フェトプロテイン定性（AFP 定性）

α-fetoprotein 定性

基準値	10 ng/mL 以下（CLIA），20 ng/mL 以下（IRMA），陰性（RPHA）

肝細胞癌，胎児性癌の診断，慢性肝疾患の経過観察，肝細胞癌の治療効果のモニタリング，再発の指標などに用いられる．

測定法	検体の採取，取扱い，保存
CLIA，IRMA など．定性（RPHA）	日内変動はない．

高　値	低　値
肝細胞癌，卵黄嚢腫瘍，肝芽腫（ほぼ全例），その他の癌，肝硬変，急性・慢性肝炎，新生児肝炎，先天性胆道閉鎖症，妊娠（特に後期）	先天性 AFP 欠損症

■意義・何がわかるか？

● 慢性肝炎，肝硬変における肝細胞癌のスクリーニング．

● 半減期は 5〜7 日間で，肝細胞癌の治療効果判定と再発の指標となる．

● 転移性肝癌では陽性率 20% 以下だが，時に高値．

● 卵黄嚢腫瘍など胎児性腫瘍の早期発見，鑑別診断の補助に有用である．肝芽腫の治療効果や再発の指標に有用である．非セミノーマでは，AFP 値の程度により予後が異なる．

● 肝疾患で偽陽性が多く，劇症肝炎で特に高く，重症・劇症肝炎や慢性肝炎急性増悪時の肝再生マーカーの意義をもつ．慢性肝炎や肝硬変の中でもトランスアミナーゼの高い症例で高値を示す．

● 定性法は，実用上の感度は十分であるが定量値が得られないため，スクリーニング法としての利用が減少している．

■病態のメカニズム

● 胎児期に卵黄嚢や肝細胞で産生され，これらを発生母地とする肝細胞癌や卵黄嚢腫瘍で異常に産生される．

● 慢性肝炎や肝硬変での上昇は，肝細胞壊死後の肝再生によるものと推定されている．

エキスパートの臨床知

♧ 胎児で産生された AFP が母体に移行し，妊娠 6 週頃から増加し，後期 28〜32 週ごろにピークを示し，分娩後は急速に低下します．

♣ 産科領域で，異常高値の場合，多胎妊娠や胎児神経管欠損など胎児異常が疑われます．

♧ 肝炎ウイルスキャリア，輸血歴，肝細胞癌の家族歴など，原発性肝癌のリスク要因を把握します．

♣ 肝炎ウイルスキャリアでは，定期的な通院，検査を指導します．

♧ 慢性肝炎，肝硬変では，食事や飲酒などの生活指導を行い，肝機能障害に伴う黄疸，肝不全症状などに注意します．

♣ 肝細胞癌のスクリーニング，治療効果判定と再発の指標となることを念頭に，患者の症状の変化を見逃さないようケアを行います．

♧ AFP 陽性腫瘍患者の場合，他の検査所見などとともに進行度や治療効果を把握し，苦痛や疼痛の軽減や緩和，精神的サポート，体力保持などの看護ケア，緩和ケアを行います．

♣ 黄疸を認める場合は，その程度を把握し，掻痒感などに対するケアを行います．

(今井浩三，山本博幸)

VI. 腫瘍・線維化・骨代謝マーカー　腫瘍マーカー

SCC 抗原　squamous cell carcinoma related antigen

基準値 1.5 ng/mL 以下

特に扁平上皮癌において，血清中に高値を示す癌関連抗原である．

測定法	検体の採取，取扱い，保存
CLIA	唾液や表皮に存在するため，皮膚疾患や皮膚穿刺時のコンタミに注意する

高 値

肺扁平上皮癌，子宮頚部癌，食道癌，頭頚部癌

■意義・何がわかるか？
- 肺扁平上皮癌，子宮頚部癌の他，食道癌，頭頚部癌などの扁平上皮癌で上昇する．また，診断が確定し，切除術や化学療法を行った後の経過観察では，しばしば症状の再発に先行して上昇が経験される．
- SCC は，比較的臓器特異性の高い腫瘍マーカーであり，原発臓器や組織型を類推することが可能である．

■病態のメカニズム
- 子宮頚部扁平上皮癌の肝転移巣から分離，精製された分子量約 45,000 の蛋白質であり，特に扁平上皮癌において血清中に高値を示す癌関連抗原である．

エキスパートの臨床知
- 他の腫瘍マーカーと同様，癌に特異的なものではなく，他の良性疾患でも上昇し得ます．
- 早期診断法としては有効ではありません．
- 種々の皮膚疾患での陽性が指摘されています．

（滝澤　始）

VI. 腫瘍・線維化・骨代謝マーカー　　腫瘍マーカー

前立腺特異抗原（PSA）　　prostate specific antigen

基準値	0.0～4.0 ng/mL　あるいは　年齢階層別基準値（64 歳以下；0.0～3.0 ng/mL、65～69 歳；0.0～3.5 ng/mL、70 歳以上；0.0～4.0 ng/mL）

プロテアーゼの一種で前立腺組織に特異的な糖蛋白であり、精液の液状化にかかわる。前立腺癌の診断・治療経過観察にきわめて有用である。

測定法	検体の採取、取扱い、保存
FEIA, CLIA, MEIA, ECLIA, LIT, EIA, CLEIA.	直腸診・膀胱鏡などの経尿道的操作で上昇するため、その前に採血する事が望ましい。射精や会陰部圧迫による影響は、通常考慮は必要ない。

高　値	低　値
4～10 ng/mL：前立腺癌＝前立腺肥大症＞前立腺炎 ≧10 ng/mL：前立腺癌＞前立腺肥大症＞前立腺炎、前立腺生検直後、急性尿閉、前立腺癌再発時	前立腺癌治療（手術・放射線治療・ホルモン療法）の成功例・前立腺肥大症治療（経尿道的前立腺切除・抗アンドロゲン剤・5α還元酵素阻害剤など）後、男性型脱毛症用薬内服中

■意義・何がわかるか？

- PSA スクリーニングを行うと、前立腺癌死亡率が低下する。
- PSA 値が高いほど癌の可能性は高くなる。4～6 ng/mL では 20～30％、10～20 ng/mL では 40～60％である。
- PSA 値が 1.0 ng/mL 以下であれば、5 年以内に PSA 値が基準値を超えるリスクは約 1％と低く、前立腺癌罹患の低リスク群と判断できる。
- 前立腺癌治療の効果判定や転帰/予後予測に、PSA 値のモニタリングが有用である。

■病態のメカニズム

- 単位組織当たりの PSA 産生量は、前立腺癌より正常前立腺組織で多いが、癌組織は基底膜がなく、血管を破壊/侵襲しながら増大するため、組織中の PSA が漏出し、血中の PSA 値は上昇する。
- 前立腺肥大症では、PSA を産生する組織量が多くなるため、また前立腺炎では炎症による血管の透過性亢進などにより PSA の漏出が起こり、血中の PSA 値が上昇する。

エキスパートの臨床知

- ♧PSA 検査は前立腺の検診・診断・治療後の効果判定などに必須の重要な臨床検査ですが、日本の前立腺癌罹患数（年間の新規発生患数）は男性癌の第 1 位であり、特にプライマリケアにおける初期診断や、泌尿器科診療において測定の機会が多い検査です。
- ♣中高年男性にともに起こり得る前立腺癌と前立腺肥大症は、排尿症状の問診などでは鑑別することはできず、好発年齢は重なることから、何らかの排尿障害を訴える 40 歳以上の男性に対して PSA 検査は必須です。
- ♧PSA 値が基準値上限を超えた場合、たとえ何も自覚症状がなくても、直腸診で異常所見がなくても、必ず泌尿器科専門医への紹介が必要です。
- ♣急性尿閉時や急性前立腺炎発症時には、PSA 検査値はかなりの確率で偽陽性となるため、診断的な意義はありません。

（伊藤一人）

VI. 腫瘍・線維化・骨代謝マーカー | 線維化マーカー

シアル化糖鎖抗原 KL-6（KL-6） sialylated carbohydrate antigen KL-6

基準値 500 U/mL 未満

Ⅱ型肺胞上皮細胞，呼吸細気管支上皮細胞などに発現するシアル化糖鎖抗原で，間質性肺炎の診断・活性性の指標として用いられる．

測定法	検体の採取，取扱い，保存
EIA，ECLIA，CLEIA，LTIA	血清 0.2〜0.3 mL，4℃なら1ヵ月，長期では凍結（−20℃）保存．凍結融解後は成分が不均一なのでよく混和．

高値	低値
各種間質性肺炎（特に活動期で高値），特発性間質性肺炎，膠原病関連間質性肺炎，過敏性肺炎，放射線肺炎，サルコイドーシスなど	健常者，非間質性肺炎など．低値側の臨床的意義は少ない

■意義・何がわかるか？
- KL-6 は，各種の間質性肺炎において血中で高値を示す．特に活動期で有意に高値．
- したがって，①間質性肺炎が疑われるとき（補助診断），②間質性肺炎の活動性のマーカーとして，③治療効果や予後の予測，などに有用である．
- 健常者，非間質性肺炎患者と間質性肺炎のカットオフ値は 500 U/mL 未満と考えてよいが，間質性肺炎の活動期・非活動期の判断基準は，500〜700（〜1,500）U/mL と，報告によりいろいろである．

■病態のメカニズム
- KL-6 は，Ⅱ型肺胞上皮細胞，呼吸気管支上皮細胞などで産生されるシアル化糖蛋白抗原で，分子量 100 万以上の巨大分子である．
- 正常のⅡ型肺胞上皮細胞や肺以外の正常細胞，多くの癌細胞にも存在しているが，間質性肺炎，特に活動期では，炎症に伴うⅡ型肺胞上皮細胞の傷害や再生により過剰産生され，血中で高値を示す．

エキスパートの臨床知
- 肺胞上皮が障害される種々の間質性肺炎患者では，健常者や他の呼吸器疾患患者に比較して有意に高値を示します．
- 一般に細菌性肺炎では上昇しないので，通常の細菌性肺炎と異なる経過をとり KL-6 が高い場合は間質性肺炎を疑います．
- ただし，線維化を伴うようなレジオネラ肺炎，ニューモシスチス肺炎や肺結核で上昇することがあります．また，ある種の悪性腫瘍でも上昇することがあります．
- 活動性の間質性肺炎では非活動性に比べ有意に高いので，疾患活動性の把握に有用です．KL-6 が急に上昇したときは，呼吸困難の程度や他の検査データ（PaO_2，CRP，血清 LDH，胸部 X 線，CT など）に注意する必要があります．
- 治療開始後も病勢を反映して変動するため，間質性肺炎の病勢把握・治療経過観察にも有用です．

（石井 彰）

線維化マーカー 251

VII. 尿検査

尿 量
urine volume

基準値 1,000〜1,500 mL/日

腎機能障害や尿量調節するホルモン異常による生体内の水分出納に障害の有無を知るために検査する.

測定法	検体の採取，取扱い，保存
蓄尿用バックで簡単に蓄尿量がわかるが，正確にはメッシリンダーを用いる. また, 24 時間尿の 1/50 を正確に簡単に採取できる「ユーリンメート P」が外来患者を中心に広く用いられる.	検査項目 こより蓄尿時の保存薬が異なる. 特 こ, カテコールアミン, バニリルマンデル酸, ホモバニリン酸では, 6N 塩酸を添加して蓄尿する.

高 値 ⬆	低 値 ⬇
多尿：3,000 mL 以上. 尿崩症, 糖尿病, アミロイド腎症, 萎縮腎, 腎盂腎炎, 慢性腎不全, 利尿薬の投与, 多量の飲水, 輸液など	乏尿：500 mL 以下. 急性糸球体腎炎, ネフローゼ症候群, 心不全, 急性熱症, 高度な発汗・下痢・嘔吐など 無尿：100 mL 以下. 腎不全, ネフローゼ症候群など

■意義・何がわかるか？
● 増加の場合, 尿崩症, 糖尿病の疑いや摂取水分量の推定. 減少の場合, 発汗・下痢・嘔吐などによる脱水の有無.

■病態のメカニズム
● 腎臓は体内の水分量を調節しており, 尿量の変化は腎機能の働きを大まかに推定することができる.

エキスパートの臨床知

♣ 患者に蓄尿の意義を十分に説明して完全に蓄尿が行われるようにします.
♣ 蓄尿は院内感染のリスクを生じるので, 不必要な蓄尿の実施は禁忌です.
♣ 自動蓄尿装置の使用に際しては定期洗浄などのメンテナンスを実施します.

（宿谷賢一）

VII. 尿検査

尿比重
urine specific gravity

基準値 1.015～1.025

尿中に溶解している物質の含量に依存し，影響する物質としては，ナトリウムや尿素などの窒素化合物などがある．

測定法	検体の採取，取扱い，保存
屈折計法，試験紙法，浮秤法（比重計法）	採尿後ただちに検査することが重要．各検査法とも問題があり，特異性を認識すること．

高比重	低 値
糖尿病，脱水（下痢，嘔吐，発汗）	尿崩症，慢性腎不全，間質性腎炎，心因性多飲症

■**意義・何がわかるか？**
● 腎髄質の機能として尿希釈と尿濃縮が評価できる．
● 腎障害がある場合，一般的には濃縮力が低下するため，低比重尿が測定される．

■**病態のメカニズム**
● 健常者では，尿比重は尿量と反比例する．尿量が増すと希釈され尿比重は低下する．尿量が減れば濃縮して尿比重は上昇する．

エキスパートの臨床知

♧早朝尿，随時尿，蓄尿のいずれでも測定可能ですが，結果の解釈が異なるので採尿方法の指示を確認します．
♣造影剤で偽高値となります

（宿谷賢一）

VII. 尿検査

尿 pH

urine pH

基準値 pH5〜6

生体の酸塩基平衡を示唆するが，食事や運動による生理的要因によっても変化する．
また，結石症の治療の補助情報として利用される．

測定法	検体の採取，取扱い，保存
多項目試験紙のpH部分による．正確にはpHメータによる．	必ず新鮮尿で検査する．

高比重	低比重
アルカリ性尿（pH7）腎不全，腎盂腎炎，アルカローシス，Addison病，心不全，利尿薬投与，胃液（酸）の喪失など	酸性尿（pH5以下）肺気腫，気管支喘息，呼吸筋麻痺，糖尿病アシドーシス，重症の下痢，激動後の乳酸アシドーシス，痛風など

■意義・何がわかるか？

● 尿のpHは5〜8までの範囲でみられるが，通常は弱酸性で5〜6のことが多い．尿pHのみで異常がわかることは少ないので，他の検査との組み合わせが必要である．

■病態のメカニズム

● 尿pHは，抗生物質の持続的効果を維持するためにも測定される．尿路感染症でテトラサイクリン，ペニシリンなどの治療中の場合は尿を酸性に保つようにし，ストレプトマイシンの場合はアルカリ性を保つようにする．

● 高尿酸血症（痛風）では，尿酸結石を防止するため，重層などにより尿をアルカリ性に保つ治療が行われる．

エキスパートの臨床知

♧ 早朝尿，随時尿，蓄尿のいずれでも測定可能ですが，結果の解釈が異なるので採尿方法の指示を確認します．
♣ 動物性食品の多量摂取では酸性尿，野菜・果物類の多量摂取ではアルカリ尿になります．

（宿谷賢一）

VII. 尿検査

尿蛋白

urine protein

基準値 陰性

腎障害の有無，重症度および全身状態の把握のうえできわめて重要な検査である．CKD 診断ガイドライン 2009 での重要事項であり，また，メタボリックシンドローム検診での必須検査項目である．

測定法	検体の採取，取扱い，保存
定性検査は，試験紙法（pH 指示薬の蛋白誤差法）と試験管法（スルホサリチル酸法）がある．通常は試験紙法によって行われる．定量検査は，ピロガロールレット法が主体である．	新鮮尿での検査が原則である．女性の場合，外尿道口の清拭や中間尿の採取が行われていないと，生殖器に由来する分泌物の混入で偽陽性を示す場合がある．多量の精液混入は偽陽性を示す場合がある．

陽　性	陰　性
通常アルブミン 30 mg/dL（＋）以上を病的蛋白という． **腎前性蛋白尿**：心不全，腎静脈血栓症，悪性高血圧，多発性骨髄腫，ヘモグロビン尿 **腎性蛋白尿**：糸球体腎炎，ネフローゼ症候群，重金属中毒，紫斑病性腎炎，糖尿病，ミオグロビン尿，ループス腎炎，腎不全，腎盂腎炎，嚢胞腎，Alport 症候群 **腎後性蛋白尿**：尿路感染症，尿路結石，尿路の腫瘍	健常人でも 1 日 100 mg 以下の尿蛋白が排泄される．

■意義・何がわかるか？■

● 尿蛋白は，腎の糸球体から濾過されて出現する．尿蛋白は血漿蛋白由来で主成分はアルブミンである．健常人でもごくわずかにみられるが，腎障害があると多量に出現する．

● 腎障害の有無，重症度および尿路の異常を知るうえで最も重要な検査である．

■病態のメカニズム■

● 尿蛋白には，糸球体由来と尿細管由来があり，前者は血漿由来のアルブミンが主体で，生理的蛋白（一過性）と病的蛋白（持続的）がある．後者は Tamm-Horsfall ムコ蛋白，β_2-ミクログロブリン，α_1-ミクログロブリン，リゾチームなどである．

エキスパートの臨床知

✛ 運動後，入浴後，発熱時でも蛋白が陽性になることがある．
♣ 定性検査の場合は，早朝尿と随時尿が用いられる．
✛ 定量検査の場合は，早朝尿，随時尿，蓄尿のいずれでも測定可能であるが，結果の解釈が異なるので採尿方法の指示を確認すること．

（宿谷賢一）

VII. 尿検査

尿中アルブミン

albumin, urine

基準値 蓄尿：23.8 mg/L 以下（18.6 mg/g・Cr 以下），／早朝尿：16.5 mg/L 以下（10.8 mg/g・Cr 以下）／随時尿：29.3 mg/L 以下（24.6 mg/g・Cr 以下）

尿蛋白の主成分である．早期糖尿病性腎症，高血圧などで尿中に出現する．試験紙による尿蛋白測定で検出されない微量の尿中アルブミンを測定することで，糖尿病性腎症の早期診断に利用される．

測定法	検体の採取，取扱い，保存
半定量：試験紙法，定量：RIA，EIA，ラテックス免疫比濁法	早朝尿，随時尿，蓄尿のいずれでも測定可能である．

高 値	低 値
糖尿病性腎症の病期分類において，尿中アルブミンが 30〜299 mg/g・Cr であれば微量アルブミン尿と診断する．また，尿蛋白を伴う他の疾患でも尿中アルブミンの増加がみられる． 腎前性蛋白尿：心不全，腎静脈血栓症，悪性高血圧 腎性蛋白尿　：糖尿病性腎，糸球体腎炎，ネフローゼ症候群，重金属中毒，紫斑病性腎炎，ループス腎炎，腎不全，腎盂腎炎，囊胞腎，Alport 症候群	健常人でも1日 100 mg 以下の尿蛋白が排泄される．激しい運動後や起立性の尿蛋白が一時的に示される．

■意義・何がわかるか？■
● 尿蛋白が定性検査で陰性時に，糸球体から排泄されるアルブミンが増加することがあり，初期の腎障害を診断するマーカーである．

■病態のメカニズム■
● 腎障害によって糸球体基底膜の陰性荷電バリアーとサイズバリアーが破綻することにより，アルブミンの透過性が亢進する．

エキスパートの臨床知

♧早朝尿，随時尿，蓄尿のいずれでも測定可能ですが，結果の解釈が異なるので採尿方法の指示を確認します．

（宿谷賢一）

VII. 尿検査

尿潜血

urine occult blood

基準値	陰性

腎・尿路系からの出血を診るための極めて有用な検査である.

測定法	検体の採取, 取扱い, 保存
試験紙法で行われる.	女性の場合, 生理日およびその前後の採尿には尿潜血陽性となるので注意する. 後日再検査するのがよい.

陽　性	陰　性
腎前性疾患：ヘモグロビン尿として溶血性疾患, 血友病, 抗凝固薬投与, 白血病, ミオグロビン尿／腎性疾患：糸球体腎炎（急性腎炎, 慢性腎炎など）, IgA 腎症, ループス腎炎, 間質性腎炎, 腎盂腎炎, 腎動脈血栓症, Nut cracker 現象, 腎結石など／腎後性疾患：尿路感染症（膀胱炎など）, 前立腺炎, 腎・尿路結石, 腫瘍性腫瘍（膀胱癌, 前立腺癌など）, 外傷・手術, 子宮癌, 子宮内膜症などでの尿中に混入する.	健常人では陰性. 70 歳以上の高齢者層では若干の陽性傾向がみられる.

■意義・何がわかるか？
● 腎あるいは尿路からの出血による血尿, 血管内での溶血によるヘモグロビン尿, 筋融解によるミオグロビン尿で陽性を示す.

■病態のメカニズム
● 潜血が陽性の場合は尿沈渣検査を実施する. 赤血球が確認できた場合は, 赤血球形態鑑別により, 血尿が糸球体由来または非糸球体由来であるか鑑別可能である. 赤血球が確認できない場合は, ヘモグロビン尿とミオグロビン尿の鑑別が必要になる.

● ヘモグロビン尿とミオグロビン尿の確定鑑別には, 尿沈渣検査でのヘモジデリン顆粒の検出, 尿ミオグロビン定量を実施する.

エキスパートの臨床知

♧ 蓄尿による提出は不可です. 早朝尿または随時尿にて実施し, 採取後は, 速やかに検査室へ提出します.

♣ アスコルビン酸により偽陰性になります. アスコルビン酸は栄養ドリンクやお茶やジュースなどの飲料水に多く含まれています.

♧ 女性の場合は, 月経周期を考慮し, さらに中間尿による採尿指導が必要です.

（宿谷賢一）

Ⅶ. 尿検査

尿　糖

urine glucose

基準値　陰性

採血をせずに高血糖による糖尿病をスクリーニングする検査として広く実施されている. また, メタボ検診の必須項目として含まれる.

測定法	検体の採取, 取扱い, 保存
定性検査は試験紙法で行われる. ブドウ糖に特異的であり, 現在全メーカーの試験紙の（＋）は, 100 mg/dLに統一されている. また, ブドウ糖を含む全還元糖量測定としては, ベネディクト（クリニテスト法）などの還元法が用いられる. 定量検査は, 血糖測定と同じ方法であるので「グルコース」の項目を参照のこと.	空腹時および食後1〜2時間後の尿が用いられる.

高　値 ⬆	低　値 ⬇
持続的に陽性となる疾患：糖尿病（インスリン依存型と非依存型）, 腎性糖尿（血糖値に異常がなく尿細管の再吸収障害による）, 他の疾患に随伴して生じる二次的糖尿（甲状腺機能亢進症, Cushing症候群, 下垂体機能亢進症など）	通常は陰性であるが, 一過性の尿糖陽性として, 精神的ストレス, 頭部外傷, 脳出血などに一時的にみられるもの.

■意義・何がわかるか？

● 尿糖は健常人でも1日100 mg以下で排泄される. 随時尿では陰性である.

● 糖質代謝において尿糖は, 腎臓の糖排泄閾値（血糖170 mg/dL）を超えたときに尿中に排泄されるが, 高齢者ではこの閾値が上昇することがあるので注意を要する.

■病態のメカニズム

● 尿糖が陽性であれば糖尿病を疑い, 再度, 空腹時および食後2時間尿を検査する. 次いで血糖, 経口的ブドウ糖負荷試験（CGTT）, HbA1c, グリコアルブミンなどの検査およびインスリン, Cペプチドなどの定量検査, 他の精密検査などが行われ, 診断される.

エキスパートの臨床知

♧ 蓄尿による提出は不可です. 早朝尿または随時尿にて実施し, 採取後は, 速やかに検査室へ提出します.

♣ アスコルビン酸により偽陰性になります. アスコルビン酸は栄養ドリンクやお茶やジュースなどの飲料水に多く含まれています.

（宿谷賢一）

VII. 尿検査

尿ケトン体
urine ketone bodies

基準値 陰性

糖尿病や糖摂取異常などを知るために行う検査. 内科領域で広く検査される.

測定法	検体の採取, 取扱い, 保存
試験紙法で行われる. 原理はニトロプルシッドナトリウム反応である.	検査は必ず新鮮尿で行う. 尿が古いとケトン体が大気に飛んで, 偽陰性となる.

高 値

糖尿病性ケトアシドーシス, 小児の高度の嘔吐・下痢による脱水, 長期の飢餓・絶食(摂取障害)・妊娠中毒など

■意義・何がわかるか?
● 糖尿病性かその他の飢餓状態の鑑別診断などに有益である.

■病態のメカニズム
● 糖質の利用不足, 飢餓などでケトン体

は増加する. 糖尿病患者のケトアシドーシスの有無, インスリン欠乏状態の把握などの糖尿病管理や, 嘔吐を繰り返す小児患者, 妊娠中毒患者の管理に役立つ.

エキスパートの臨床知

♧ 蓄尿による提出は不可です. 早朝尿または随時尿にて実施し, 採取後は, 速やかに検査室へ提出します.

(宿谷賢一)

Ⅶ. 尿検査

尿ウロビリノゲン，尿ビリルビン　urine urobilinogen, urine bilirubin

基準値	ウロビリノゲン：試験紙法で（±）または（N），アルデヒド法で2 mg/dL　Ehrlich　単位 ビリルビン：陰性

日常検査では，ウロビリノゲンとビリルビンは同時に測定され，肝・胆道系疾患のスクリーニング検査として効果的である．

測定法	検体の採取，取扱い，保存
ウロビリノゲン：試験紙法（ジアゾ反応，エールリッヒのアルデヒド法），試験管法 ビリルビン：試験紙法	新鮮尿で行う．

高　値	低　値
ウロビリノゲン（＋）・ビリルビン（＋） 　肝炎・肝硬変・薬剤性肝障害・体質性黄疸などビリルビンが高値の時は一般的に黄疸がみられる． **ウロビリノゲン（＋）・ビリルビン（－）** 　溶血性貧血 **ウロビリノゲン（－）・ビリルビン（＋）** 　閉鎖性黄疸（肝内外うっ血）	ウロビリノゲンは健常でも，疲労，飲酒，強度の便秘などで増加することがある．

■意義・何がわかるか？

● 尿中にみられるビリルビンは，直接ビリルビン（抱合型ビリルビン）で，間接ビリルビン（遊離型ビリルビン）はみられない．ウロビリノゲンとビリルビンを同時に測定することにより，黄疸の鑑別に役立つ．

■病態のメカニズム

● ウロビリノゲンは肝・胆道系から排泄されたビリルビンが腸内で腸内細菌で還元されて生成される．大部分は糞便中に排泄されるが，一部は腸管内で再吸収され，肝に循環する（腸肝循環といわれる）．一部は肝を通過し，大循環に入り，腎を経て尿中に排泄される．

エキスパートの臨床知

♣ 蓄尿による提出は不可です．早朝尿または随時尿にて実施し，採取後は，速やかに検査室へ提出します．

（宿谷賢一）

Ⅶ. 尿検査

亜硝酸塩

nitrite

基準値 陰性

尿中に細菌が存在すると亜硝酸塩が生成されることから，細菌の有無を間接的に確認し，尿路感染のスクリーニングとして用いられている．

測定法	検体の採取，取扱い，保存
試験紙による Griess 法	採尿から 4 時間以内の新鮮尿．

陽性	陰性
尿路感染症（膀胱炎，尿道炎，腎盂腎炎など）	亜硝酸還元酵素を欠く細菌感染症

■意義・何がわかるか？
- 陽性の場合は，細菌尿の可能性が高い．
- 亜硝酸塩を生成する細菌（亜硝酸塩陽性）（*Escherichia coli, Pseudomonas aeruginosa, Staphylococcus aureus, Staphylococcus epidermidis, Serratia marcescens, Proteus mirabilis*）
- 亜硝酸塩を生成できない細菌（亜硝酸塩陰性）（*Enterococcus faecalis, Streptococcus agalactiae, Enterococcus faecium, Candida albicans*）

■病態のメカニズム
- 尿中の細菌が増殖することにより，尿中成分の硝酸塩が，細菌の亜硝酸還元酵素と反応して亜硝酸塩を産出する．この亜硝酸塩を試験紙による Griess 法で検出する．

エキスパートの臨床知

- ♣ 尿路感染のスクリーニング検査のため，中間尿による採尿が必須です．
- ♣ 尿沈渣検査と併用することが多いので尿量は 10 mL 以上必要です．
- ♣ 微生物検査とは別の容器に採取し検査室へ提出します．
- ♣ 膀胱内に 4 時間以上貯留しないと陽性にならないことから，前回の排尿から 4 時間以上経過した後に採尿します．
- ♣ アスコルビン酸により偽陰性になることがあります．

（宿谷賢一）

Ⅶ. 尿検査

尿沈渣
urinary sediments

基準値	赤血球 4 個以下 /HPF，白血球 4 個以下 /HPF，上皮細胞（扁平上皮細胞以外）1 個以下 /HPF，円柱類（硝子円柱以外）1 個以下 /WF

血球系，上皮細胞，円柱類，結晶などの有形成分を鑑別し，腎・泌尿器系疾患を診断する．

測定法	検体の採取，取扱い，保存
用手法，自動分析法（フローサイトメトリー法，3CCD カメラ高精度画像測定法）	早朝尿，随時尿で 4 時間以内の新鮮尿が望ましい．採取は，可能なかぎり，中間尿が適している．

陽　性
糸球体型赤血球（変形赤血球）：急性糸球体腎炎，慢性糸球体腎炎，IgA 腎症，膜性増殖性腎炎，急速進行性腎炎，ループス腎炎など 非糸球体型赤血球（均一赤血球）：膀胱炎，結石症，膀胱腫瘍，前立腺腫瘍など 白血球：膀胱炎，前立腺炎，腎盂腎炎など 尿細管上皮細胞：尿細管障害など 尿路上皮細胞（移行上皮細胞）：膀胱炎，膀胱結石など

■意義・何がわかるか？
●赤血球の形状鑑別により，糸球体性疾患と非糸球体性疾患に大別可能である．
●円柱の出現は，尿細管腔の障害・閉塞を示唆し，各種円柱を検出すると病態が推定できる．
●異型細胞の出現は，腎・尿路系の腫瘍の疑いが大きい．

■病態のメカニズム
●糸球体性赤血球の成因は，糸球体基底

膜の通過時の機械的影響，尿細管腔の通過時の環境状況により変化する．
●白血球の内，リンパ球・単球（腎移植・慢性膀胱炎・腎炎）・好酸球（尿路結石症・間質性腎炎・アレルギー性膀胱炎）が出現する．
●円柱は，原尿流圧の減少，尿中アルブミン濃度の上昇，pH の低下，尿浸透圧の上昇，Tamm-Horstfall 蛋白とアルブミンが尿細管腔でゲル化したもの．

エキスパートの臨床知

♣蓄尿による提出は不可です．採尿は中間尿で実施し，採取後に，速やかに検査室へ提出します．

♣検査室へ尿沈渣専用スピッツで提出する場合は，採取した尿検体をよく混和してから尿沈渣専用スピッツに分注します．

♣検体量は 11 mL 必要です（尿定性検査 1 mL，尿沈渣検査 10 mL）．

（宿谷賢一）

Ⅶ. 尿検査

尿中α₁-ミクログロブリン

urinary α_1-microgloburin

基準値 1.0〜5.0 mg/L（ラテックス凝集法）

肝臓で生成される分子量 30,000 の低分子糖蛋白質で，ほとんどが腎臓の糸球体を通過するが，近位尿細管で再吸収される．

測定法	検体の採取，取扱い，保存
ラテックス凝集法，RIA，EIA など	蓄尿，随時尿，早朝尿

高値	低値
慢性腎不全，急性尿細管壊死，アミノグリコシド系抗菌薬，重金属での尿細管障害，糖尿病腎症，慢性糸球体腎炎，間質性腎炎など	肝機能障害

■意義・何がわかるか？
● 尿細管障害の指標として使用される．

■病態のメカニズム
● α_1-ミクログロブリンは，肝臓で産生し，糸球体基底膜を通過するが，近位尿細管で大部分が再吸収される．尿細管障害のときには，再吸収機能が低下することにより，尿中の排泄が増加する．
● 尿中 α_1-ミクログロブリンは，尿中 β_2-ミクログロブリンと同様なメカニズムで尿中に排泄される．

エキスパートの臨床知

♧ 早朝尿，随時尿，蓄尿のいずれでも測定可能ですが，結果の解釈が異なるので採尿時間の指示を確認すること．

（宿谷賢一）

Ⅶ

尿検査

263

Ⅶ. 尿検査

尿中 β₂- ミクログロブリン

urinary β_2-microgloburin

基準値 随時尿：16〜518 μg/L，蓄尿：30〜370 μg/ 日（ラテックス凝集法）

HLA クラスⅠの L 鎖やリンパ球，単球などに分布しているアミノ酸．ほとんどが腎臓の糸球体を通過するが，近位尿細管で再吸収される．

測定法	検体の採取，取扱い，保存
ラテックス凝集法など	蓄尿，随時尿，早朝尿

高　値

慢性腎不全，急性尿細管壊死，アミノグリコシド系抗菌薬，カドミウム中毒，水銀中毒，シスプラチン腎症，糖尿病腎症，慢性糸球体腎炎，間質性腎炎，自己免疫疾患，悪性腫瘍など

■**意義・何がわかるか？**
● 尿細管障害の指標として使用される．

■**病態のメカニズム**
● 尿中 α_1- ミクログロブリンと同様に，尿細管障害のときには，再吸収が低下し，尿中に排泄される．
● 尿中 β_2- ミクログロブリンの産生能が増加する自己免疫疾患，悪性腫瘍などは血中に増加するため，尿中への量が増加し，再吸収しきれない分が尿中へ排泄され高値となる．
● 糸球体腎炎や糖尿病腎症の場合は，β_2- ミクログロブリンの尿中への排泄能が低下するため，尿中だけでなく血中も高値となる．

エキスパートの臨床知

♣ 早朝尿，随時尿，蓄尿のいずれでも測定可能ですが，結果の解釈が異なるので採尿時間の指示を確認すること．
♣ 酸性尿では，結果の信頼性が低下するので，塩酸を添加した尿との併用検査は不可です．

（宿谷賢一）

VII. 尿検査

尿中 N-アセチル-β-D-グルコサミニダーゼ（NAG）

N-acetyl-β-D-glucosaminidase

基準値 随時尿：1.0〜6.3 U/g・Cr（4HP-NAG 基質法）

近位尿細管のライソゾームに存在する加水分解酵素で，尿細管が障害されると尿中に排泄される.

測定法	検体の採取，取扱い，保存
酵素法	蓄尿，随時尿，早朝尿

高　値	低　値
急性尿細管壊死，糸球体腎炎，間質性腎炎，ループス腎炎，ネフローゼ症候群など	慢性腎不全

■意義・何がわかるか？
●尿細管障害の指標として使用される.

■病態のメカニズム
●尿中 NAG は，近位尿細管上皮細胞に多く含まれており，尿細管が障害されると NAG が逸脱するため，尿中に排泄される.

エキスパートの臨床知

❀早朝尿，随時尿，蓄尿のいずれでも測定可能ですが，結果の解釈が異なるので採尿時間の指示を確認すること.
♣アルカリ尿（pH8.0 以上）や酸性尿（pH4.0）以下の場合は，NAG の活性が低下するので，炭酸ナトリウム，塩酸を添加した尿との併用検査は不可です.

（宿谷賢一）

Ⅷ. 糞便検査

虫 卵
helminth eggs

基準値 1 個以下

寄生虫感染の診断および同定.

測定法	検体の採取, 取扱い, 保存
直接塗抹法, 収集法など	乾燥を防ぐため密閉容器に入れ, 速やかに検査するのが望ましい. 保存する場合は, 一般的には冷蔵保存をする.

陽 性

寄生虫感染

■意義・何がわかるか？

● 寄生虫に感染すると, 消化器系障害（腹痛, 嘔吐, 下痢）や神経障害（頭痛, けいれん, 喘息発作）, 貧血などの症状を呈し, 時には重篤な状態をひき起こす.

■病態のメカニズム

● 寄生虫が消化管に寄生して産卵するた

め, 便中に虫卵が検出される.

● 肺に寄生する肺吸虫などは, 痰を飲み込み便中で検出される.

● 胆管に寄生する肝蛭や肝吸虫なども, 虫卵が胆管を通って十二指腸に行き, 便中に排泄される.

エキスパートの臨床知

♧検体（糞便）の乾燥に注意し, 検体量は, 親指大の量が必要です.

♣検出目的がアメーバーのときは, アメーバーの運動性を顕微鏡下で確認するために 36〜37℃に保ち速やかに検査室へ提出します.

♧検出目的が蟯虫卵のときは, セロファンテープ法による肛門検査であるので糞便は使用しません.

（宿谷賢一）

Ⅷ. 糞便検査

便潜血（便中ヘモグロビン）　fecal occult blood（fecal hemoglobin）

基準値　免疫学的検査法：100 ng/mL（20 μg/g：便）以下

消化管出血のスクリーニング検査.

測定法	検体の採取，取扱い，保存
免疫学的検査法（ラテックス凝集法，金コロイド法，EIA，イムノクロマトグラフ法）	専用の容器を使用して，便の表面をこすり取るように採取する．冷蔵保存のほうが安定している．

陽　性
消化管の炎症・潰瘍・癌，寄生虫感染，血液疾患，Henoch-Schönlein 病など

■意義・何がわかるか？
●消化管の悪性腫瘍・潰瘍，寄生虫感染，血液疾患による消化管出血などの早期診断に用いられる.

■病態のメカニズム
●消化管出血した場合は，大腸癌などの下部消化管からの出血では，便の表面に血液が付着することが多く，上部消化管からの出血では，血液が便塊に混ざり込む.

エキスパートの臨床知

♻採便容器に付随してある説明書を活用し，患者に採取方法を説明することが必須です.
♣便にトイレ専用の洗薬が付着すると偽陰性になることがある．近年では，専用シートを利用して便器内の水の影響を受けずに採便させる採便容器のメーカーがあり検査精度が向上しています.

（宿谷賢一）

IX. 血液・尿以外の検査

髄液（CSF）—外観，圧— cerebrospinal fluid（appearance, pressure）

基準値 外観：無色
透明髄液圧：60〜180 mmH$_2$O

脳脊髄液の色調（血性，キサントクロミー，日光微塵，混濁，膿性）から構成細胞，細胞数の推測ができる.

測定法	検体の採取，取扱い，保存
外観：目視，場合によっては吸光度計測定 圧：圧棒にて初圧と終圧測定，初圧測定時に Queckenstedt test を施行する.	腰椎穿刺は，正しい体位，穿刺部位，患者の不安軽減，穿刺後頭痛の予防が重要.

高 値	低 値
日光微塵：ウイルス性髄膜炎／血性：くも膜下出血，ヘルペス脳炎，脳出血脳室穿破，traumatic tap／混濁，膿性：細胞数 200/mm^3 以上で認められ，細菌性髄膜炎，結核性髄膜炎／凝固：蛋白が 500mg/dL 以上で放置すると生じる／髄液圧高値：頭蓋内占拠性病変，髄膜脳炎，水頭症，ホルモン異常・薬物投与（ビタミン A，リチウム，テトラサイクリン，Cushing 病など）	髄液圧：低髄液圧症候群，バルビタール中毒，くも膜下ブロック，脱水

■意義・何がわかるか？

● 第一に中枢神経系感染症の診断であり，急性あるいは亜急性の発熱，嘔気・嘔吐，頭痛が認められ，髄膜炎，脳炎が疑われる患者に速やかに施行する.

● くも膜下出血を積極的に疑う臨床経過であるが，頭部 CT で異常がない場合に施行する.

● 診断の一助として，中枢神経系の腫瘍性疾患，脱髄性疾患，Guillain-Barré 症候群，Fisher 症候群，慢性炎症性脱髄性神経根炎など，特異的髄液所見を示す疾患で行う.

■病態のメカニズム

「髄液（糖）」の項を参照.

エキスパートの臨床知

♣ 腰椎穿刺は看護師が患者の腹側に位置し，適切な体位となるよう介助することが多いです.
♠ 成功のポイントは，必要な器具の適切な準備，正しい体位の保持（術者が右利きの場合，左側臥位，両膝を抱え込み両肩が平行になるようにする），穿刺部位（第 4 〜第 5 腰椎間か，第 3 〜 4 腰椎間），清潔操作，適切な声かけなどで患者の不安を減らすことです.
♣ 髄液白濁時は，細胞数が 1,000/mm^3 以上のことが多く，細菌性が疑われます.
♣ 血清髄液の場合は，トラウマティックタップかくも膜下出血かの鑑別のため，3 本以上（前者であれば徐々に薄くなる）疾患によっては，細菌検査，細胞診など無菌的操作で数本とります.
♠ 髄液圧高値の場合は，腰椎穿刺で脳ヘルニアを生じ死亡する場合があるため，必ず実施前に頭部 CT で頭蓋内占拠性病変のチェック，眼底でうっ血乳頭を確認します.
♣ 圧が，>200 mmH$_2$O と判明した際は，圧棒内の髄液を検査用とし，速やかに中止します. 終了前後にバイタルサインをこまめにチェックし，患者を外的刺激から保護し，疲労や苦痛を最低限にとどめるようにします. 異常をきたすような病態が疑われないにもかかわらず高値のときは，緊張や息こらえ，不自然な体位になっていることが多いです.

（日出山拓人，郭　伸）

IX. 血液・尿以外の検査

髄液（CSF）—細胞数— cerebrospinal fluid（cell count）

基準値 髄液細胞数：5個以下/mm³，すべてリンパ球

髄膜脳炎，腫瘍性疾患を疑った際に行い，細胞数増多，細胞分画，細胞診などから疾患の鑑別を行う．

測定法	検体の採取，取扱い，保存
細胞数：ギムザ染色後，Fuchs-Rosenthal 計算盤法	髄液の最初の部分を用いて，採取後速やかに行う（1時間以内）．遠沈後 May-Grüenwald-Giemsa 染色をし，単核球，多核白血球別に数える．

細胞数増加

脳炎，髄膜炎，脳膿瘍，多発性硬化症，膠原病類縁疾患，脳腫瘍

■意義・何がわかるか？
- 髄膜脳炎をはじめとする炎症性疾患の診断や中枢神経由来の腫瘍の精査の際に施行する．

■病態のメカニズム
- 病原微生物が，無菌状態の髄液内に直接あるいは血行性に侵入すると，血中から白血球が動員される．脳出血や白血病，脳腫瘍の浸潤でも細胞は増加する．

エキスパートの臨床知

- 穿刺が成功したら，圧棒をつなぎ，リラックスと深呼吸を促し，呼吸性変動をみて，最大値を測定します．その後，髄液を適宜，採取します．
- 髄液量の確保には制限があるため，貴重な髄液を無駄にしないためにも介助にも細心の注意を払い，検体の上手な受け取り，タイミングにも留意します．
- 髄液細胞数が増え，蛋白増加，糖低下がある場合には，急性疾患である細菌性の髄膜脳炎が疑われ，迅速に経験的治療が開始されます．
- 診断には，髄液をスピンダウンしてグラム染色，髄液中抗原キット〔肺炎球菌，ヘモフィルスインフルエンザ b，髄膜炎菌（皮膚症状にも注意），B 群溶連菌，クリプトコッカスなど〕，PCR（ウイルス各種，結核菌，トキソプラズマ），B₂MG および IL-10 の上昇（リンパ腫）が診断の一助となります．
- 髄膜炎菌は低温で死滅するので，37℃で保存するか速やかに検査室に届けます．
- 特にバイタルサインと意識障害に注意して看護する．血圧の低下は敗血症性ショックを示唆し，意識障害や精神障害，けいれんがみられた場合にはヘルペス脳炎などを考えます．

（日出山拓人，郭　伸）

Ⅸ. 血液・尿以外の検査

髄液（CSF）―糖―
cerebrospinal fluid（Glucose, quantitative）

基準値 血糖値：50～75 mg/dL, 血糖値の 1/2～2/3

髄液糖は血糖値に依存し, 髄液糖は髄液内の細胞や細菌, 酵素の解糖作用で消費されるため, 低値の場合, 診断に有用である.

測定法	検体の採取, 取扱い, 保存
糖：酵素法	速やかに行うことが望ましい（4 日以内）. 特に糖は室温で放置しておくと細胞増多がある場合, 速やかに減少してしまう.

糖増加	糖減少
糖尿病, 高血糖, 脳出血, 脳腫瘍, 日本脳炎, ポリオ	髄膜炎, 脳炎, サルコイドーシス, SLE

■意義・何がわかるか？
● 髄液糖は血糖値に依存し, 約1.5～4時間前の血糖値を反映する. そのため, 4時間は絶食の状態で髄液を採取し, 同時に血糖を測定することが望ましい.

■病態のメカニズム
● 髄液糖は, 髄液内の細胞や細菌, 酵素の解糖作用で消費される.

● 脳脊髄液は, 脈絡叢で産生され, 脳・脊髄のくも膜下腔脳室を満たす. 傍矢状静脈洞に集まり, くも膜顆粒のフィルターを通って静脈洞に流入し, 体循環に吸収される.

● 髄液は, 中枢神経組織, 脳脊髄神経, 脳髄膜の状態に何らかの障害が起これば, その状態を反映する.

エキスパートの臨床知

♧ 採取後迅速に測定することと, 同時血糖との比較が重要です.

♣ 髄液糖の数値が 50～74 mg/dL という数値内にあっても, 高血糖の場合, 低値と考える必要があります.

♧ 看護のポイントとしては, 糖尿病の病歴の聴取が重要であり, その場合, 同時血糖の 2/3 以下であれば, 髄液糖は低値と考える. 特に, 著明に糖が少ない場合（時に 5 mg/dL 未満）, 細菌性髄膜炎のことが多いです.

♣ 脳神経系症状が急性期に出現した場合には細菌性髄膜炎の病変の拡大, 亜急性期以降に出現した場合には結核性髄膜炎の脳槽部のフィブリン沈着の症状のことがあります. 上記は, 脳実質内に炎症が波及して起こる脳の局在徴候であるが, 錐体外路系の筋強直が認められた場合には日本脳炎を鑑別する必要があり, 海外渡航歴, ワクチン接種歴を確認します.

♧ 腰椎穿刺終了後は, 水分摂取を励行し, 約20%にみられる腰椎穿刺後頭痛の予防に努めます. また, 検査終了後, プリオン病の感染性をはじめとし, 髄液, 血液（肝炎ウイルス, 梅毒など）, 穿刺針の扱いには十分に注意します.

（日出山拓人, 郭　伸）

270　　Ⅸ. 血液・尿以外の検査

IX. 血液・尿以外の検査

髄液（CSF）—蛋白— cerebrospinal fluid（protein, quantitative）

基準値 蛋白：15〜45 mg/dL

髄液蛋白の量的増加は炎症を反映し，質的異常では髄液 IgG 増加，MBP（ミエリン塩基性蛋白），オリゴクローナルバンドと関連する.

測定法	検体の採取，取扱い，保存
蛋白：ピロガロールレッド法	可能なかぎり迅速に測定（4日以内に測定）.

蛋白増加	蛋白減少
髄膜炎，脳炎，Guillain-Barré 症候群，頸椎症，腰椎症，ニューロパチー，甲状腺機能低下症，多発性硬化症，脳腫瘍，脳出血	低栄養，髄液瘻，甲状腺機能亢進症，水中毒，良性頭蓋内圧亢進症

■意義・何がわかるか？
●単独では特異性が低く，炎症性疾患では細胞数の増加を伴うことが多いが，細胞数が増加せずに蛋白が増加することを蛋白細胞解離といい，Guillain-Barré 症候群（GBS），Fisher 症候群，慢性炎症性脱髄性神経根炎（CIDP）などでみられ，診断の一助となる.

■病態のメカニズム
●髄液蛋白の増加する機序には，感染などの炎症により，血液脳関門の透過性亢進，脳出血などの中枢神経系組織の破壊性病変に伴い，くも膜下腔への出血により血液中の蛋白が流入する場合，脱髄性疾患や腫瘍性疾患などで中枢神経内で反応性蛋白，特に免疫グロブリン合成が増加した場合，CIDP や髄液の流れあるいは吸収が阻害されるような圧迫性病変，くも膜下腔の閉塞，髄腔のブロックが存在する場合があげられる.

エキスパートの臨床知

✧細胞数や糖，細胞診と併せて判定し，500 mg/dL 以上の高度増加では，細菌性髄膜炎，悪性リンパ腫，脳出血，脊髄腫瘍，100〜500 mg/dL の中等度増加では，細菌性，結核性，ウイルス性髄膜炎，脳腫瘍，GBS，CIDP，Fisher 症候群，100 mg/dL 未満の軽度増加では，ウイルス性髄膜炎，脳梗塞，頸椎症，腰椎症，糖尿病，甲状腺機能低下症，神経ベーチェット病，膠原病などを疑います.

♣先行感染があり，数日の経過で下肢から始まる四肢の筋力低下，四肢腱反射低下があり，髄液蛋白細胞解離が認められる場合，GBS が疑われる. GBS では急性の経過で呼吸筋麻痺に至り人工呼吸器管理が必要になることもあり，経過が早い場合，呼吸状態に異常がある場合（例えば呼吸数の増加），血圧の急激な変動，起立性低血圧といった自律神経症状をみるときには，血漿交換療法，大量γグロブリン療法をただちに施行し，慎重に経過を観察します.

（日出山拓人，郭　伸）

Ⅸ. 血液・尿以外の検査

気管支肺胞洗浄液（BALF） — bronchoalveolar lavage fluid

びまん性肺疾患の診断や病態解明のために，気管支内視鏡下に生理的食塩水を注入し，吸引回収することを気管支肺胞洗浄，その液を気管支肺胞洗浄液という．

測定法	検体の採取，取扱い，保存
外観や回収量，総細胞数，細胞分画，リンパ球分画（CD4/CD8 など），一般細菌培養，抗酸菌（塗抹，培養，結核菌核酸検査），細胞診．液性成分の検査は一般的ではない．	局所麻酔下に気管支内視鏡を行い，通常右中葉か舌区から採取する．1 回 50mL 注入し回収する操作を 3 回繰り返すことが一般的である．

診断的価値のある病態・疾患	診断上有用な病態・疾患
悪性疾患（肺癌，癌性リンパ管症，白血病浸潤など），感染性肺疾患（ニューモシスチス肺炎，サイトメガロウイルス肺炎，肺結核症など），好酸球性肺炎（著明な（＞25%）好酸球増加），肺胞出血（血性外観，ヘモシデリン貪食マクロファージ），肺胞蛋白症（乳び様外観，PAS 陽性マクロファージ），アスベスト肺（石綿小体）	過敏性肺炎（リンパ球数・率の上昇，CD3 陽性リンパ球増加，（7 割を占める夏型では CD4/CD8＜1.0）），サルコイドーシス（リンパ球数・率の上昇，CD3 陽性リンパ球増加，CD4/CD8＞3.0），特発性器質化肺炎（リンパ球数・率の上昇，CD3 陽性リンパ球増加，CD4/CD8＜1.0）

■意義・何がわかるか？■
● びまん性に肺陰影を示す疾患の補助診断法として行われる．特発性間質性肺炎や膠原病の肺病変においても他の病態・疾患の除外診断のために行われる．

■病態のメカニズム■
● 肺胞腔内および間質に存在する液性・細胞成分の一部が回収される．局所の病態を比較的正しく反映すると考えられている．

エキスパートの臨床知

♧ 気管支鏡検査後に準じて看護します．
♣ 診断的価値のある疾患においては確定してよいが，その他ではあくまで補助診断です．
♧ 発熱や咳・痰の増加に注意します．

（滝澤　始）

IX. 血液・尿以外の検査

胸 水

pleural fluid

胸腔内に貯留した液体のさまざまな性状を検査する.

検査項目	検体の採取, 取扱い, 保存
総蛋白, LDH, 細胞数, 細胞分画, 一般細菌培養, 抗酸菌（塗抹, 培養, 結核菌核酸検査）, 細胞診, アデノシンデアミナーゼ（ADA）, 悪性腫瘍マーカー（CEA など）, ヒアルロン酸, リウマチ因子, 抗核抗体, 補体価など.	局所麻酔下に胸水穿刺を行い採取する. 細胞検査は凝固に注意.

滲出性を示す病態・疾患	漏出性を示す病態・疾患
悪性胸水 結核性胸膜炎（リンパ球優位が多い）その他の感染症〔肺炎随伴性胸水（parapneumonic pleural effusion）：好中球増加, 膿胸（好中球増加が著明で膿性）, 放線菌症, 寄生虫症（好酸球増加）, その他〕 肺血栓塞栓症, 膠原病（特に関節リウマチ, 全身性エリテマトーデスなど）, 気胸に伴う胸（外傷性気胸, 自然気胸）, アスベストーシスの胸膜炎（benign asbestosis pleural effusion）	心不全, 腎不全, 肝不全, その他（乳び胸水）

■ 意義・何がわかるか？
● 生化学検査から, 滲出性か否かを鑑別する.
● Light の基準：以下の 3 項目のうち 1 項目以上あれば滲出性
　・胸水蛋白濃度 / 血清蛋白濃度 > 0.5
　・胸水 LDH 濃度 / 血清 LDH 濃度 > 0.6
　・胸水 LDH 濃度 > 血清 LDH 正常上限値の 2/3

■ 病態のメカニズム
● 正常では, 壁側胸膜から分泌かつ吸収され, わずかに 5〜20 mL 程度が胸腔内を潤し, 円滑な呼吸運動に寄与する. 病的状態ではこのバランスが崩れる. 漏出性は, 毛細血管の圧上昇や膠質浸透圧の低下で起こり, 滲出性は, 毛細血管の透過性亢進やリンパ管の通過障害で起こる.

エキスパートの臨床知

♣ 胸腔穿刺術後に準じて看護します.
♣ 胸痛やバイタルサインに変化がないか注意します.

（滝澤 始）

IX. 血液・尿以外の検査

関節液   synovial fluid

基準値 巻末の付表13に掲載

採取した関節液は外観を観察し，粘稠度をチェックした後，滅菌試験管に入れ，白血球数・分画と糖の測定を行い，結晶の有無のチェック，グラム染色，細菌培養を行う．

測定法	検体の採取，取扱い，保存
粘稠度：滴下テスト（注射器に一定の圧を加え針先からの滴下数と曳糸性をみる） 結晶検査：偏光顕微鏡	無菌的に採取する　細菌検査には滅菌試験管，白血球検査には血算用スピッツ，結晶検査には生化学用スピッツを使用する．すべての検査は可能な限り速やかに行う．

高 値	低 値
粘稠度：変形性関節症，外傷性関節水症，神経障害性関節症，白血球数・多核白血球：関節リウマチ，反応性関節炎，結晶誘発性関節炎，結核性関節炎，化膿性関節炎	糖・粘稠度：関節リウマチ，反応性関節炎，結晶誘発性関節炎，結核性関節炎，化膿性関節炎

■意義・何がわかるか？

● 黄色・透明な関節液は，変形性関節症や外傷による関節水症，混濁した関節液は，関節リウマチ，結晶誘発性関節炎，化膿性関節炎，結核性関節炎などが考えられる．

● 血性関節液は，関節内骨折（脂肪滴を観察）や靱帯損傷などの外傷，特発性骨壊死，血友病性関節症，色素性絨毛結節性滑膜炎などが考えられる．

■病態のメカニズム

● 関節液の量は，液の産生，関節内から周囲軟部組織への移動，周囲組織から

の排出のバランスによって決まる．滑膜に炎症が起こると関節液の産生が増加し，バリア機能が変化して排出が減少するために，関節液貯留が起こると考えられている．

● 粘稠度の低下は，炎症によって生成される各種の分解酵素によってヒアルロン酸が低分子化することによって起こる．糖値の低下は，炎症性関節炎では多核白血球，化膿性関節炎では細菌によってブドウ糖が消費されるためと考えられている．

エキスパートの臨床知

♣ 関節液から得られる情報は，診断上きわめて重要です．正確な検査結果を得るためには関節穿刺の処置を行う前にあらかじめ必要な検体用スピッツを準備しておく必要があります．白血球検査のためには血算用スピッツ，細菌培養用には嫌気ポーターが必要です．細菌培養検査では検体を無菌的に扱うことが重要です．結晶検査のためには特に特殊な検体管は不要であり，生化学用のスピッツで問題ありません．

♣ 穿刺後，医師は残った関節液で粘稠度を確認し，血性の場合は脂肪滴の有無を確認するため，膿盆を準備しておく必要があります．脂肪滴のチェックには太陽光か昼光色の電燈があると容易です．

♣ 通常は，関節液穿刺と同時に血液生化学検査も行われるのでその準備をしておきます．

（織田弘美）

IX. 血液・尿以外の検査

胃 液

gastric juice

基準値 巻末の付表14に掲載

主に塩酸，ペプシノーゲン，粘液の3つの成分からなり，各々壁細胞，主細胞，副細胞から分泌される．消化作用と殺菌効果を有する．

測定法	検体の採取，取扱い，保存
酸度：pHメーターでの滴定法	前日夕食は早めに摂取し，早朝空腹時に採取．胃管を挿入し，左側臥位で採取．検体は速やかに遠心，濾過．

高 値		低 値	
量が多い	幽門狭窄	量が少ない	胃癌，慢性萎縮性胃炎
胃酸が多い	胃潰瘍，十二指腸潰瘍，Zollinger-Ellison症候群，副甲状腺機能亢進症	胃酸が少ない	慢性萎縮性胃炎，悪性貧血，WDHA症候群

■意義・何がわかるか？

● 胃液量や酸分泌量，酸度，および消化酵素量を測定することにより，分泌能を評価することができる．特にZollinger-Ellison症候群やWDHA症候群，悪性貧血などは，内視鏡所見のみでは直接診断することが難しく，これらの胃液検査が有用である．

● 黄色調が強い場合には，胆汁の混入が示唆される．血液混入がある場合には，上部消化管出血が疑われる．

■病態のメカニズム

● 壁細胞から分泌される塩酸は，強酸による殺菌作用を有する．また，後述のペプシンの分泌促進，およびその活性化に必要な至適pH維持に寄与する．主細胞から分泌されるペプシノーゲン

Iは，塩酸，およびペプシンによって活性化され，ペプシノーゲン→ペプシンとなる．ペプシンは，蛋白質のペプチド結合を加水分解してペプトンとする働きをもつ．副細胞から分泌される粘液は，塩酸の強酸性から胃粘膜を保護する作用を有する．

● 胃液分泌は，神経性要因（主に迷走神経）と体液性要因（ガストリン，ソマトスタチン，セクレチン，VIPなどのホルモン）によってバランスよく調節される．食事に伴って，脳相，胃相，腸相のそれぞれのphaseで胃酸分泌が調整されている．

● これらの分泌細胞の障害や胃酸分泌調節機構の異常によって，胃液・胃酸分泌異常を生じる．

エキスパートの臨床知

♧ わが国，特に高齢者では胃液分泌量，胃酸分泌量が低下する場合が多いです．また女性に比べ，男性のほうが分泌量は多い傾向にあります．

♣ 経鼻胃管などからの排液が赤色や黒色の場合には上部消化管出血が示唆され，バイタルサイン，臨床症状，血液検査，上部消化管内視鏡検査などと総合的に判断して早期の診断，治療を行います．

♧ 胃ろうが造設された患者では，ろう孔部が胃液で刺激されて皮膚炎を起こすことがあり，定期的な観察やケアが必要です．

（杉田 浩，菅野健太郎）

IX 血液・尿以外の検査

IX. 血液・尿以外の検査

胆 汁   bile

基準値 1日分泌量：500〜800 mL

肝臓で生成される黄褐色，アルカリ性の液体．胆汁酸と胆汁色素，コレステロールなどを含む．

測定法	検体の採取，取扱い，保存
各検査項目による	Meltzer-Lyon法．最近は内視鏡的逆行性胆管造影時やドレナージチューブを介して採取することが多い．

胆汁流出過多	胆汁流出不良
Oddi括約筋の弛緩	胆石症や胆道腫瘍による閉塞，結石・炎症に伴うMirizzi症候群，胆道ジスキネジア，肝実質障害

■意義・何がわかるか？
● 胆道の通過障害，およびジスキネジアなどの機能障害がわかる．
● 胆石の存在，およびその成分がわかる場合もある．
● 緑色の胆汁は，胆道感染を示唆する．培養検査にて起因菌同定を行い，適切な抗菌薬による治療が可能である．
● 寄生虫の虫卵を証明しうる（鉤虫卵，回虫卵，肝ジストマ虫卵など）．
● 胆道系の悪性腫瘍が疑われる場合には，細胞診検査を行う．

■病態のメカニズム
● Meltzer-Lyon法で採取された胆汁は，ファーター乳頭から分泌される胆管胆汁（A胆汁），胆嚢で濃縮される胆嚢胆汁（B胆汁），肝細胞で生成される肝胆汁（C胆汁）に分類される．胆嚢胆汁（B胆汁）は，特に胆道通過障害や胆嚢機能障害を反映する．
● 胆汁は，肝細胞で生成された後，胆嚢で貯蔵・濃縮される．小腸内に食事が入るとCCK（コレシストキニン）が分泌され，胆嚢が収縮して総胆管を経て十二指腸内に排泄される．この一連の流れに障害をきたすと黄疸が生じる．黄疸は，胆汁内の胆汁色素が蓄積することによる．掻痒感は，胆汁酸に起因すると考えられている．

エキスパートの臨床知

♧胆汁の量や性状に加え，内視鏡検査や超音波，CT，血液検査などを行い，総合的に判断して診断，治療を行います．
♣胆道感染症においては，緑色で混濁の強い胆汁がみられることが多いです．
♧ドレナージチューブからの排液が少ない場合には，チューブトラブルの可能性も十分に考慮します．

(杉田　浩，菅野健太郎)

IX. 血液・尿以外の検査

腹　水

ascites

基準値 健常者では腹腔内にごく少量しか存在せず採取できない．一般的に漏出液と滲出液に鑑別することが臨床的に重要である（巻末の付表15に掲載）．

静水圧の上昇または膠質浸透圧の低下によって起こる漏出性腹水と，炎症や悪性腫瘍の浸潤による毛細血管の透過性亢進によって起こる滲出性腹水がある．

測定法	検体の採取，取扱い，保存
一般性状検査（比重，Rivalta反応，ヘマトクリット，白血球数，白血球分画），生化学検査（総蛋白，アルブミン，LDH，アデノシンデアミナーゼ，アミラーゼ，腫瘍マーカー），微生物検査（細菌・結核菌・真菌）	検体必要量は腹水2～3 mL．滅菌試験管に採取し，速やかに測定する．分析まで時間がかかる場合には，抗凝固剤入り試験管に採取し冷蔵保存する．微生物検査用検体は，嫌気性容器に入れ冷蔵保存する．

滲出液	漏出液
血性（癌性腹膜炎・子宮外妊娠・肝細胞癌破裂・大動脈瘤破裂），乳び性（悪性リンパ腫・膵癌・結核性腹膜炎・門脈血栓・フィラリア・外傷性リンパ管損傷），膿性（化膿性腹膜炎・真菌性腹膜炎），胆汁性（急性胆嚢炎），粘液性（悪性中皮腫・腹膜偽粘液腫）	循環障害（門脈閉塞・肝硬変・Budd-Chiari症候群・右心不全），低蛋白血症（ネフローゼ症候群・蛋白漏出性胃腸症・低栄養・肝炎）

■意義・何がわかるか？

● 漏出液か滲出液かで，原因が静水圧の上昇または膠質浸透圧の低下によるものか，あるいは炎症や悪性腫瘍の浸潤によって毛細血管の透過性亢進によるものかを区別することができる．

● 細胞診・LDH・腫瘍マーカーで悪性かどうかを知ることができる．

● 培養またはPCRによって，病原微生物の同定を行うことができる．

■病態のメカニズム

● 漏出性腹水は，血漿成分で希釈されて腹腔内に漏出してきた体液である．①低蛋白血症，②腎でのNa，水の吸収増加，③門脈圧亢進症，④肝リンパ系循環障害，⑤内分泌・神経性因子の異常などで出現する．

● 滲出性腹水は，主として腹腔内の炎症性疾患，悪性腫瘍，出血性疾患によって産生される．

エキスパートの臨床知

♧ 全身状態が不安定なときに生じる病態であり，通常患者の苦痛が著しいため少しでも身体的・精神的な苦痛を緩和することが必要です．

♣ 塩分・水分制限など食事療法の援助が必要です．

♧ 腹水貯留のため，下大静脈圧迫による腿浮腫や横隔膜挙上による呼吸困難などを生じるので，患者の苦痛を軽減する体位変換が頻回に必要です．

♧ 治療に利尿剤を使用している場合は，尿量および排尿回数が増えるためトイレの位置など部屋の配置や患者の移動や利尿薬による電解質異常に注意が必要です．

♧ 大量に貯留した腹水の場合，試験穿刺のみでなく，患者の苦痛軽減のために治療的穿刺排液を行うので，そのための穿刺用器具，排液処理バッグの準備を考慮します．

♣ 穿刺後の安静指示・腹水漏出・出血のチェック，バイタルサインのチェックが必要です．

（三澤知子，菅野健太郎）

IX

血液・尿以外の検査

付　表

P. 44

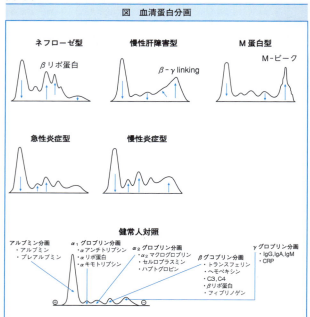

図　血清蛋白分画

P. 52

付表1　ハプトグロビンの基準値（mg/dL）

全体として	20〜200	日本人での出現頻度（％）
表現型：Hp1-1 型	130〜330	4〜8
表現型：Hp2-1 型	100〜340	30〜40
表現型：Hp2-2 型	40〜275	45〜55

P. 123

付表2　黄体形成ホルモンの基準値 （mIU/mL）

成人男性		0.79～5.72
成人女性	卵胞期	1.76～10.24
	排卵期	2.19～88.33
	黄体期	1.13～14.22
	閉経期	5.72～64.31　以下

P. 124

付表3　卵胞刺激ホルモンの基準値 （mIU/mL）

成人男性		2.00～8.30
成人女性	卵胞期	3.01～14.72
	排卵期	3.21～16.60
	黄体期	1.47～8.49
	閉経期	157.79　以下

P. 140

付表4　エストラジオールの基準値 （pg/mL）

男　性		20～60
女　性	卵胞期	30～60
	排卵期	100～400
	黄体期	80～250
	妊娠初期	50～15,000
	妊娠中期	5,000～30,000
	妊娠後期	8,000　以上

P. 142

付表5　プロゲステロンの基準値 （ng/mL）

男　性		0.7　以下
女　性	卵胞期	1.5　以下
	排卵期	5.0　以下
	黄体期	2.5～30
	妊娠初期	4～40
	妊娠中期	20～150
	妊娠後期	30～400

P. 146

付表6　RBC, Hb, Ht の基準値

	男　性	女　性
赤血球数	420～554 万/μL	384～488 万/μL
血色素量	13.8～16.6 g/dL	11.3～15.5 g/dL
ヘマトクリット	40.2～49.4%	34.4～45.6%

P. 150

付表7　白血球像，白血球分画の基準値（%）

好中球	43.0～71.0
好酸球	2.0～6.0
好塩基球	0.0～1.0
単　球	3.0～6.0
リンパ球	30.0～41.0

P. 159

付表8　プロトロンビン時間（PT）の基準値

測定する機器，試薬などによって基準値は異なるので，施設ごとに設定する必要がある．一例を以下に記す．

時　間	11.0～12.0 秒
比	0.85～1.15
PT-INR	0.80～1.15
活性値	80～120%

P. 170

付表9　免疫グロブリン E の基準値（IU/mL）

総IgE (RIST)	～1（歳）	20 以下
	1～3	30 以下
	4～6	110 以下
	7～	170 以下
特異IgE (RAST)	0.35 U$_A$/mL 未満　陰性（クラス0）	
	0.35 以上 0.7 U$_A$/mL 未満　疑陽性（クラス1）	
	0.7～ U$_A$/mL 陽性（クラス2）	
	3.5 以上：クラス3, 17.5 以上：クラス4,	
	50 以上：クラス5, 100 以上：クラス6	

P. 201

付表 10　HLA タイピングの種類

A Locus	B Locus	C Locus	DR Locus
A1	B5	CW1	DR1
A2	B7	CW2	DR2
A3	B8	CW3	DR3
A9	B12	CW4	DR4
A10	B13	CW5	DR5
A11	B14	CW6	DR6
A19	B15	CW7	DR7
A23 (9)	B16		DR8
A24 (9)	B17		DR9
A25 (10)	B18		DR10
A26 (10)	B21		DR11 (5)
A28	B22		DR12 (15)
A30 (19)	B27		
A31 (19)	B35		
A32 (19)	B37		
A33 (19)	B38 (16)		
A34 (10)	B39 (16)		
A68 (28)	B40		
A69 (28)	B4005		
	B44 (12)		
	B45 (12)		
	B46		
	B47		
	B48		
	B49 (21)		
	B50 (21)		
	B51 (5)		
	B52 (5)		
	B53		
	B54 (22)		
	B55 (22)		
	B56 (22)		
	B57 (17)		
	B58 (17)		
	B59		
	B60 (40)		
	B61 (40)		
	B62 (15)		
	B63 (15)		
	B67		
	B70		
	B75 (15)		
	B7801		

（臨床検査データブック 2009-2010，医学書院より引用）

P. 218

付表 11　梅毒の経時的な臨床症状と検査の陽性率

分　類	期　間	臨床症状	陽性率		
			VDRL	TPHA	FTA-ABS
第Ⅰ期	感染後 3〜90 日，平均 3 週	硬性下疳，局所リンパ節腫脹（無痛性）	72%	50〜60%	91%
第Ⅱ期	感染後 2〜12 週，平均 6 週	発疹，全身リンパ節腫脹，微熱，髄膜炎	100%	100%	100%
潜伏梅毒	感染後数ヵ月〜4 年後	無症状，25% はⅡ期症状が再燃しうる	73%	98%	97%
第Ⅲ期：晩期梅毒	感染後約 3 年以後	無治療例の 33% に発症　①神経梅毒（8%）②心血管系梅毒（大動脈炎 10%）③骨，皮膚などに梅毒性肉芽腫（15%）	77%	98%	99%

P. 223

付表 12　HB 抗原/抗体の基準値

CLIA	HBs 抗原：陰性（0.04 IU/mL 以下）　　HBs 抗体：陰性（9.9 mIU/mL 以下） HBc 抗体：陰性（S/CO 1.00 未満）　　IgM-HBc 抗体：陰性（S/CO 1.0 未満） HBe 抗原：陰性（S/CO 1.0 未満）　　HBe 抗体：陰性（阻害率 50.0%未満）

P. 274

付表 13　関節液の基準値

外　観	無色〜淡黄色，透明
粘稠度	高い
白血球数	200 /μ_ 以下
多核白血球	25%以下
糖	ほぼ血糖値と同じ
結　晶	なし
グラム染色，細菌培養	陰性

P. 275

付表 14　胃液の基準値

外　観	無色〜微乳白色
比　重	1.002〜1.008
pH	1.0〜2.5
1 日分泌量	1500〜2500 mL
基礎胃液分泌量	30〜100 mL/ 時
最高胃液分泌量	80〜200 mL/ 時
基礎酸分泌量	0〜8 mEq/ 時
最高酸分泌量	5〜20 mEq/ 時

P. 277

付表 15　滲出性と漏出性の性状鑑別

	滲出液	漏出液
原　因	漿膜の炎症	非炎症性（うっ血・血管壁の変性）
比　重	1.018 以上	1.015 以下
Rivalta 反応	陽性	陰性
蛋白濃度	4.0 g/dL 以上	2.5 g/dL 以下
蛋白比（腹水/血清）	0.5 以上	0.5 未満
LDH（乳酸を基質とする方法）	200 U/L 以上	200 U/L 未満
LDH（腹水/血清）比	0.6 以上	0.6 未満
アルブミン差（血清−体腔液）	1.1 g/dL	1.1 g/dL
フィブリノーゲン	多量に析出	微量
細胞数	多数	少数
細胞成分	多核白血球（急性炎症） リンパ球（慢性炎症）	中皮細胞 組織球

数字・欧文索引

数字/ギリシャ文字

(1,3)-β-D- グルカン　216
1,5-AG　088
1,5- アンヒドロ -D- グルシトール　088
5-HT　135
5- ヒドロキシトリプタミン　135
¹³C ウレアブレステスト　210
75gOGTT　091
α- フェトプロテイン定性　248
α-fetoprotein 定性　248
β-D- グルカン　216
γ- グルタミルトランスフェラーゼ　054
γ-GT　054

A

ACTH　125
ADH　126
AFP 定性　248
AG　100
ALP　056
ANA　133
ANP　144
APTT　160
ASK　208
ASO　209
AT　164
AT Ⅲ　164
AVP　126
A 型肝炎ウイルス遺伝子検査　222
A 型肝炎ウイルス免疫検査　221

B

BALF　272
BE　109
Bence Jones 蛋白　173
BJP　173
BNP　145
BSP 試験　119
BT-PABA 試験　117
BUN　079

B 型肝炎ウイルス遺伝子検査　224

B 細胞百分率　199

C

C- ペプチド　090
Ca　099
CA　136
CA　177, 178
CA19-9　244
CEA　243
CH50　174
ChE　058
CK　064
Cl　098
CMV　233
CPK　064
CRP　090, 241
CSF　268, 269, 270, 271
cTnI　050
cTnT　050
Cys-C　082
C 型肝炎ウイルス遺伝子検査　226
C 型肝炎ウイルス免疫検査　225
C 反応性蛋白　241

D～G

D ダイマー　163
DD ダイマー　163
Donath-Landsteiner 試験　195
E₂　140
E₃　141
EBV 抗体　229
EB ウイルス抗体　229
eGFR　081
EPO　202
ESR　240
FA　116
FDP　162
Fe　092
Fishberg 濃縮試験　120
FSH　124
FT₃　130
FT₄　129
GA　087

GTT　091

H～I

HA 抗体　221
HAV-RNA　222
Hb　146
HbA1c　085
HBV-DNA　224
HCV-RNA　226
HCV コア抗体　225
HCV 抗体（第 2 世代）　225
HCV 抗体（第 3 世代）　225
HDL コレステロール　072
H-FABP　051
HIV　228
HLA タイピング　201
Hp　052
HSV 抗体　236
Ht　146
HTLV-1 抗体　227
HVA　138
ICG 試験　118
IgA　168
IgG　167
IgM　169
IgM-HA 抗体　221
IP　103
IRI　089

K～P

K　097
KL-6　251
LAP　057
LD　055
LDH　055
LDL コレステロール　073
LH　123
LP(a)　075
OGTT　091
P　103
P₄　142
PABA 排泄率　117
PAC　133
PaCO₂　111
PAIgG　194
PaO₂　112
Pb　105
PCT　217

PFD 試験　117	RF　176, 177, 178	TRAb　131
PIC テスト　166	RIST　170	TSH　122
PIVKA-II　247	SAA　242	TSH 結合阻害免疫グロブリン
Plt　149	SaO₂　113	131
PPIC　166	SARS コロナウイルス　232	TSH 受容体抗体　131
PRA　063	SCC 抗原　249	TTT　047
PRC　063	SpO₂　114	T 細胞百分率　199
PSA　250	STS　218	
PT　159	T₃　128	**U～Z**
PTH-intact　132	T₄　127	UIBC　093
P 型アミラーゼ　060	TAT　165	VMA　137
PSP 試験　121	TBII　131	VZV 抗体　237
	Tf　095	WBC　148
R～T	TG　074	Zn　104
RAST　170	TIBC　093	ZTT　048
RBC　146	TP　042	
Ret　147	TPO　203	

和文索引

あ

亜鉛　104
亜硝酸塩　261
アニオンギャップ　100
アミラーゼ　059
アルドステロン　133
アルカリフォスファターゼ
　056
アルブミン　043
アンチトロンビン　164
アンチトロンビンⅢ　164
アンモニア　077
胃液　275
インスリン　089
インドシアニングリーン試験
　118
インフルエンザウイルス抗体
　230
インフルエンザA（H1N1）
　pdm09の動血症 PCR 法
　231
エストラジオール　140
エラスターゼ1　062
エリスロポエチン　202
塩基過剰　109
塩素　098
エンドトキシン　215
黄体形成ホルモン　123

か

活性化部分トロンボプラスチン
　時間　160
カテコールアミン　136
カリウム　097
カルシウム　099
観血的動脈血 O₂ 飽和度
　113
関節液　274
間接クームス試験　154
間接抗グロブリン試験　154
間接ビリルビン　069
癌胎児性抗原　243
寒冷凝集反応　219
寒冷赤血球凝集反応　219
寒冷溶血反応　195
気管支肺胞洗浄液　272
胸水　273

クリオグロブリン

クリオグロブリン　172
グリコアルブミン　087
グルコース　084
グルコース負荷試験　091
クレアチニン　080
クレアチン　078
クレアチンキナーゼ　064
経度の動脈血 O₂ 飽和度
　114
血液型検査　204
血液比重　155
血色素量　146
血漿アルドステロン濃度　133
血漿 HCO₃⁻ 濃度　110
血小板関連 IgG　194
血小板数　149
血漿レニン活性　063
血漿レニン濃度　063
血清アミロイド A 蛋白　242
血漿浸透圧　106
血清鉄　092
血沈　240
血液　084
抗 AChR 抗体　198
抗アセチルコリン受容体抗体
　198
抗 1 本鎖 DNA 抗体　181
抗 SS-A / Ro 抗体　186
抗 ssDNA 抗体　181
抗 SS-B / La 抗体　187
抗 Sm 抗体　183
抗 Scl-70 抗体　184
抗横紋筋抗体　197
抗核抗体　179
抗ガラクトース欠損 IgG 抗体
　177
抗血小板自己抗体　194
抗骨格筋抗体　197
高感度 IgE　170
交差適合試験　205
抗 CCP 抗体　178
抗 Jo-1 抗体　185
抗シトルリン化ペプチド抗体
　178
甲状腺刺激ホルモン　122
抗ストレプトキナーゼ　208
抗ストレプトリジン O　209
抗セントロメア抗体　188

骨髄像

骨髄像　152
抗 dsDNA 抗体　180
抗トポイソメラーゼ I 抗体
　184
抗 2 本鎖 DNA 抗体　180
高比重リポ蛋白コレステロール
　072
抗平滑筋抗体　196
抗ヘリコバクター・ピロリ抗体
　212
抗 U1-RNP 抗体　182
抗利尿ホルモン　126
抗連鎖球菌溶血毒素　209
コバラミン　115
コリンエステラーゼ　058
コルチゾール　134

さ

サイトメガロウイルス　233
サイロキシン　127
シアル化糖鎖抗原 KL-6　251
シスタチン C　082
出血時間　156
心筋トロポニン I　050
心筋トロポニン T　050
迅速ウレアーゼ試験　211
心房性ナトリウム利尿ペプチド
　144
髄液－圧　268
　　　－外観　268
　　　－細胞数　269
　　　－蛋白　271
　　　－糖　270
膵型アミラーゼ　060
推定 GFR 値　081
水痘・帯状疱疹ウイルス抗体
　237
赤沈　240
赤血球数　146
赤血球像　151
赤血球沈降速度　240
セロトニン　135
全血凝固時間　157
前立腺特異抗原　250
総コレステロール　071
総胆汁酸　076
総蛋白質　042
総鉄結合能　093

和文索引

総ビリルビン　　068

た

単純ヘルペスウイルス抗体
236
大腸菌 O157 LPS 抗原　214
大腸菌 O157 抗原　214
多項目抗原特異的 IgE 同時測
定　171
胆汁　276
蛋白分画　044
チモール混濁試験　047
虫卵　266
直接クームス試験　153
直接抗グロブリン試験　153
直接ビリルビン　070
チロキシン　127
ツ反　207
ツベルクリン反応　207
低比重リポ蛋白コレステロール
073
テストステロン　143
鉄　092
糖化アルブミン　087
糖化ヘモグロビン　085
糖鎖抗原 19-9　244
動脈血 O_2 分圧　112
動脈血 O_2 飽和度　113
動脈血 CO_2 分圧　111
動脈血 pH　108
トランスサイレチン　045
トランスフェリン　095
トリグリセリド　074
トリニョードチロニン　128
トリヨードサイロニン　128
トロンビン・アンチトロンビン
複合体　165
トロンボポエチン　203

な

ナトリウム　096
鉛　105
尿ウロビリノゲン　260
尿ケトン体　259
尿酸　083
乳酸脱水素酵素　055
乳頭分泌液中 CEA　243
尿浸透圧　107
尿潜血　257
尿素呼気試験　210
尿素窒素　079

尿蛋白　255
尿中 α_1-ミクログロブリン
263
尿中アルブミン　256
尿中エストリオール　141
尿中 N-アセチル-β-D-グルコ
サミニダーゼ　265
尿中 β_2-ミクログロブリン
264
尿中ヨウ素　102
尿沈渣　262
尿糖　258
尿比重　253
尿ビリルビン　260
尿 pH　254
尿量　252
妊娠反応　139
脳性ナトリウム利尿ペプチド
145
ノロウイルス　234

は

梅毒血清反応　218
白血球数　148
白血球像　150
白血球分画　150
バニルマンデル酸　137
ハプトグロビン　052
非観血的動脈血 O_2 飽和度
114
ヒト免疫不全ウイルス抗体
228
ビタミン K 欠乏性蛋白-II
247
ビタミン B_{12}　115
ヒト心臓型脂肪酸結合蛋白
051
ヒト T 細胞白血病ウイルス I
型抗体　227
ブドウ糖　084
プロトロンビン時間　159
フィブリノゲン　161
フィブリン　162
フィブリノゲン分解産物
(a)　160
風疹ウイルス抗体　238
フェリチン　094
フェノールスルホンフタレイン
試験　121
不規則抗体検査　206

副甲状腺ホルモンインタクト
132
副腎皮質刺激ホルモン　125
腹水　277
不飽和鉄結合能　093
プラスミン・α_2-プラスミンイ
ンヒビター複合体　166
プレアルブミン　045
プロカルシトニン　217
プロゲステロン　142
プロスルファレイン試験
119
糞便中ヘリコバクター・ピロリ
抗体　213
ヘマトクリット　146
ヘモグロビン A1c　085
便潜血　267
便中ヘモグロビン　267
補体価　174
ホモバニリン酸　138

ま〜ろ

マイコプラズマ抗体　220
マグネシウム　101
麻疹ウイルス抗体　239
ミオグロビン　049
無機リン　103
免疫グロブリン E　170
免疫グロブリン A　168
免疫グロブリン M　169
免疫グロブリン G　167
免疫電気泳動　046
毛細血管抵抗試験　158
網赤血球数　147
遊離サイロキシン　129
遊離チロキシン　129
遊離トリニョードチロニン
130
遊離トリヨードサイロニン
130
葉酸　116
卵胞刺激ホルモン　124
リウマトイド因子　176
リパーゼ　061
リポ蛋白(a)　075
硫酸亜鉛混濁試験　048
リン　103
リンパ球サブセット　200
ロイシンアミノペプチダーゼ
057
ロタウイルス　235

本書の利用に際して

　本書の記載事項に関しましては，出版にあたる時点において最新の情報に基づくよう，編集者・執筆者ならびに出版社では最善の努力を払っております．しかしながら，医学・医療の進歩により，記載された内容が，全ての点において完全，正確であることを保証するものではありません．

　実際の使用に際しては，試薬または器機の説明文書などで確認のうえ，読者ご自身で，細心の注意を払われることをお願いいたします．

株式会社　総合医学社

エキスパートの臨床知による

検査値ハンドブック【ポケット版】第2版

2018年9月20日発行　　　　　　　　　　　　　　　第2版第1刷ⓒ

監修者　　**中原　一彦**
　　　　　　なか はら　かず ひこ

発行者　　**渡辺　嘉之**

発行所　　**株式会社　総合医学社**
　　　　　　〒101-0061　東京都千代田区神田三崎町1-1-4
　　　　　　電話 03-3219-2920　FAX 03-3219-0410
　　　　　　URL：http://www.sogo-igaku.co.jp

Printed in Japan　　　　　　　　　　　　　シナノ印刷株式会社
ISBN978-4-88378-665-7　　　　　　　カバーイラスト：Elenapro/Shutterstock.com

---

・本書に掲載する著作物の複製権・翻訳権・上映権・譲渡権・公衆送信権（送信可能化権を含む）は株式会社総合医学社が保有します．
・JCOPY ＜(社) 出版者著作権管理機構 委託出版物＞
本書を無断で複製する行為（コピー，スキャン，デジタルデータ化など）は「私的使用のための複製」など著作権法上の認められた例外を除き禁じられています．大学，病院，企業などにおいて，業務上使用する目的（診療，研究活動を含む）で上記の行為を行なうことは，その使用範囲が内部的であっても，私的使用には該当せず，違法です．また私的使用に該当する場合であっても，代行業者等の第三者に依頼して上記の行為を行なうことは違法となります．複写される場合は，そのつど事前に，JCOPY (社) 出版者著作権管理機構（電話 03-3513-6969，FAX 03-3513-6979，e-mail：info@jcopy.or.jp）の許諾を得てください．